化学工业出版社"十四五"普通高等教育规划教材

食品营养与健康

刁恩杰　谢鹏　主编

化学工业出版社

·北京·

内容简介

食品营养与健康是高等学校食品营养与健康专业的核心基础课程，也是食品科学与工程、食品质量与安全专业的重要基础课程。本书在阐述食品营养与健康相关基本理论的基础上，重点介绍了食物中七大营养素的功能及其食物来源、食品加工对营养素的影响、人体内营养物质的代谢、各类营养素与人体健康的关系、特定人群膳食营养、饮食与养生、膳食指导与食谱编制等内容。

《食品营养与健康》可作为高等学校食品营养与健康、食品科学与工程、食品质量与安全专业的教材及公选课教材，也是食品营养与健康知识的科普书。

图书在版编目（CIP）数据

食品营养与健康／刁恩杰，谢鹏主编．—北京：化学工业出版社，2024.8．— ISBN 978-7-122-45860-5

Ⅰ．R151.4

中国国家版本馆 CIP 数据核字第 202476VL67 号

责任编辑：尤彩霞　　　文字编辑：朱雪蕊　陈小滔
责任校对：宋　夏　　　装帧设计：韩　飞

出版发行：化学工业出版社
　　　　（北京市东城区青年湖南街13号　邮政编码100011）
印　　刷：北京云浩印刷有限责任公司
装　　订：三河市振勇印装有限公司

787mm×1092mm　1/16　印张13¼　字数326千字
2024年10月北京第1版第1次印刷

购书咨询：010-64518888　　　售后服务：010-64518899
网　　址：http://www.cip.com.cn

凡购买本书，如有缺损质量问题，本社销售中心负责调换。

定　　价：49.00元　　　　　　　　　版权所有　违者必究

《食品营养与健康》编写委员会

主　编　刁恩杰　谢　鹏

副主编　徐宝成　张　兰

编　者（以姓氏汉语拼音排序）

曹　阳	江苏食品药品职业技术学院
刁恩杰	淮阴师范学院
梁肖娜	淮阴师范学院
刘泓宇	广东海洋大学
马萨日娜	内蒙古农业大学
钱时权	淮阴师范学院
王　超	南京农业大学
王　强	中国农业科学院
相欣然	淮阴师范学院
谢　鹏	淮阴师范学院
徐宝成	河南科技大学
张　兰	江苏食品药品职业技术学院
周　生	青岛农业大学

前言

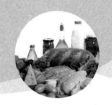

|食品营养与健康|

随着我国经济的快速发展，居民生活水平不断提高，人们对食物营养与人体健康的要求也越来越高。同时，食品科学与营养科学的飞速发展，也促使人类不断探索食物营养、饮食结构与健康间的关系，预防因膳食不平衡、不科学引起的各类疾病。

本书在总结同类课程知识和教学大纲要求的基础上，对教材内容进行了全面梳理，使教材更加系统化、条理化，以使读者具备完整的食品营养与健康方面的基础理论知识，做到科学膳食、合理膳食、平衡膳食，在掌握专业知识的同时，提高生活质量和幸福指数。

本教材与以往同类教材相比，具有以下鲜明特点：

① 教材在内容上按照食品营养概述、人体营养物质的代谢、七大营养素与人类健康关系、各类食物营养价值、保健食品、特定人群营养、饮食与养生、膳食指导与食谱编制等章节顺序进行编排，内容知识层层递进，更加系统化、条理化，便于读者学习和参考。

② 教材力求反映最新的食品营养学研究成果，以通俗易懂的方式描述营养与健康的关系，把各类营养素与人类健康的关系、膳食营养与疾病、膳食指导与食谱编制作为教材主线，尽量使理论知识浅显化，扩大读者受众面，同时强调食品营养控制理论与膳食实践相结合，注重理论知识的应用。

③ 教材结合现代营养学基础理论知识，与时俱进，增加了新的保健食品及饮食与养生等内容，体现了"实际、实用、实践"的特征。

本教材可作为高等学校食品营养与健康、食品科学与工程、食品质量与安全专业的教材及公选课教材，也可作为食品营养与健康知识的科普书。

鉴于编者水平有限，书中不足之处在所难免，敬请广大读者提出宝贵意见，以便进一步改进和完善。

编者
2024 年 7 月

目录 CONTENTS

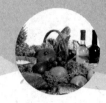

食品营养与健康

第 1 章　食品营养概述　　1

本章导引 …… 1
1.1　食品营养基本概念 …… 1
　1.1.1　食品相关概念 …… 1
　1.1.2　营养学基本概念 …… 4
1.2　食品中的水 …… 4
　1.2.1　水概述 …… 4
　1.2.2　水的分类 …… 5
　1.2.3　食品原料中的水 …… 6
1.3　食品中的蛋白质 …… 6
　1.3.1　蛋白质概述 …… 6
　1.3.2　蛋白质分类 …… 7
　1.3.3　食品原料中的蛋白质 …… 8
　1.3.4　蛋白质在加工中的变化 …… 8
1.4　食品中的碳水化合物 …… 9
　1.4.1　碳水化合物概述 …… 9
　1.4.2　碳水化合物分类 …… 10
　1.4.3　食品原料中的碳水化合物 …… 10
　1.4.4　碳水化合物在食品加工中的变化 …… 10
1.5　食品中的脂类 …… 11
　1.5.1　脂类概述 …… 11
　1.5.2　食品原料中的脂类 …… 12
　1.5.3　脂类在食品加工储存中的变化 …… 15
　1.5.4　食用油常见的质量与安全问题 …… 16
1.6　食品中的维生素 …… 17
　1.6.1　维生素概述 …… 17
　1.6.2　维生素分类与功能 …… 18
　1.6.3　食品原料中的维生素 …… 21
　1.6.4　维生素在食品生产、加工及贮藏中的变化 …… 22
1.7　食品中的矿物质 …… 23
　1.7.1　矿物质概述 …… 23
　1.7.2　矿物质分类 …… 23
　1.7.3　食品原料中的矿物质 …… 23
　1.7.4　矿物质在食品加工中的变化 …… 24
1.8　食品中的膳食纤维 …… 24
　1.8.1　膳食纤维概述 …… 24
　1.8.2　膳食纤维分类 …… 25
　1.8.3　食品原料中的膳食纤维 …… 25

第 2 章　人体营养物质的代谢　　27

本章导引 …… 27
2.1　食物的消化与吸收 …… 27
　2.1.1　消化系统 …… 27
　2.1.2　食物的消化 …… 27
　2.1.3　食物的吸收 …… 29
2.2　营养物质代谢与人体健康 …… 29
　2.2.1　新陈代谢 …… 29
　2.2.2　糖类代谢与人体健康 …… 30

2.2.3　脂类代谢与人体健康 ……… 30
　　2.2.4　蛋白质代谢与人体健康 ……… 31
　　2.2.5　三大营养物质代谢之间的
　　　　　关系 ……………………… 32
　　2.2.6　基础代谢及其影响因素 …… 33
2.3　营养物质的能量 ………………… 34
　　2.3.1　人体的能量来源 …………… 34
　　2.3.2　提供能量的食物 …………… 35
2.4　营养物质与能量平衡 …………… 40
　　2.4.1　能量平衡的重要性 ………… 40
　　2.4.2　能量平衡的判定 …………… 40
　　2.4.3　能量代谢失衡 ……………… 41
　　2.4.4　科学饮食与能量平衡 ……… 42

第 3 章　水与人体健康　　44

本章导引 …………………………………… 44
3.1　人体水的组成及平衡 …………… 44
　　3.1.1　人体各组织器官的含水量 … 44
　　3.1.2　水的平衡 …………………… 44
　　3.1.3　水的缺乏 …………………… 45
3.2　水在人体内的功能 ……………… 46
3.3　水对食品品质的影响 …………… 46
　　3.3.1　水的硬度对食品品质的影响 … 47
　　3.3.2　水的结合状态对食品品质的
　　　　　影响 ……………………… 47
　　3.3.3　水分活度与食品质量 ……… 47
　　3.3.4　水在烹饪中的作用 ………… 49
　　3.3.5　水在烘焙食品中的作用 …… 49
3.4　冰对食品质量的影响 …………… 50
　　3.4.1　水和冰的物理特性 ………… 50
　　3.4.2　冷冻、速冻 ………………… 50
　　3.4.3　冷冻食品保质期 …………… 51
　　3.4.4　冷冻食品解冻方法 ………… 51
3.5　水与人体健康的关系 …………… 52
　　3.5.1　水对人体的益处 …………… 52
　　3.5.2　科学饮水 …………………… 52
　　3.5.3　饮料不能代替水 …………… 53
3.6　水的污染 ………………………… 53
　　3.6.1　化学性污染 ………………… 53
　　3.6.2　物理性污染 ………………… 54
　　3.6.3　生物性污染 ………………… 54
3.7　水的处理 ………………………… 54

第 4 章　碳水化合物与人体健康　　56

本章导引 …………………………………… 56
4.1　食物中的碳水化合物 …………… 56
　　4.1.1　单糖 ………………………… 56
　　4.1.2　低聚糖 ……………………… 59
　　4.1.3　多糖 ………………………… 60
4.2　碳水化合物的生理功能 ………… 62
　　4.2.1　供给能量 …………………… 63
　　4.2.2　构成细胞和组织 …………… 63
　　4.2.3　节约蛋白质 ………………… 63
　　4.2.4　免疫调节及维持脑细胞的正常
　　　　　功能 ……………………… 63
　　4.2.5　抗酮体的生成 ……………… 64
　　4.2.6　糖原异生 …………………… 64
　　4.2.7　解毒 ………………………… 64
　　4.2.8　加强肠道功能 ……………… 64
　　4.2.9　其他功能 …………………… 64
4.3　碳水化合物与人体健康的关系 … 64
　　4.3.1　碳水化合物的摄入量与人体
　　　　　健康 ……………………… 64
　　4.3.2　碳水化合物的保健作用 …… 66

第 5 章　蛋白质与人体健康　　68

本章导引 …………………………………… 68
5.1　食物中的蛋白质与氨基酸 ……… 68
　　5.1.1　蛋白质的化学组成 ………… 68
　　5.1.2　氨基酸 ……………………… 68
5.2　蛋白质的生理功能 ……………… 70
5.3　蛋白质的营养价值及其评价 …… 71
　　5.3.1　食物中蛋白质的含量 ……… 72
　　5.3.2　蛋白质的消化率 …………… 72

5.3.3 蛋白质的利用率 ················ 73
5.4 蛋白质的食物来源 ················ 75
　5.4.1 植物性蛋白质 ················ 75
　5.4.2 动物性蛋白质 ················ 75
5.5 蛋白质与人体健康的关系 ············ 76
　5.5.1 蛋白质摄入量不足 ·············· 76
　5.5.2 蛋白质摄入量过多 ·············· 76

第 6 章　油脂与人体健康　　77

本章导引 ······························ 77
6.1 食物中的脂类 ······················ 77
　6.1.1 脂类的消化、吸收与转运 ······ 77
　6.1.2 油脂的营养价值 ·············· 77
6.2 脂类的生理功能 ···················· 78
　6.2.1 脂肪的生理功能 ·············· 78
　6.2.2 其他脂类的生理功能 ·········· 78
6.3 脂类的合理膳食及其质量评价 ······ 79
　6.3.1 脂肪的合理膳食 ·············· 79
　6.3.2 影响油脂质量的因素 ·········· 80
6.4 脂类与人体健康的关系 ············ 80
　6.4.1 人体脂类的来源 ·············· 80
　6.4.2 脂类代谢失调与人体疾病 ······ 80
　6.4.3 低脂膳食策略 ················ 81

第 7 章　维生素与人体健康　　82

本章导引 ······························ 82
7.1 维生素的分类及其生理功能 ········ 82
　7.1.1 脂溶性维生素 ················ 82
　7.1.2 水溶性维生素 ················ 85
7.2 类维生素物质 ······················ 93
　7.2.1 生物类黄酮 ·················· 94
　7.2.2 硫辛酸 ······················ 94
　7.2.3 肉毒碱 ······················ 94
　7.2.4 对氨基苯甲酸（PABA） ······ 95
　7.2.5 肌醇 ························ 95
　7.2.6 辅酶 Q_{10} ·················· 95

第 8 章　矿物质与人体健康　　96

本章导引 ······························ 96
8.1 食物中的矿物质 ···················· 96
　8.1.1 矿物质的来源 ················ 96
　8.1.2 矿物质的吸收和利用 ·········· 96
8.2 常量元素及其生理功能 ············ 97
　8.2.1 钠、钾、氯 ·················· 97
　8.2.2 钙 ·························· 98
　8.2.3 磷 ·························· 99
　8.2.4 镁 ·························· 100
　8.2.5 硫 ·························· 100
8.3 微量元素及其生理功能 ············ 101
　8.3.1 铁 ·························· 101
　8.3.2 铜 ·························· 102
　8.3.3 锌 ·························· 103
　8.3.4 碘 ·························· 104
　8.3.5 硒 ·························· 104
　8.3.6 其他微量元素 ················ 105
8.4 矿物质与人体健康 ················ 105
　8.4.1 矿物质与地方性疾病的
　　　　相关性 ···················· 106
　8.4.2 矿物质与年龄的相关性 ········ 106

第 9 章　膳食纤维与人体健康　　107

本章导引 ······························ 107
9.1 食物中的膳食纤维 ················ 107
　9.1.1 膳食纤维的定义 ·············· 107
　9.1.2 膳食纤维的理化特性 ·········· 107
　9.1.3 膳食纤维的分类 ·············· 108
　9.1.4 富含膳食纤维的食物种类 ······ 110
9.2 水溶性膳食纤维 ···················· 112
　9.2.1 水溶性膳食纤维的定义 ········ 112

9.2.2 水溶性膳食纤维的主要
成分 ……………………… 112
9.2.3 常见的水溶性膳食纤维 …… 112
9.2.4 富含水溶性膳食纤维的
食物 ……………………… 114

9.3 膳食纤维的生理功能 ……………… 115
9.3.1 对消化道功能的影响 ……… 115
9.3.2 有助于减肥 ………………… 115
9.3.3 改善口腔及牙齿功能 ……… 115

第10章　常见食物的营养价值　　116

本章导引 …………………………………… 116
10.1 谷类食物的营养价值 …………… 116
　10.1.1 谷类食物的分类和特点 …… 116
　10.1.2 谷类食物的结构和营养素
　　　　分布 ……………………… 116
　10.1.3 谷类食物的营养成分 ……… 117
　10.1.4 加工和烹调方式对谷类
　　　　营养价值的影响 ………… 117
10.2 水果和蔬菜类的营养 …………… 118
　10.2.1 水果 ……………………… 118
　10.2.2 蔬菜 ……………………… 120
10.3 坚果类的营养价值 ……………… 122
　10.3.1 碳水化合物 ……………… 123
　10.3.2 蛋白质 …………………… 123
　10.3.3 脂肪 ……………………… 123
　10.3.4 维生素和矿物质 ………… 124
10.4 豆类及豆制品的营养价值 ……… 125
　10.4.1 碳水化合物 ……………… 125
　10.4.2 蛋白质 …………………… 125
　10.4.3 脂肪 ……………………… 125

　10.4.4 维生素 …………………… 125
　10.4.5 矿物质 …………………… 126
　10.4.6 抗营养因子 ……………… 126
　10.4.7 豆制品的营养价值 ……… 126
10.5 肉类的营养价值 ………………… 127
　10.5.1 畜肉 ……………………… 128
　10.5.2 禽肉 ……………………… 129
10.6 乳及乳制品的营养价值 ………… 129
　10.6.1 牛乳中的蛋白质 ………… 130
　10.6.2 牛乳中的脂肪 …………… 130
　10.6.3 牛乳中的乳糖 …………… 130
　10.6.4 牛乳中的维生素 ………… 130
　10.6.5 牛乳中的矿物质 ………… 131
　10.6.6 各种乳制品的营养价值 … 131
10.7 蛋类的营养价值 ………………… 132
　10.7.1 蛋白质 …………………… 132
　10.7.2 脂肪 ……………………… 132
　10.7.3 维生素 …………………… 133
　10.7.4 矿物质 …………………… 133

第11章　保健食品　　134

本章导引 …………………………………… 134
11.1 保健食品的特征及分类 ………… 134
　11.1.1 保健食品的特征 ………… 134
　11.1.2 保健食品的分类 ………… 134
11.2 保健食品的功效成分 …………… 136
　11.2.1 功能性碳水化合物 ……… 136
　11.2.2 功能性蛋白质 …………… 137
　11.2.3 功能性脂类 ……………… 138
　11.2.4 维生素和维生素类似物 … 139
　11.2.5 矿物质 …………………… 140

　11.2.6 植物活性成分 …………… 141
　11.2.7 微生态制剂 ……………… 141
11.3 保健食品评价 …………………… 142
　11.3.1 保健食品毒理学评价 …… 142
　11.3.2 保健食品功能学评价 …… 145
11.4 保健食品的管理 ………………… 147
　11.4.1 欧盟对保健食品的管理 … 147
　11.4.2 日本对保健食品的管理 … 147
　11.4.3 美国对保健食品的管理 … 148
　11.4.4 中国对保健食品的管理 … 148

第 12 章　特定人群营养　150

本章导引 ········ 150
12.1 婴幼儿的营养与喂养 ········ 150
 12.1.1 婴幼儿的营养需求 ········ 150
 12.1.2 婴幼儿的喂养 ········ 154
12.2 孕妇的营养与膳食 ········ 155
 12.2.1 孕妇的营养需要 ········ 155
 12.2.2 孕妇的合理膳食 ········ 157
12.3 乳母的营养与膳食 ········ 159
 12.3.1 乳母的营养需要 ········ 159
 12.3.2 乳母的合理膳食 ········ 161
12.4 老年人的营养与膳食 ········ 162
 12.4.1 老年人的营养需要 ········ 162
 12.4.2 老年人膳食指南 ········ 164
12.5 儿童和青少年的营养与膳食 ········ 165
 12.5.1 儿童和青少年的营养需要 ········ 165
 12.5.2 儿童和青少年的膳食原则 ········ 168

第 13 章　饮食与养生　170

本章导引 ········ 170
13.1 饮食养生概述 ········ 170
13.2 饮食养生的原则 ········ 171
 13.2.1 食物多样性 ········ 171
 13.2.2 饮食有规律 ········ 171
 13.2.3 适量饮食 ········ 172
 13.2.4 气应适中 ········ 172
 13.2.5 五味不可偏 ········ 172
 13.2.6 因人施食、因人制宜 ········ 172
 13.2.7 合理选择保健食品 ········ 173
 13.2.8 因时制宜 ········ 173
 13.2.9 食宜合理搭配 ········ 173
 13.2.10 食宜新鲜 ········ 174
 13.2.11 食宜细软 ········ 174
 13.2.12 食宜细嚼缓咽 ········ 174
 13.2.13 食宜专致愉悦 ········ 174
 13.2.14 食宜有节 ········ 174
13.3 现代饮食养生方法 ········ 174

第 14 章　膳食指导与食谱编制　176

本章导引 ········ 176
14.1 概述 ········ 176
 14.1.1 膳食指南的概念 ········ 176
 14.1.2 我国的膳食指南 ········ 176
14.2 人体营养健康水平评估与测定 ········ 178
 14.2.1 膳食调查 ········ 179
 14.2.2 体格检查 ········ 180
 14.2.3 实验室检查 ········ 181
14.3 食谱编制原则与方法 ········ 182
 14.3.1 食谱编制的原则 ········ 182
 14.3.2 食谱编制的方法 ········ 183
14.4 食谱的计算与评价 ········ 184
 14.4.1 食谱的计算 ········ 184
 14.4.2 个人食谱评价示例 ········ 185

附录　《中国居民膳食营养素参考摄入量（2023 版）》相关内容摘录　187

参考文献　197

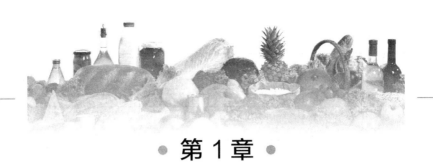

第 1 章
食品营养概述

本章导引

"健康中国,营养先行",《"健康中国 2030"规划纲要》中所列国民体质标准、国民健康素养提高及健康产业的发展都充分体现了营养的重要性。《中国居民膳食指南(2022)》提出了"合理膳食行动",指导民众合理、科学搭配膳食,促进国民均衡营养,帮助更多人树立"每个人都是自己健康的第一责任人"的健康管理意识,养成健康的生活方式。本章主要介绍食品营养的基本概念、食品中的营养素及其重要性。

1.1 食品营养基本概念

1.1.1 食品相关概念

1.1.1.1 食品的概念

在现实生活中,有很多食品或食物,但什么是食品或食物,人们却不能给出一个准确而完美的回答。有人认为能吃的东西就是食品,有人认为食品是经过加工的食物。这些仅仅是对食物或食品概念的片面理解。例如,药品能吃,但不是食品;成熟的香蕉没有经过加工,却是食品。

《食品工业基本术语》(GB/T 15091—1994)对食品的定义:可供人类食用或饮用的物质,包括加工食品、半成品和未加工食品,不包括烟草或只作药品用的物质。

《中华人民共和国食品安全法》(2021 年修正)第一百五十条对食品的定义:指各种供人食用或者饮用的成品和原料以及按照传统既是食品又是中药材的物品,但是不包括以治疗为目的的物品。

从上述食品的定义可以看出保健食品和药品的区别,如表 1.1 所示。

表 1.1 保健食品和药品的区别

区别项	保健食品	药品
功能	通过食品的某种功能,调节特定人群机体功能	用于预防和治疗疾病
用量	有食用量的规定,不能替代正常膳食,也不能替代药品	严格按照医嘱或药品说明书使用量服用
使用方法	经口进入胃肠道	经口、肌内注射、皮肤外用等途径进入人体内

续表

区别项	保健食品	药品
使用人群	亚健康人群	疾病患者
安全性	对人体不产生急性、亚急性或慢性危害	有一定副作用
标志与产品批准文号	有"蓝帽子"标志及经国家相关部门批准的文号	非处方类药品有红色或绿色"OTC"标志及国家药监部门的批准文号

1.1.1.2 食品的功能

食品中的主要成分是糖类、蛋白质、脂类及其衍生物，此外，还含有矿物质、维生素和水。这些组分决定着食品的质构、风味、颜色以及营养价值。

根据以上法规对食品的定义，我们可以明确食品具有以下三种功能。

① 营养功能　是指食品能提供人体所需的营养素和能量，满足人体的营养需要，它是食品的主要功能。

② 感官功能　是指食品能满足人们不同的嗜好要求，即对食品色、香、味、形和质地的要求。良好的感官性状能够刺激味觉和嗅觉，促进消化酶和消化液的分泌，因而有增进食欲和稳定情绪的作用。

③ 调节功能　是指食品可对人体产生良好的调节作用，如调节人体生理节律、提高机体的免疫力，辅助降血压、降血脂、降血糖等。如芹菜的降血压、苦瓜的降血脂、核桃的健脑、绿豆的清热解毒功效等。

1.1.1.3 食品的分类

现实生活中经常见到绿色食品、有机食品、无公害农产品、辐照食品、转基因食品、纳米食品等。

(1) 绿色食品

绿色食品是指产自优良生态环境、按照绿色食品标准生产、实行全程质量控制并获得绿色食品标志使用权的安全、优质食用农产品及相关产品。

(2) 有机食品

有机食品又称生态食品、自然食品等。联合国粮农组织和世界卫生组织（FAO/WHO）的食品法典委员会（CAC）将这类称谓各异但内涵实质基本相同的食品统称为"organic food"（有机食品）。有机食品的主要特点是来自于生态良好的有机农业生产体系。有机食品的生产和加工中要求禁止使用化学农药、化肥、化学防腐剂等合成物质，也不允许用基因工程生物及其产物。因此，有机食品是一类真正来自自然、富营养、高品质和安全环保的生态食品。

(3) 无公害农产品

无公害农产品是指产地环境、生产过程和产品质量符合国家有关标准和规范的要求，经认证合格获得认证证书并允许使用无公害农产品标志的优质农产品及其加工制品。无公害农产品生产是采用无公害栽培（饲养）技术及其加工方法，按照无公害农产品生产技术规范，在清洁无污染的良好生态环境中生产、加工的，安全性符合国家无公害农产品标准的优质农产品及其加工制品。

绿色食品、有机食品和无公害农产品的标志如图1.1所示。

图 1.1 绿色食品、有机食品和无公害农产品标志

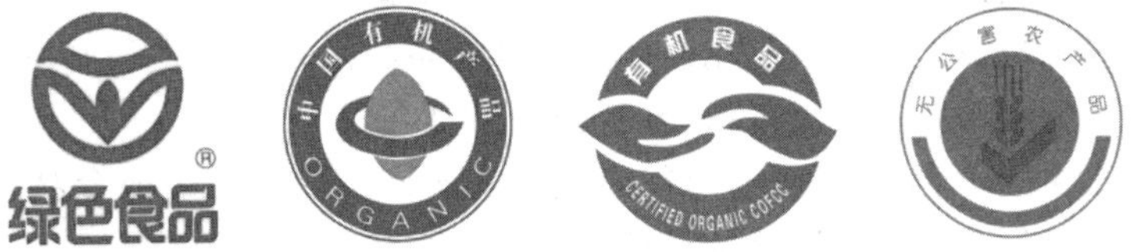

(4) 辐照食品

辐照食品是以辐射加工技术为基础，运用 X 射线、γ 射线或高速电子束等电离辐射产生的高能射线对食品进行加工处理，达到杀虫、灭菌、抑制生理过程、提高食品卫生质量、保持营养品质及风味、延长货架期目的的食物。辐照能杀死食品中的昆虫以及它们的卵和幼虫，也能杀死细菌、霉菌和酵母，从而延长食品的货架期。图 1.2 所示为辐照食品的标志。

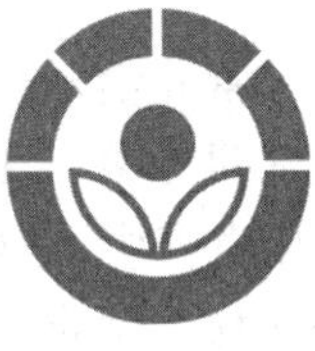

(5) 转基因食品

食品转基因技术是利用现代分子生物学技术，将某些生物的基因转移到其他物种中去，以改造生物的遗传物质，使其在产量、营养品质、消费品质等方面向人们所需要的目标转变。以转基因生物为直接食品或为原料加工生产的食品即"转基因食品"。世界上第一例进入商品化生产的转基因食品是 1994 年投放美国市场的可延缓成熟的转基因番茄。根据转基因食品的来源不同可分为植物性转基因食品、动物性转基因食品和微生物转基因食品。现实生活中有些转基因食品尽管来源于转基因生物，但其产品本身并不会有任何转移来的基因；有些转基因食品中确实含有转基因成分，但在加工过程中其特性已发生了改变，转移来的活性基因不复存在于转基因食品中；还有一些转基因食品中确实含有具活性的基因成分，人们食用这种转基因生物或食品后，转移来的基因和生物本身固有的基因均会被人体消化吸收。另外，根据食品中转基因的功能不同还可分为增产型的转基因食品、控熟型的转基因食品、保健型的转基因食品、加工型的转基因食品、高营养型的转基因食品和新品种型的转基因食品。转基因和非转基因标志如图 1.3 所示。

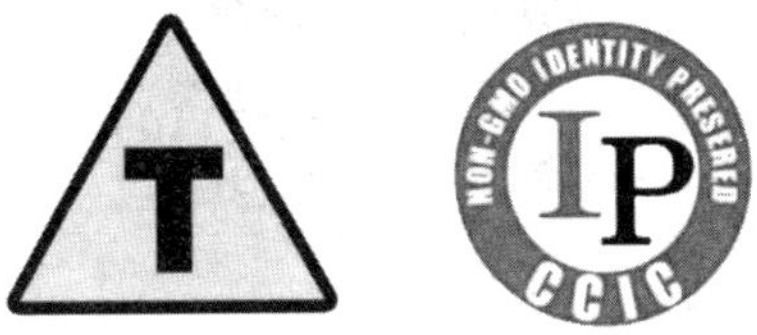

图 1.2 辐照食品标志

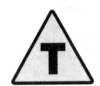

转基因标志　　非转基因标志

图 1.3 转基因与非转基因标志

(6) 纳米食品

纳米食品是指运用纳米技术对人类可食用的天然物、合成物及生物生成物等原料进行加工制成的粒径小于 100nm 的食品。它利用纳米超微化技术将食品原料进行细化，比较常用的是超微粉碎技术和纳米微胶囊技术。目前主要的纳米食品有以下几种：

① 纳米淀粉　纳米化后的淀粉具有类似脂肪的爽滑细腻的口感，可以代替脂肪生产低脂食品。

② 纳米纤维　将大豆纤维超微细化至纳米级后，其理化特性将发生巨大变化，降低血脂水平、血清总胆固醇与低密度脂蛋白胆固醇水平等，生物活性也大大增强，成为一种高活性的膳食纤维。

③ 纳米矿物质　如纳米硒、纳米钙、纳米铁等。纳米硒不仅低毒安全而且具有更高的机体吸收率和生物利用度，是一种优异的补硒剂，在食品等众多领域具有广阔的应用前景，如应用于生产功能性食品、食品保鲜和食品包装等。采用纳米技术制备出的碳酸钙超微粉，

与常规大颗粒碳酸钙相比，具有更强的亲水性，其中的碳酸钙分子化学性质更活泼，这些特性使碳酸钙超微粉更易被人体吸收利用。利用纳米制备技术将普通铁粉制成纳米铁粉，可以提高铁粉的相对生物利用度，并改善铁粉的其它应用性能。

④ 纳米胶囊 纳米胶囊具有一定的靶向性，从而使所载的药物或食品功能因子改变分布状态而密集于特定的靶组织，以达到降低毒性、提高疗效的目的。

⑤ 纳米固醇 即采用纳米技术将植物固醇制成纳米微粒，并在一定的温度下将其均匀地加入人造黄油中，从而解决了无乳化剂存在时纯植物固醇不溶于水和脂肪的难题。利用该项技术，还可以将植物固醇加入酸奶、冰激凌及色拉油等食品中。

1.1.2 营养学基本概念

营养学是研究食物中有益的成分与生物健康关系的学科。根据研究内容，营养学可分为基础营养学、食品营养学、人群营养学、公共营养学、临床营养学、营养研究方法学等。食品营养学主要研究食物、营养与人体生长发育和健康的关系，以及提高食品营养价值的措施。

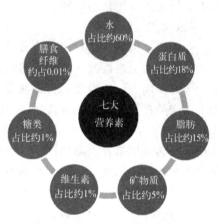

图1.4 人体所需七大营养素及各营养素在人体中的占比

（1）营养

营养是机体摄取食物，经过消化、吸收、代谢和排泄，利用食物中对身体有益的物质构建组织器官、调节各种生理功能，维持正常生长发育和防病保健的过程。

（2）营养素

营养素是指食物中含有的能供给人体能量、组成机体成分、调节生理功能的物质。营养素包括水、糖类、蛋白质、脂肪、维生素、矿物质和膳食纤维。人体所需七大营养素及其占比如图1.4所示。

（3）食品营养

食品营养是食品中所含的能被人体摄入以维持生命活动的物质及特征的总称。

（4）营养价值

营养价值是食品中所含营养素和能量能满足人体营养需求的程度。

1.2 食品中的水

1.2.1 水概述

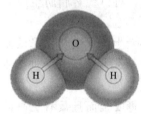

图1.5 水分子（H_2O）的构型

一个水分子是由一个氧原子和二个氢原子组成的，其构型如图1.5所示。水在常温常压下为无色无味的透明液体。水是生命之源，人们的生活离不开水，人体各个组织中也都含有一定量的水分。人体主要通过直接饮用水和饮食两种方式补充水分，也就是说食品中也含有一定量的水分。

水是食品的重要组成部分，是食品加工工艺考虑的重要因素。食品的含水量和水在食品中的存在形式对食品的结构、外观、质地、风味、新鲜程度会产生极大的影响，是引起食品化学变化及微生物作用的重要原因，直接影响着食品的加工工艺和贮藏性能，所以水分含量是食品分析的重要指标之一。

植物性原料和动物性原料在生鲜状态下都含有一定量的水分。植物性原料含水量与部位、种类、发育状况有关。动物性原料含水量与动物的不同种类、不同器官、不同生长阶段等相关。表1.2列举了部分代表性食品的水分含量。

表1.2 常见食物的水分含量（以每100g可食部计）

食物名称	水分/g	食物名称	水分/g
猪肉(代表值,fat[①] 30g)	54.9	鸡蛋(代表值)	75.2
牛肉(代表值,fat 9g)	69.8	鸭蛋	70.3
羊肉(代表值,fat 7g)	72.5	草鱼	77.3
鸡肉(代表值)	70.5	东方对虾	78.0
鸭肉(代表值)	63.9	蟹	77.1
纯牛奶(代表值,全脂)	87.6	小麦	10.0
全脂奶粉(代表值)	2.6	稻米(代表值)	13.3
玉米(鲜)	71.3	马铃薯	78.6
小米	11.6	黄豆	10.2
绿豆(干)	12.3	白萝卜(鲜)	94.6
胡萝卜	90.0	茄子(代表值)	93.4

① fat即脂肪。
注：引自杨月欣，2018。

1.2.2 水的分类

食品中的水不是单独存在的，它会与食品中的其他成分发生化学或物理作用，因而食品中水的性质和状态会发生改变。食品中的水分子和其他非水成分分子之间受物种的组织状况和细胞结构等多种生物学因素的制约，两者之间的距离有显著的差异，水分和非

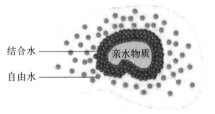

图1.6 细胞内的结合水与自由水

水成分之间结合的紧密程度也不同，根据这种不同通常把水分为结合水和自由水。细胞内结合水与自由水的存在状态如图1.6所示。

（1）结合水

结合水又称为束缚水或固定水，是指存在于食品中的与非水成分通过氢键结合的水，是食品中与非水成分结合最牢固的水。根据结合水被结合牢固程度的不同，结合水又可分为化合水、邻近水和多层水。化合水是指结合最牢固的、构成非水物质的那些水；邻近水是处在非水组分亲水性最强的基团周围的第一层位置，与离子或离子基团缔合的水；多层水是处于邻近水外围的，与邻近水以氢键或偶极力结合的水。

实验证明，结合水的主要特点有：①一般在−40℃以上不能结冰，这个性质具有很重要的实际意义，它可以使得植物种子和微生物孢子在冷冻条件下仍能保持生命力；②结合水不能作为溶剂；③不能被微生物利用。

（2）自由水

自由水是指食品中与非水成分有较弱作用或基本没有作用的水。自由水的特点是可以作为溶剂，在−40℃会结冰，可以被微生物利用。

结合水和自由水之间的界限很难截然区分，只能根据物理、化学性质作定性的区分。结合水对食品的风味起着重要作用。

1.2.3 食品原料中的水

在食品中,离子通过氢键与水结合形成的结合水量微不足道,大部分的结合水是和蛋白质、淀粉等相互结合。在高水分食品中,结合水仅占总水量的极少部分。据测定,100g蛋白质可结合30~50g的水;100g淀粉的持水能力在30~40g之间。结合水的多少对食品的口感和风味有重大的影响,当结合水被外力强迫与食品分离时,食品的风味品质就会下降。

(1) 谷物和豆类中的水

谷物和豆类中含水量的多少取决于原料的解剖学特性和亲水胶体物质的含量,也取决于作物的成熟度、收获后的脱水处理及贮藏条件等因素。

(2) 畜禽肉中的水

水是肉中含量最多的组成成分。水在肉中分布不均匀,其中肌肉中含水量为70%~80%,皮肤中为60%~70%,骨骼中为12%~15%。畜禽愈肥,水分含量愈少,老年动物比幼年动物水分含量少。鲜肉的蛋白质呈胶凝状,有很高的持水力和弹性,为保持肉类软嫩,除传统的挂糊上浆外,往往还要添加水,如将肉片、肉丝放入小苏打溶液中浸泡后,再与调料搅拌混合,增加其水分含量。

新鲜的鱼虾、仔鸡等含水分较多,组织结构疏松,如长时间加热,则会使组织纤维破坏,自由水流失而使肉质发柴,因此应用旺火短时间加热,以保持其鲜嫩的质感。对于肉质较老的老鸡、老鸭等,因其所含的结缔组织较多,含水量相对较少,故应采取炖、焖、煨等小火较长时加热,使其酥烂。

(3) 果蔬中的水

果蔬采收后含水分很多,大部分果蔬含水量在90%以上。高水分农产品都属易腐食品,不易贮藏保鲜。

1.3 食品中的蛋白质

1.3.1 蛋白质概述

蛋白质是组成人体一切细胞、组织的重要成分。机体中的每一个细胞和所有重要组成部分都有蛋白质参与。蛋白质占人体质量的16%~20%,即一个体重为60kg的成年人其体内有蛋白质9.6~12kg。食入的蛋白质在体内经过消化水解成氨基酸被吸收后,重新合成人体所需蛋白质,同时新的蛋白质又在不断代谢与分解,时刻处于动态平衡中。因此,食品蛋白质的质和量、各种氨基酸的比例,关系到人体蛋白质合成的量,尤其是青少年的生长发育、孕产妇的优生优育、老年人的健康长寿,都与膳食中蛋白质的量有着密切的关系。表1.3列举了常见食品中蛋白质的含量。

表1.3 常见食品中蛋白质含量 (以每100g可食部计)

食物名称	蛋白质/g	食物名称	蛋白质/g
猪肉(代表值,fat[①] 30g)	15.1	鸡蛋(代表值)	13.1
牛肉(代表值,fat 9g)	20.0	鸭蛋	12.6
羊肉(代表值,fat 7g)	18.5	草鱼	16.6
鸡肉(代表值)	20.3	东方对虾	18.3
鸭肉(代表值)	15.5	蟹	13.8

续表

食物名称	蛋白质/g	食物名称	蛋白质/g
纯牛奶(代表值,全脂)	3.3	小麦	11.9
全脂奶粉(代表值)	19.9	稻米(代表值)	7.9
玉米(鲜)	4.0	马铃薯	2.6
小米	9.0	黄豆	35.0
绿豆(干)	21.6	白萝卜(鲜)	0.7
胡萝卜	1.0	茄子(代表值)	1.1

① fat 即脂肪。

注：引自杨月欣，2018。

氨基酸以肽键连接形成多肽链，每一条多肽链由 20 至数百个氨基酸残基（—R）组成。多肽链再经过盘曲折叠形成的具有一定空间结构的物质即为蛋白质。氨基酸是含有氨基和羧基的一类有机化合物的通称。氨基酸和肽键的关系如图 1.7 所示。

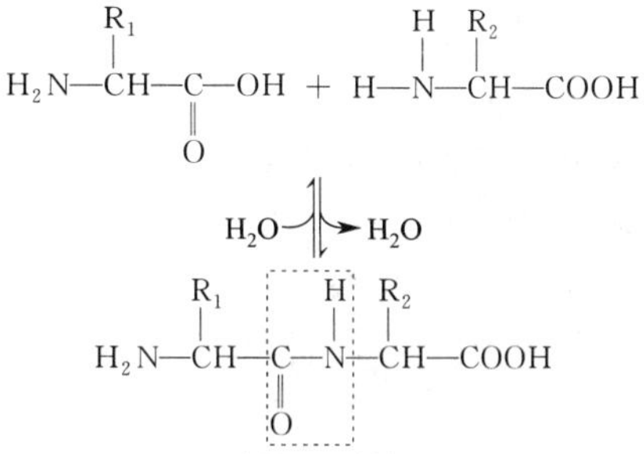

人体内蛋白质的种类很多，性质和功能各异，但大多数是由 20 种常见氨基酸按不同比例组合而成的，并在体内不断进行代谢与更新。有些氨基酸因人体不能合成而不能满足人体需要，必须从食品中摄取，称

图 1.7 氨基酸和肽键的关系

为必需氨基酸。对成人来讲必需氨基酸共有 8 种，分别为赖氨酸、色氨酸、苯丙氨酸、蛋氨酸、苏氨酸、异亮氨酸、亮氨酸、缬氨酸。婴幼儿生长发育期，除了需要补充以上 8 种氨基酸外，还必须补充组氨酸。

1.3.2 蛋白质分类

（1）依据蛋白质的组成分类

蛋白质又分为简单蛋白质和结合蛋白质。

简单蛋白质又称为单纯蛋白质，这类蛋白质只含由 α-氨基酸组成的肽链，不含其他成分，包括：①清蛋白和球蛋白，广泛存在于动物组织中；②谷蛋白和醇溶蛋白，主要为植物蛋白；③鱼精蛋白和组蛋白，存在于细胞核中；④硬蛋白，存在于各种软骨、腱、毛、发等组织中，分为角蛋白、胶原蛋白、弹性蛋白和丝心蛋白。

结合蛋白质由简单蛋白质与其他非蛋白质成分结合而成，包括：①色蛋白，由简单蛋白质和色素组成，如血红素、过氧化氢酶、细胞色素 c 等；②糖蛋白，由简单蛋白质和糖类组成，如细胞膜中的糖蛋白等；③脂蛋白，由简单蛋白质和脂类组成，如血清 α-脂蛋白、β-脂蛋白等；④核蛋白，由简单蛋白质和核酸组成，如细胞核中的核糖核蛋白等；⑤磷蛋白，由简单蛋白质和磷酸组成，如胃蛋白酶、酪蛋白、角蛋白、弹性蛋白、丝心蛋白等与磷酸结合形成相应的磷蛋白。

（2）依据蛋白质的外形分类

按照蛋白质的外形可分为球状蛋白质和纤维状蛋白质。球状蛋白质外形接近球形或椭圆形，溶解性较好，能形成结晶，大多数蛋白质属于这一类。纤维状蛋白质是指分子类似纤维或细棒的一类蛋白质。

（3）依据所含必需氨基酸分类

蛋白质又分为完全蛋白质和不完全蛋白质。含必需氨基酸种类齐全、含量充足、相互比例适当、能够维持生命和促进生长发育的一类蛋白质，如乳类、蛋类、鱼类、肉类及豆类等中的蛋白质属于完全蛋白质。缺乏必需氨基酸或者含量很少的蛋白质称不完全蛋白质，如稻类、麦类、玉米等所含的蛋白质就属于不完全蛋白质。

（4）依据蛋白质来源分类

依据蛋白质来源，食品中常见的蛋白质有动物蛋白（如肉、乳、蛋、鱼）和植物蛋白（如大豆、花生），这些被称为传统食品蛋白质，是目前食品加工中重要的食品成分或配料。

1.3.3 食品原料中的蛋白质

（1）小麦蛋白

小麦蛋白中麦醇溶蛋白和麦谷蛋白占总蛋白质的80%，两者与水混匀可形成使面粉具有高黏弹性的面筋蛋白，而15%~20%的非面筋蛋白具有凝聚性和发泡性。小麦蛋白中缺乏赖氨酸，可以与其他食品搭配食用。

（2）稻米蛋白

稻米蛋白主要由清蛋白、球蛋白、醇溶蛋白和谷蛋白等蛋白质组成。大米渣中主要是胚乳蛋白，由白蛋白（4%~9%）、盐溶性球蛋白（10%~11%）、醇溶蛋白（3%）和碱溶性谷蛋白（66%~78%）组成。稻米是唯一具有高含量碱溶性谷蛋白和低含量醇溶蛋白的谷类，赖氨酸含量较高。

（3）大豆蛋白与花生蛋白

大豆蛋白与花生蛋白主要是90%（以粗蛋白计）球蛋白和5%清蛋白以及少量的其他蛋白质。氨基酸组成与牛乳蛋白质相近，除蛋氨酸略低外，其余必需氨基酸含量较丰富。在营养价值上，可与动物蛋白等同，在基因结构上最接近人体氨基酸。大豆蛋白中赖氨酸含量较高，但缺乏蛋氨酸；花生蛋白缺乏赖氨酸、蛋氨酸和苏氨酸。

（4）肉类蛋白质

肉类蛋白质含量占10%~20%，瘦肉高于肥肉。含有的必需氨基酸全面、数量多、比例恰当，接近人体的蛋白质组成，容易消化吸收。

（5）乳蛋白

乳蛋白主要由酪蛋白和乳清蛋白组成。酪蛋白是哺乳动物乳中的主要蛋白质，是一种含磷钙的结合蛋白；乳清蛋白吸收率高、氨基酸组成最合理，被称为"蛋白质之王"。

（6）卵蛋白

以鸡蛋为例，每枚鸡蛋平均质量为55~65g，其中12%的固体物质是高质量蛋白质，其氨基酸组成与人体组织蛋白质最为接近。蛋清中约含蛋白质12%，主要是卵白蛋白；蛋黄的主要成分为蛋白质和脂类，蛋白质大多数以脂蛋白的形式存在。

（7）鱼蛋白

新鲜鱼肉中含15%~23%的蛋白质，鱼类蛋白质的必需氨基酸组成与鸡蛋蛋白质、牛乳蛋白质相似，但蛋白质的溶解性、分散性、吸湿性等较差。一般不直接应用于食品加工中，通常需要经过如组织化、水解处理后才能在食品中发挥作用。

1.3.4 蛋白质在加工中的变化

食品加工常涉及加热、冷却、干燥、化学试剂处理、发酵、辐照或其他加工处理。加热是最常用的处理方式，它能使微生物和内源酶失活，防止食品的氧化和水解，也能使生食转化为安全、卫生且外观诱人的产品。一些蛋白质，如β-乳球蛋白、α-乳清蛋白和大豆蛋白，会产生过敏反应，加热可在一定程度上消除过敏反应。但是，加热也会导致蛋白质变性，从而降低蛋白质的营养价值和改变蛋白质的功能性质。

(1) 适度热处理

多数食品蛋白质在60～90℃维持1h或更短时间会发生变性。蛋白质广泛变性后一般失去溶解度，损害那些与溶解度有关的功能性质。蛋白质部分变性可改进它们的消化率和必需氨基酸的生物有效性。几种纯的植物蛋白质制剂和鸡蛋蛋白质制剂，即使不含蛋白酶抑制剂，仍然在体外和体内显示不良的消化率。适度加热能提高它们的消化率而不会产生有毒的衍生物。

适度加热可使一些蛋白酶、脂肪酶、脂氧合酶、淀粉酶、多酚氧化酶等失活。这些酶常造成食品在保藏期间的异味、酸败、质构变化和变色等。例如，为防止大豆粉、大豆分离蛋白、大豆浓缩蛋白等产生不良风味，往往在破碎豆类或油料种子前加热使脂氧合酶失活。

植物蛋白质常含有蛋白质类的抗营养因子，因此热处理对人们有益。豆类、油料种子经烘烤和大豆粉经湿热处理后能使外源凝集素和蛋白酶抑制剂失活，从而提高人们对这些蛋白质的消化率，并防止胰脏肿大的发生。对于家庭烧煮和工业加工的豆类和以大豆粉为基料的食品，如果加热条件足以使这些抑制剂失活，则这些抗营养因子就不会带来危害。

(2) 高温处理

在高温下，蛋白质常会发生化学变化，如外消旋化、水解、去硫、脱酰胺化等。这些变化大部分不可逆，有些能形成有毒氨基酸。

在烧烤时，食品表面被加热至200℃以上，氨基酸残基往往分解和热解，并产生高度诱变的化合物。色氨酸和谷氨酸残基形成的热解产物具有致癌性，色氨酸残基的热解可形成咔啉及其衍生物。肉在190～220℃常形成氨基咪唑氮杂芳烃。

(3) 其他反应

蛋白质在加工中除了以上两种重要的变化外，还会发生交联、美拉德反应、蛋白质与脂肪的反应以及在加工过程中受氧化剂的影响而发生的反应。

1.4 食品中的碳水化合物

1.4.1 碳水化合物概述

碳水化合物，又称为糖类化合物，它是自然界分布最广、数量最多的一类有机化合物，也是生物体维持生命活动所需能量的主要来源，人体总能量中有50%～65%是由碳水化合物提供的。一些食品中的碳水化合物含量见表1.4。

表1.4 常见食物中碳水化合物含量（以每100g可食部计）

食物名称	碳水化合物/g	食物名称	碳水化合物/g
小麦	75.2	稻米(代表值)	77.2
玉米(鲜)	22.8	小米	75.1
马铃薯	17.8	黄豆	34.2
绿豆(干)	62.0	赤小豆(干)	63.4
白萝卜(鲜)	4.0	胡萝卜	8.1
茄子(代表值)	4.9	大蒜(白皮,鲜)	27.6
大白菜(代表值)	3.4	慈姑(鲜)	19.9
草菇	4.3	苹果(代表值)	13.7
梨(代表值)	13.1	桃(代表值)	10.1

注：引自杨月欣，2018。

1.4.2　碳水化合物分类

根据聚合程度，碳水化合物分为单糖、低聚糖和多糖三大类。单糖是结构最简单的碳水化合物，不能再被水解，是组成碳水化合物最基本的单元，如葡萄糖、果糖。低聚糖，又称寡糖，是由2～10个单糖分子通过缩合形成的，如蔗糖、麦芽糖、乳糖。多糖是指由较多（通常认为是10个以上的）单糖残基通过糖苷键结合形成的碳水化合物，如淀粉、纤维素、壳聚糖、果胶、糖原及糊精等。

粮食中单糖主要有葡萄糖、果糖、半乳糖、木糖等；粮食中主要的低聚糖有蔗糖（集中在胚乳中）、麦芽糖（在麦芽中含量较多）、纤维二糖（以上三者为双糖，即由两个单糖分子组成）、棉子糖（三糖）、水苏糖（四糖）；多糖主要有淀粉、纤维素、半纤维素，以淀粉为主。

1.4.3　食品原料中的碳水化合物

（1）大米中的淀粉

依据大米中的直链淀粉和支链淀粉的比例不同，可分为粳米和糯米。支链淀粉含量越高，米的黏性越强，冷却后不易变硬，膨化性能越好。如果米粒外层淀粉分子容易破裂，则糊化淀粉就越多溢出，分布在米粒表面，可增加黏性口感。

根据大米中直链淀粉、支链淀粉含量的不同，可以用来加工多种食品，如年糕、汤圆（支链淀粉含量高）、锅巴、米饼（直链淀粉含量高）、变性淀粉、环状糊精等。直链淀粉与支链淀粉的结构如图1.8所示。

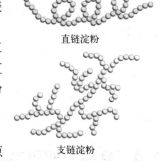

图1.8　直链淀粉与支链淀粉结构

（2）肉、畜、禽类食品中的糖

肉、畜、禽类食品中的糖主要以糖原为主，糖原分为肝糖原和肌糖原两大类，结构与支链淀粉相似。糖原在动物死后的肌肉中进行无氧酵解过程，对肉类的性质、加工与贮藏具有重要意义。

（3）果蔬食品中的糖

水果中的糖主要以葡萄糖、果糖、蔗糖为主。

影响水果风味的关键因素就是糖酸比，许多国家都以糖酸比作为果实是否能采收、贮藏或加工的主要衡量指标之一。

水果中的果胶是一种天然高分子，具有良好的胶凝和乳化稳定作用。主要存在于柑橘、柠檬中，以皮质中含量最高。

1.4.4　碳水化合物在食品加工中的变化

（1）褐变反应

食品在加热处理中常发生色泽与风味的变化，如蛋白质饮料、焙烤食品、油炸食品、酿造食品中的褐变现象，均与食品中的糖类，尤其是单糖与氨基酸或蛋白质之间发生的美拉德反应及糖在高温下发生的褐变反应密切相关。低聚糖因参与美拉德反应的程度较单糖小，其发生褐变的程度也相对较轻。

某些食品如烘烤食品、酿造食品等为了增加色泽和香味，适当的褐变是必要的，但某些食品，如牛乳、豆乳等蛋白质饮品和果蔬脆片则需对褐变反应加以控制，以防止变色对质量造成不利的影响。

（2）淀粉的糊化和老化

淀粉不溶于冷水，将其置于冷水中，经搅拌成的乳状悬浮液，称为淀粉乳。当停止搅拌静置一段时间后淀粉则沉淀于容器底部。如果将淀粉乳加热到一定温度，淀粉颗粒开始吸水膨胀，温度继续上升，淀粉颗粒继续膨胀，晶体结构消失，体积膨大，相互接触变成黏稠液体，即使停止搅拌，淀粉也不会再沉淀，此时溶液变成半透明状胶体，这种现象称为淀粉的糊化。

淀粉糊化作用可分为三个阶段。首先是可逆吸水阶段，此阶段水分进入淀粉粒的非晶质部分，体积略有膨胀，此时冷却干燥，可以复原，性质基本不变；随后是不可逆吸水阶段，即随着温度升高，水分进入淀粉微晶间隙，不可逆大量吸水，且有部分的淀粉分子溶于水；最后是淀粉粒解体阶段，即随着温度继续升高，颗粒膨胀成无定形的形状，更多的淀粉分子溶于水的过程。

不同淀粉的糊化温度也存在差异，即使是同一种淀粉由于颗粒大小不同，糊化的难易程度也有所差别，一般颗粒越小越易糊化。因为各种颗粒的糊化温度不一样，通常用糊化开始温度和糊化完成温度来表示糊化温度。普通成品淀粉的糊化温度见表1.5。

表1.5　淀粉的糊化温度

淀粉品种	玉米	大米	马铃薯	小麦	高粱
糊化开始温度/℃	64	58	56	65	69
糊化完成温度/℃	72	61	67	67.5	75

注：引自陈凤莲、曲敏，2020。

淀粉的老化是糊化的逆过程，老化是指糊化了的淀粉在室温或低于室温的条件下慢慢冷却，经过一段时间后，出现不透明甚至沉淀的现象。值得注意的是淀粉老化的过程是不可逆的，不可能通过糊化再恢复到老化前的状态。老化后的淀粉，不仅口感变差，消化吸收率也随之降低。不同来源的淀粉，老化难易程度不同，这是由于淀粉的老化与所含直链淀粉和支链淀粉的比例有关。一般来说直链淀粉比支链淀粉易于老化。直链淀粉越多，老化越快，而支链淀粉因其结构呈三维网状空间分布，妨碍了微晶束氢键的形成，几乎不发生老化。

含水量、温度、pH不同，淀粉老化的难易程度也不同。一般淀粉含水量为30%～60%时较易老化，含水量小于10%，或在大量水中则不易老化。老化作用的最适温度在2～4℃，大于60℃或小于-20℃都不易发生老化。在偏酸或偏碱的条件下也不易发生老化。具有表面活性的大多数极性酯类可延迟面包心变硬（老化），例如将1-棕榈酸单甘油酯、其他甘油单酯及其衍生物以及硬脂酰乳酸钠等化合物加入面包和其他烘焙食品的面团中，可延迟面包老化。

要防止淀粉老化，可将糊化后的淀粉，在80℃以上的高温下迅速除去水分（水分含量最好在10%以下）或冷却至0℃以下迅速脱水，这样淀粉分子已不可能移动和相互靠近，成为固定的α-淀粉。α-淀粉加水后，因无胶束结构，水易于浸入而将淀粉分子包蔽，不需加热，亦易糊化。这就是制备方便食品，如方便米饭、方便面条、饼干、膨化食品等的原理。

1.5　食品中的脂类

1.5.1　脂类概述

由脂肪酸和甘油作用生成的酯及其衍生物统称为脂类，包括脂肪和类脂。脂肪主要存在于动物体的皮下组织、腹腔、肝和肌肉内的结缔组织；在植物组织中主要存在于种子和果仁中；许多微生物细胞中也能积累脂肪。目前，人类食用和工业用的脂类主要来源于植物和动物，其中供食用的食品脂类有两种形式，一种是从植物和动物中分离出来的"可见脂肪"，例如奶油、猪油以及起酥油；另一种是作为基本食品如乳、干酪以及肉的成分。植物油大部分来自大豆、油菜籽、花生以及含油棕榈、椰子、橄榄树的种子。

脂类是机体内的一类有机小分子物质，它包括范围很广，其化学结构有很大差异，生理功能各不相同，其共同物理性质是不溶于水而溶于有机溶剂，在水中可相互聚集形成内部疏水的聚集体。

食品中脂类最丰富的一类是酰基甘油酯类，根据其来源和脂肪酸组成可以将其分为油酸—亚油酸类（如玉米油、花生油、橄榄油）、亚麻酸类（如豆油、菜籽油）、月桂酸类（如棕榈油）、植物脂类、动物脂类、乳脂类以及海生动物油类。

1.5.2　食品原料中的脂类

（1）植物性油脂

① 花生油　淡黄透明，色泽清亮，气味芬芳，滋味可口，是一种比较容易消化的食用油。花生油含不饱和脂肪酸80%以上（其中含油酸41.2%、亚油酸37.6%）。另外还含有软脂酸、硬脂酸和花生酸等饱和脂肪酸19.9%。花生油的脂肪酸构成较好，易于人体消化吸收。花生油中还含有固醇、麦芽酚、磷脂、维生素E、胆碱等对人体有益的物质。经常食用花生油，可以保护血管壁。

② 大豆油　大豆中含有丰富的脂肪，一般为18%左右，可用于制油。大豆油是世界上产量最多的油脂，其中的脂肪酸主要是不饱和脂肪酸，易于消化吸收。大豆油种类很多，按加工方式可分为压榨大豆油、浸出大豆油；按大豆种类可分为大豆原油、转基因大豆。从营养价值看，大豆油中含棕榈酸7%~10%、硬脂酸2%~5%、花生酸1%~3%、油酸22%~30%、亚油酸50%~60%、亚麻酸5%~9%。大豆油的脂肪酸构成也较好，含有丰富的亚油酸，可降低血清胆固醇含量。大豆中还含有丰富的维生素E、维生素D以及卵磷脂，对人体健康非常有益。另外，大豆油的人体消化吸收率高达98%，所以大豆油也是一种营养价值很高的优良食用油。

③ 菜籽油　由油菜籽榨出来的一种食用油，其色泽金黄或棕黄，有一定的刺激气味，这种气味是其中含有一定量芥子苷所致的，但特优品种的油菜籽不含这种物质。

人体对菜籽油的吸收率很高，可达99%。由于榨油的原料是植物的种子，一般会含有一定的种子磷脂，对血管、神经、大脑的发育十分重要。菜籽油的胆固醇含量很少或几乎不含，所以控制胆固醇摄入量的人可以放心食用。菜籽油是一种芥子酸含量特别高的油，是否会引起心肌脂肪沉积和使心脏受损尚有争议。

④ 棉籽油　由棉花籽榨的油，分为压榨棉籽油、浸出棉籽油、转基因棉籽油、棉籽原油、成品棉籽油几种。精炼棉籽油一般呈橙黄色或棕色，脂肪酸中含有棕榈酸21.6%~24.8%、硬脂酸1.9%~2.4%、花生酸0~0.1%、油酸18.0%~30.7%、亚油酸44.9%~55.0%。精炼后的棉籽油清除了棉酚等有毒物质，可供人食用。棉籽油中含有大量人体必需的脂肪酸，最宜与动物脂肪混合食用，因为棉籽油中亚油酸的含量特别多，能有效减缓血液中胆固醇上升，维护人体的健康。人体对棉籽油的消化吸收率为98%。食用粗制棉籽油可造成生精细胞损害，导致无精不育。

⑤ 玉米胚芽油　从玉米的胚芽中提炼的植物油，含有丰富的不饱和脂肪酸（以油酸和亚油酸为主）、维生素E及多酚类物质。玉米胚芽脂肪含量在17%～45%之间，占玉米脂肪总含量的80%以上。玉米油中不饱和脂肪酸含量高达80%～85%，不含胆固醇。

⑥ 芝麻油　又称香油、麻油，是从芝麻中提炼出来的，因具有特别香味，故称为香油。按榨取方法一般分为机榨香油和小磨香油，小磨香油为传统工艺香油。香油中富含维生素E及亚麻酸，其中，维生素E具有抗氧化作用，能维持细胞膜的完整性和正常功能，具有促进细胞分裂、软化血管和保持血管弹性的作用，因而对保护心脑血管有好处。而香油中的油酸、亚油酸等不饱和脂肪酸，容易被人体吸收，有助于消除动脉壁上的沉积物，同样具有保护血管的功效。此外，香油有浓郁的香味，可在一定程度上刺激食欲。

⑦ 棕榈油　是一种热带木本植物油，由油棕树上的棕榈果压榨而成，果肉和果仁分别产出棕榈油和棕榈仁油，传统概念上的棕榈油只包含前者。棕榈油经过精炼分提，可以得到不同熔点的产品，分别在餐饮业、食品工业和油脂化工业拥有广泛的用途。

棕榈油含有均衡的饱和与不饱和脂肪酸，其中包括50%的饱和脂肪酸、40%的单不饱和脂肪酸、10%的多不饱和脂肪酸。与其他植物油相比，其饱和脂肪酸含量相对较高，因此在常温下呈现固体状态。人体对棕榈油的消化和吸收率超过97%，和其他食用植物油一样，棕榈油本身不含胆固醇。棕榈油中富含的天然维生素E及三烯生育酚（600～1000mg/kg）、类胡萝卜素（500～700mg/kg）和亚油酸（10%）对人体健康十分有益。

⑧ 橄榄油　是由新鲜的油橄榄果实直接冷榨而成的，不经加热和化学处理，保留了天然营养成分。橄榄油被认为是迄今所发现的油脂中比较适合人体营养的油脂。国际橄榄油协会将橄榄油分为初榨橄榄油和精炼橄榄油两大类。初榨橄榄油根据酸度的不同分为特级初榨橄榄油、优质初榨橄榄油和普通初榨橄榄油。特级初榨橄榄油是品质最好的橄榄油，是纯天然产品，口味绝佳，有淡雅怡人的植物芬芳，酸度不超过1%；优质初榨橄榄油酸度不超过2%，味道纯正、芳香；普通初榨橄榄油酸度不超过3.3%，口味与风味尚可。精炼橄榄油是指由酸度超过3.3%的初榨橄榄油精炼后所得到的橄榄油，或称为"二次油"。精炼橄榄油分为普通橄榄油和精炼橄榄杂质油。普通橄榄油是由精炼橄榄油与一定比例的初榨橄榄油混合而成的，以调和味道与颜色，其酸度在1.5%以下，呈透明的淡金黄色；精炼橄榄杂质油是通过溶解法从油渣中提取并经过精炼而得到的橄榄油。

橄榄油含丰富的单不饱和脂肪酸——油酸，还有维生素A、维生素D、维生素E、维生素K以及抗氧化物等。单不饱和脂肪酸除能供给人体热能外，还能调节人体血浆中高、低密度脂蛋白的比例，能增加人体内的高密度脂蛋白（HDL）的水平和降低低密度脂蛋白（LDL）水平，从而能预防人体内胆固醇过量。因此，对于习惯摄食肉类食物而导致饱和脂肪酸与胆固醇摄入过多的人，选择橄榄油作为食用油，更能有效发挥其降血脂的功能。

⑨ 茶油　又名山茶油、山茶籽油，是从山茶科山茶属植物的普通油茶成熟种子中提取的纯天然高级食用植物油，色泽金黄或浅黄，品质纯净，澄清透明，气味清香，味道纯正。茶油的食疗功能优于橄榄油，除了两种油脂的脂肪酸组成及油脂特性、营养成分相似外，茶油还含有橄榄油所没有的特定生理活性物质茶多酚和山茶苷；单不饱和脂肪酸的含量超过橄榄油，高达80%；富含较高的维生素E，是橄榄油的两倍；含有角鲨烯与黄酮类物质，对抗炎有着极佳的作用。

(2) 动物性油脂

畜禽肉中的脂肪含量变化较大，占15%～45%，这取决于畜禽种类、品种、年龄、性别及肥育程度。但是畜禽类产品中的脂肪、胆固醇含量较高。水产动物油脂是从鱼类、海兽及其加工废弃物中提取的油脂，主要包括鱼体油、鱼肝油和海兽油，是食品、医药和化学工业的重要原料。水产品中脂肪酸大都是不饱和脂肪酸，其中二十碳五烯酸（EPA）、二十二碳六烯酸（DHA）含量丰富，对人体有益。

① 猪油 又称荤油或猪大油，是从猪的脂肪层提炼出的油脂，初始状态是略带黄色半透明液体，常温下为白色或浅黄色固体，主要由饱和高级脂肪酸甘油酯与不饱和高级脂肪酸甘油酯组成，其中饱和高级脂肪酸甘油酯含量更高。与一般植物油相比，猪油有不可替代的特殊香味，可以增进人们的食欲。特别与萝卜、粉丝及豆制品相配时，可以获得用其他调料难以达到的美味。猪油中饱和脂肪酸和不饱和脂肪酸的含量相当，具有一定的营养价值，并且能提供极高的能量。猪油在人体内的消化吸收率较高，可达95%以上，且含有较高的维生素A和维生素D，所含脂肪比例小于黄油，较适用于缺乏维生素A的成人和少年儿童食用。另外，猪油、牛油不宜用于凉拌和炸食。用它调味的食品要趁热食用，放凉后会有一种油腥气味儿，影响人的食欲。

② 牛油 是从牛的脂肪层提炼出的油脂，即用牛的脂肪组织为原料，经过加热提炼出的油脂。粗提取的牛油有特殊的难闻气味，需要经过熔炼、脱臭后才能食用。牛油熔点为40~46℃，因其熔点高于体温，不易被消化，因此不宜直接食用。牛油在西式糕点制作时常用作起酥剂。在我国牛油主要用于制作四川火锅底料。牛油是维生素A、维生素D、维生素E、维生素K的丰富来源，而且容易吸收。牛油富含微量元素，尤其是硒，所含的硒量比大蒜还多，具有很强的抗氧化性；含有碘，这是甲状腺所需的物质；含有相当可观的丁酸和月桂酸，月桂酸具有抗细菌和抗霉菌的作用；含有少量比例均衡的人体所必需的ω-3和ω-6脂肪酸。

③ 羊油 由羊的内脏附近和皮下含脂肪组织经熬煮法制取。它是一种白色或微黄色的蜡状固体，主要成分为油酸、硬脂酸和棕榈酸的甘油三酯，经精制后可供食用。羊油味甘、性温，有补虚、润燥、祛风、化毒的作用。

④ 鱼油 是鱼体内的全部油类物质的统称，它包括鱼体油、鱼肝油和鱼脑油，一般从多脂鱼类中提取的油脂，如鲭鱼、鲱鱼、金枪鱼、比目鱼、鳕鱼，富含ω-3系多不饱和脂肪酸（DHA和EPA），具有抗炎、调节血脂等健康益处。鱼肝油的主要功效成分是维生素A和维生素D，其作用是预防维生素A和维生素D的缺乏以及预防婴幼儿佝偻病。

⑤ 鸡油 是从鸡腹内的脂肪提炼出来的油脂。鸡油虽然鲜美但营养价值较低。鸡油的营养物质大部分为蛋白质和脂肪，吃多了会导致身体肥胖。鸡油中欠缺钙、铁、胡萝卜素、维生素B_1（硫胺素）、维生素B_2（核黄素）、烟酸等，长期食用易导致身体亚健康。

⑥ 鸭油 是由鸭类的脂肪组织提炼出来的。鸭油的胆固醇相对其他动物油含量比较低，有利于人体健康。鸭油的饱和脂肪酸、单不饱和脂肪酸、多不饱和脂肪酸的比例平衡，接近理想值。鸭油中的胆固醇也是人体组织细胞的重要成分，是合成胆汁和某些激素的重要原料。

（3）乳及蛋制品中的脂类

乳脂是从动物的乳汁中分离出的脂肪，是食用黄油和奶油的主要成分。乳中脂肪含量为3%~5%，其中必需脂肪酸含量不高。乳脂室温下为白色到浅黄色的软固体，其脂肪酸组成范围很广：从十碳到二十二碳的单烯酸，少量的十八碳二烯酸，微量的十八碳三烯酸和二十碳多烯酸、二十二碳多烯酸，如花生四烯酸等。丁酸含量高达3.5%，己酸含量达1.4%，辛酸、癸酸和月桂酸的含量则低于其他油脂。

蛋类制品中脂肪含量为9%～12%,主要集中在蛋黄部分,其中不饱和脂肪酸占58%～62%。蛋黄中胆固醇含量较高(如鸡蛋黄中胆固醇含量约1510mg/100g),应适量食用。

1.5.3 脂类在食品加工储存中的变化

(1) 脂解

一般通过酶的水解或通过加热和水分的作用,脂类中酯键水解(脂解),产生游离脂肪酸。在有生命的动物组织的脂肪中,实际不存在游离脂肪酸,在动物宰杀后,通过酶水解生成游离脂肪酸,脂肪酶解过程如图1.9所示。食用脂肪提炼采用的温度可以使酯酶失活。

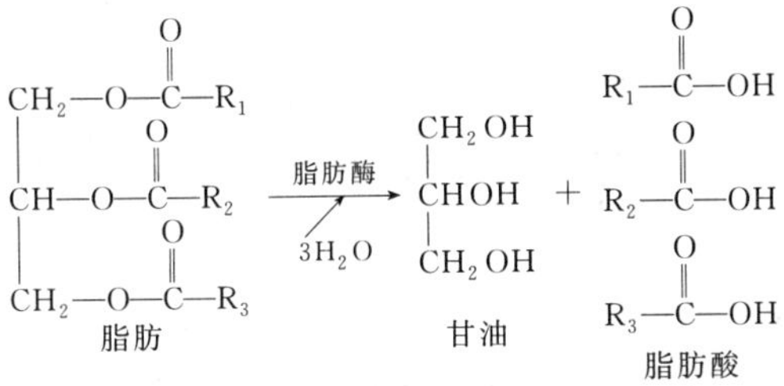

图1.9 脂肪酶解

水解产生的短链脂肪酸易导致哈喇味。通过微生物发酵或乳脂酶酶解可产生某种典型的干酪风味。植物油料种子在收获时已有相当数量的水解,产生了大量的游离脂肪酸,因此,植物油在提取后需要用碱中和。在深度油炸过程中,由于食品中引入大量水,在高温下很容易造成油脂发生脂解反应而产生大量游离脂肪酸,导致油的烟点和表面张力下降。此外,游离脂肪酸比甘油脂肪酸酯更易氧化。

在冷冻储存期,大多数种类鱼中的磷脂酶催化磷脂大量水解,一般会引起变质。有研究表明,甘油三酯水解可促进脂类氧化,而磷脂水解能抑制氧化。

(2) 自动氧化

脂类氧化是食品变质的主要原因之一。它能导致食用油和含脂食品产生不良气味和风味,如豆油和其他含亚麻酸的油自动氧化会产生豆腥味和青草味,氢化的豆油和海生动物油自动氧化而产生异味,使食品不能被消费者接受,也降低了食品的营养价值,甚至产生有毒物质,因此防止脂类氧化对食品工业非常重要。但在某些情况下,如在陈化的干酪或一些油炸食品中,脂类轻度氧化是被期望的。图1.10为脂质的自动氧化过程。

(3) 热分解

饱和脂肪酸在高温下加热才能产生显著的非氧化反应,多为烃类、酸类及酮类。饱和脂肪酸比相应的不饱和脂肪酸要稳定,其在空气中加热至150℃以上,其饱和酯会发生氧化,形成复杂产物,包括羧酸、2-烷酮、正烷醛、内酯、正烷烃、1-烯烃的同系物等。

不饱和脂肪酸在无氧条件下剧烈加热主要生成二聚物,还生成一些其他分子量低的物质。二聚物包括脂环单烯、二烯二聚物以及含环戊烷结构的饱和二聚物(单烯酸、二烯酸)等。不饱和脂肪酸比饱和脂肪酸更容易氧化。在高温下不饱和脂肪酸氧化分解非常快。虽然在高温和低温下脂肪氧化存在一定的差别,但已积累的数据表明,高温与低温氧化的主要途径是相同的。氢过氧化物的生成与分解是在一个宽广的温度范围内进行的。不饱和脂肪酸在空气中的高温氧化产物主要有氧代二聚物、氢氧化物、环氧化物和羰基、醚、过氧化聚

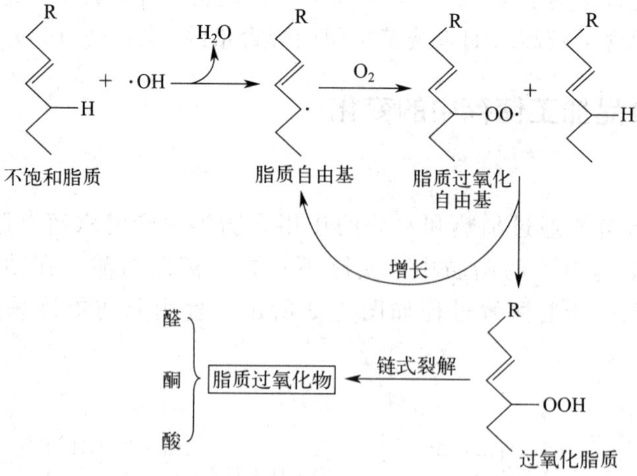

图 1.10　脂质自动氧化（自由基链式反应过程）

物等。

（4）油炸过程油脂的变化

油炸比其他食品加工和处理方式对油脂的化学变化影响都大，而且食品会吸收大量的脂肪。在油炸时会产生醛类、酮类、内酯类、醇类、酸类、酯类等挥发性化合物，还能产生羟基酸、环氧酸等中等挥发性的非聚合极性化合物，二聚物、多聚物、二聚和多聚甘油酯，以及游离脂肪酸。由于油炸时温度过高，油脂与其他成分还会生成多环芳烃、杂环胺、丙烯醛和丙烯酸，其中丙烯醛和丙烯酸还可进一步产生丙烯酰胺，这些都有很强的毒性。所以油炸时需要控制油温、油炸时间以及油的种类等。油炸后，油脂黏度增加、颜色变暗、碘值降低、表面张力减小、折射率改变、泡沫增多。

1.5.4　食用油常见的质量与安全问题

受"地沟油"的影响，食用油的安全问题受到消费者广泛关注。"食用油质量和安全""食用油的纯度""油脂的健康性"等是消费者提及较多的关注项。食用油的质量与安全问题主要来自油料作物的种植、收割、储藏、加工和使用各个环节。

① 油料作物在种植、收割、储藏过程中可能会带入黄曲霉毒素（花生油）、硫苷、噁唑烷硫酮（菜籽油）、棉酚（棉籽油）、苯并芘（椰子油）等天然毒素。一些脂肪酸，如菜籽油中的芥子酸、棉籽油中的环丙烷脂肪酸也是食用油面临的安全问题。

② 转基因食用油，如转基因大豆油的安全性问题。

③ 杀虫剂和多氯联苯超标问题。

④ 重金属污染问题。在种植过程中，土壤水体中重金属可能会在油料作物体内累积，并进入食用油中；加工过程中生产设备中的重金属也可能会迁移进入食用油。

⑤ 加工带来的苯并芘、反式脂肪酸以及浸出毛油中溶剂超标问题。

⑥ 高温煎炸过程中形成的杂环化合物、热氧化聚合物等有毒有害物质。例如，土豆片在高温油炸下会形成丙烯酰胺。

⑦ 油脂储藏过程中出现氧化、酸败，导致酸价和过氧化值升高。

⑧ 非法添加或掺假问题。非法添加是近年来导致食品安全事件的主要原因，食用油中同样存在非法添加问题，如过量添加 BHT（二丁基羟基甲苯）/BHA（丁基羟基茴香醚）/

TBHQ（特丁基对苯二酚）等抗氧化剂、煎炸过程使用硅酮（消泡剂）、硬脂酸甘油三酯（结晶抑制剂）；非法添加非食用香精、色素以及工业用油等违禁添加物。

⑨ 地沟油　主要是指在人们日常生活中存在的各种质量低劣的问题油，如多次使用过的煎炸油和回收的一些问题食用油等，人们如果经常食用这些质量低劣的问题油，就会引发各种疾病。

目前市场上食用油琳琅满目，品牌众多，质量差别较大。要选择实惠又可靠的食用油，要从如下几个方面予以考虑。

① 看包装　认真查看包装上的标签、品牌、配料、油脂等级、质量标准代号、生产厂家等标识是否完整，并特别注意封口是否完整、严密，以及是否标注生产日期和保质期等。尽量选择正规厂家的产品。

② 看透明度　在日光或灯光下观察，优质的食用油应透明而不浑浊，光亮度越高越好。

③ 看颜色　食用油正常的颜色应呈淡黄色、黄色或棕黄色，一般以浅色为优（花生油除外）。精炼油的色泽越浅越好，若油的颜色深，说明精炼度不高，品质差。

④ 闻气味　不同品种的食用油，都有各自的独特气味。可蘸一点油于手心，两手搓至发热后用鼻嗅之，若有异味，则为劣质油；有哈喇味、酸臭味的，说明已变质。制假者如在纯花生油中掺了棉籽油，可闻出棉籽油气味；若在食用油中掺有米汤、面汤、淀粉等，可取少许油，加入几滴碘酒，就会呈现蓝紫色或蓝黑色。

⑤ 尝滋味　用手指蘸少许食用油入口尝一下，优质的食用油滋味纯正，并带有油的香味。如有酸、苦、辣、涩、麻等味道，说明是劣质油。

⑥ 看水分　油中如含水分较多或掺了水，油会混浊，这种油也极易酸败变质。将油倒入一洁净干燥的小玻璃瓶中，拧紧盖子，再上下振荡若干次，观察其中的油状，如有乳白色，则表明油中有水，乳白色越浓，含水越多。也可将油放入锅中加热，水分较多则会出现大量的泡沫和发出"吱吱"的声音，并会带有苦味油烟。

⑦ 看沉淀　无论哪种食用油，优质的油均不应出现沉淀和悬浮物，其黏度较小。如果油中出现浓稠的沉淀物或有其他杂质，均属质次或变质食用油。比如劣质豆油呈深棕色或黄色，浑浊，有悬浮物或沉淀物，有异味，在锅中加热后会爆溅、冒烟、起泡沫，煎炸的食品呈暗黑色，油中还会出现"豆花"状物。

1.6　食品中的维生素

1.6.1　维生素概述

维生素是维持人体正常生命活动所必需的一类小分子有机化合物。维生素不构成机体组织和细胞，也不产生能量，但却有特殊的功能，是其他营养素不可替代的。

维生素可按照三种方式来命名：①按发现的先后以英文字母顺序命名，如维生素 A、B 族维生素、维生素 C、维生素 D、维生素 E 等；②按生理功能来命名，如抗干眼病因子、抗糙皮病因子、抗坏血酸等；③按化学结构命名，如视黄醇、硫胺素、核黄素等。

许多维生素很不稳定，为此，需将这些不稳定的维生素进行化学修饰后添加到食品中。维生素不能过量食用，否则易引起疾病。各种维生素的稳定性如表 1.6 所示。

表 1.6 维生素的稳定性

维生素	中性	酸性	碱性	空气	光	热	最大烹调损失率/%
维生素 A	S	U	S	U	U	U	40
抗坏血酸(维生素 C)	U	S	U	U	U	U	100
生物素	S	S	S	S	S	U	60
维生素 B_{12}	S	S	S	U	U	S	10
维生素 D	S	S	U	U	U	U	40
叶酸	U	U	S	U	U	U	100
维生素 K	S	U	U	S	U	S	5
烟酸(维生素 B_3)	S	S	S	S	S	S	75
泛酸(维生素 B_5)	S	U	U	S	S	U	50
维生素 B_6	S	S	S	U	U	U	40
维生素 B_2	S	S	U	S	U	U	75
维生素 B_1	U	S	U	U	S	U	80
维生素 E	S	S	S	U	U	U	55

注："S"代表稳定,"U"代表不稳定。

引自谢笔钧,2011。

1.6.2 维生素分类与功能

根据溶解性可分为脂溶性维生素和水溶性维生素。脂溶性维生素是指不溶于水而溶于脂肪和脂肪溶剂的维生素,主要包括维生素 A、维生素 D、维生素 E 和维生素 K,它们都含有环结构和长的脂肪族烃链。水溶性维生素是指能在水中溶解的一组维生素,常是辅酶或辅基的组成部分,主要包括 B 族维生素和维生素 C 等。

(1) 维生素 A

维生素 A 又叫视黄醇(图 1.11),具有多种生理功能,对视力、生长、上皮组织及骨骼发育、精子生成和胎儿生长发育都是必需的。维生素 A 摄入过多导致的慢性中毒多表现为皮肤干燥、粗糙、脱发、唇干裂、皮肤瘙痒或低热等。

(2) 维生素 D

维生素 D 能提高机体对钙、磷的吸收,使血浆钙和血浆磷的水平达到饱和程度;促进生长和骨骼钙化,促进牙齿健全;通过肠壁增加磷的吸收,并通过肾小管增加磷的再吸收;维持血液中柠檬酸盐的正常水平;防止氨基酸通过肾脏损失。维生素 D_2 的分子结构如图 1.12 所示。

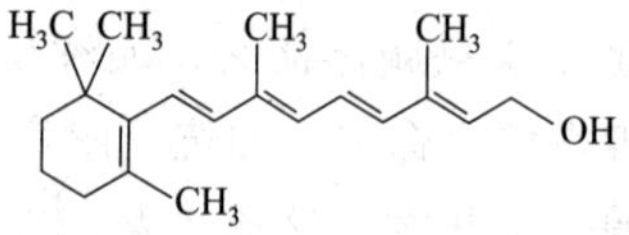

图 1.11 维生素 A 的分子结构

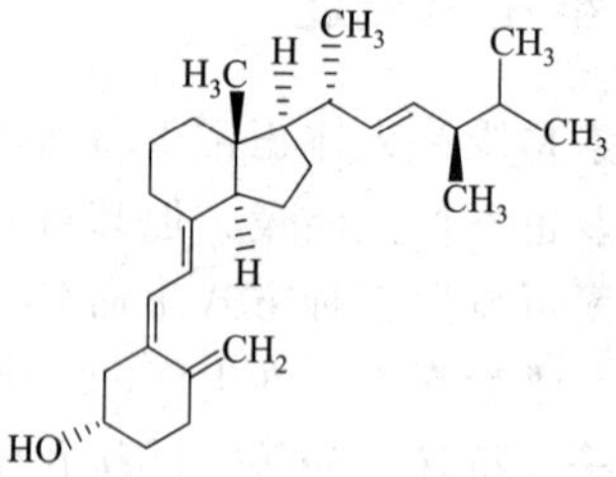

图 1.12 维生素 D_2 的分子结构

(3) 维生素 E

维生素 E 是最主要的抗氧化剂之一,因此可作为自由基清除剂,稳定不饱和脂肪酸,具有抗衰老的作用,维生素E的分子结构如图1.13所示。细胞代谢过程中会产生自由基,自由基会攻击细胞膜或细胞内各成分膜(如线粒体膜),损害细胞膜及细胞功能。分布在这些膜上的维生素E,接受自由基攻击而先行氧化,避免膜上的多不饱和脂肪酸被氧化。维生素E与微量元素硒的代谢有密切关系,两者互相依存,可以促进细胞的正常功能,增强体质和活力。

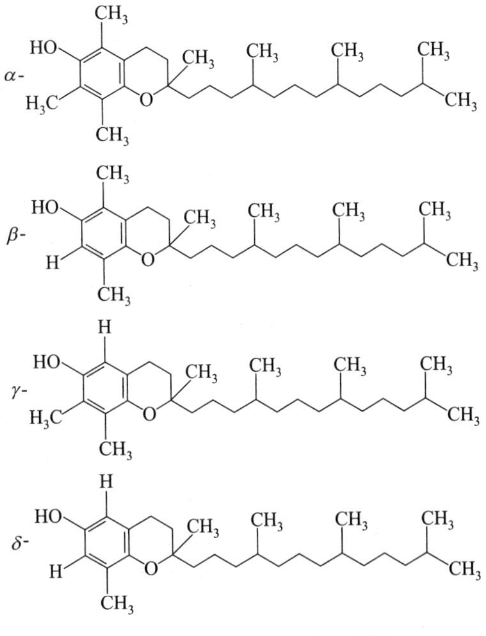

(4) 维生素K

维生素K又称凝血维生素,能促进血液凝固,分子结构如图1.14所示。人体缺少它,凝血时间延长,严重者会流血不止,甚至死亡。对女性来说可减少生理期大量出血,还可防止内出血及痔疮。经常流鼻血的人,可以考虑多从食物中摄取维生素K。维生素K参与合成维生素K依赖蛋白质(BGP),BGP能调节骨骼中磷酸钙的合成。特别是老年人,他们的骨密

图1.13 维生素E的分子结构

度和维生素K呈正相关。经常摄入大量含维生素K的绿色蔬菜的妇女能有效降低骨折的危险性。维生素K缺乏是婴儿期一种自发出血性疾病,以颅内出血为特征,是婴儿期非外伤所致最常见的颅内出血,常发于出生后2～3个月,往往突然发病,以颅内、皮肤、消化道等多处出血为特点。具体表现有:①皮肤、黏膜出血如皮肤紫癜、鼻出血、牙龈出血等;②内脏出血如呕血、黑粪、血尿及月经过多等,严重者可致颅内出血;③外伤或手术后伤口出血;④新生儿出血症多见于出生后2～3天,常表现为脐带出血、消化道出血等。

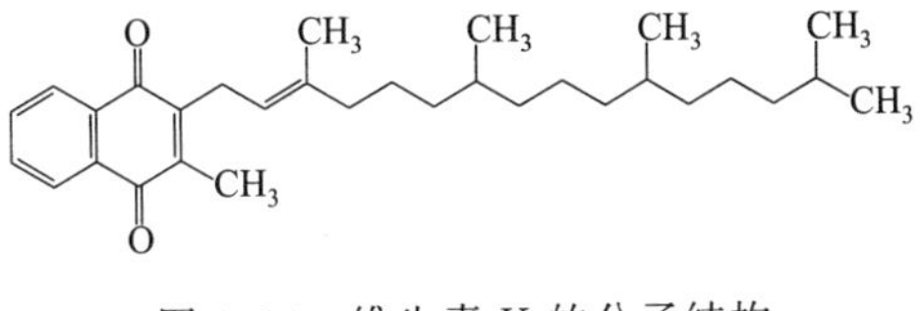

图1.14 维生素K的分子结构

(5) 维生素B_1

维生素B_1又叫硫胺素,是人体能量代谢所必需的,特别是糖代谢,故人体对硫胺素的需要量通常与摄取的能量有关,维生素B_1的分子结构如图1.15所示。当人体的能量主要来源于糖类时,维生素B_1的需要量最大。维生素B_1还是维持心脏、神经及消化系统正常功能所必需的。当维生素B_1缺乏时,按其缺乏程度,依次可出现神经系统反应(干性脚气病)、心血管系统反应(湿性脚气病)、韦尼克脑病或korsakoff综合征(科尔萨科夫综合征,多神经炎性精神病)。另外,维生素B_1还具有促进成长,帮助消化,改善精神状况,维持神经组织、肌肉、

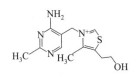

图1.15 维生素B_1的分子结构

心脏活动的正常进行,减轻晕机、晕船,缓解有关牙科手术后的痛苦,辅助治疗带状疱疹等作用。

(6) 维生素 B_2

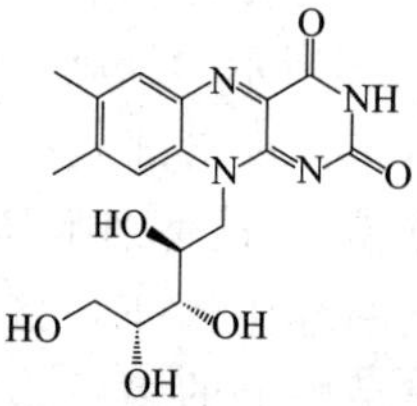

维生素 B_2 又叫核黄素,为体内黄酶类辅基的组成部分,分子结构如图 1.16 所示,当缺乏时,会影响机体的生物氧化,使代谢发生障碍。其病变多表现为口、眼和外生殖器部位的炎症,如口角炎、唇炎、舌炎、眼结膜炎和阴囊炎等。维生素 B_2 的主要生理功能表现在:①参与碳水化合物、蛋白质、核酸和脂肪的代谢,可提高机体对蛋白质的利用率,促进生长发育;②参与细胞的生长代谢,是机体组织代谢和修复的必需营养素;③强化肝功能、调节肾上腺素的分泌;④保护皮肤毛囊黏膜及皮脂腺的功能。

图 1.16 维生素 B_2 的分子结构

(7) 维生素 B_3

维生素 B_3 又称烟酸,它是人体需要量较多的 B 族维生素之一,是维持消化系统健康的维生素,也是性激素合成不可缺少的物质,其分子结构如图 1.17 所示。维生素 B_3 的生理功能主要表现在:①促进消化系统的健康,减轻胃肠障碍;②使皮肤更健康;③预防和缓解严重的偏头痛;④降低胆固醇及甘油三酯,促进血液循环,使血压下降;⑤减轻腹泻现象;⑥减轻梅尼埃病的不适症状;⑦使人体能充分地利用食物来增加能量;⑧治疗口腔、嘴唇炎症,防止口臭。

(8) 维生素 B_5

维生素 B_5 又称泛酸,其分子结构如图 1.18 所示。它在体内主要以辅酶 A(coenzyme A,CoA)形式参与糖、脂肪、蛋白质代谢,CoA 在代谢中起转移酰基的作用。泛酸还具有抗脂质过氧化作用,它以 CoA 的形式清除自由基,保护细胞质膜不受损害。另外,CoA 通过促进磷脂合成帮助细胞修复。泛酸还与头发、皮肤的营养状态密切相关,当头发缺乏光泽或变得较稀疏时,多补充泛酸可见其效。制造抗体也是泛酸的作用之一,能帮助人体抵抗传染病,缓和多种抗生素副作用及毒性,减轻过敏症状。泛酸缺乏易引起血液及皮肤异常,产生低血糖等症。

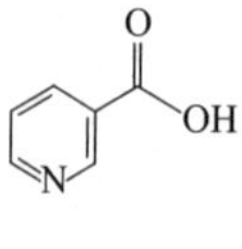

图 1.17 维生素 B_3 的分子结构

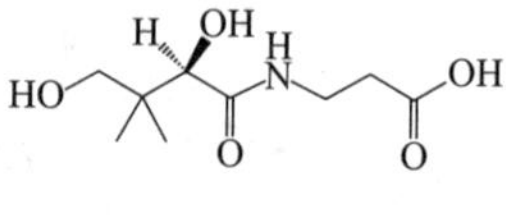

图 1.18 维生素 B_5 的分子结构

(9) 维生素 B_6

维生素 B_6 又叫吡哆素,有吡哆醇、吡哆醛和吡哆胺三种形式,其分子结构如图 1.19 所示,在体内以磷酸酯的形式存在,是一种水溶性维生素,遇光或碱易破坏,不耐高温。维生素 B_6 为人体内某些辅酶的组成成分,参与多种代谢反应,尤其是和氨基酸代谢密切相关。临床上应用维生素 B_6 制剂防治妊娠呕吐和放射病呕吐。

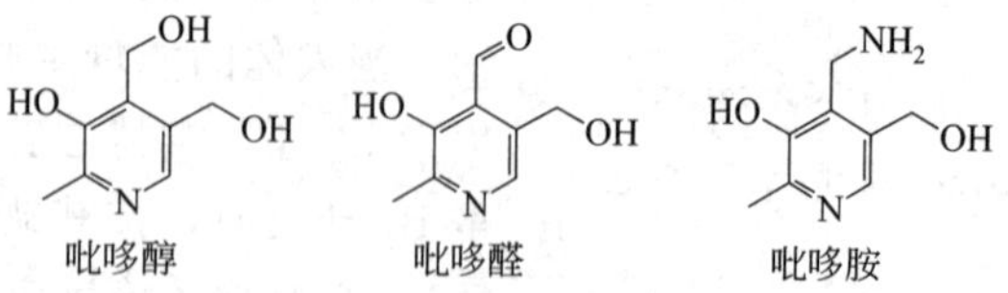

吡哆醇　　吡哆醛　　吡哆胺

图 1.19 维生素 B_6 的分子结构

(10) 维生素 B_{12}

维生素 B_{12} 又叫钴胺素,是唯一含金属元素的维生素,分子结构如图 1.20 所示。自然

界中的维生素 B_{12} 都是微生物合成的,高等动植物不能制造维生素 B_{12}。维生素 B_{12} 的主要生理功能是参与制造骨髓红细胞,防止恶性贫血,还可防止大脑神经受到破坏。

(11) 维生素 C

维生素 C 又称抗坏血酸,分子结构如图 1.21 所示,具有很强的还原性,很容易被氧化成脱氢维生素 C,其反应是可逆的,并且抗坏血酸和脱氢抗坏血酸具有同样的生理功能。脱氢抗坏血酸若继续氧化,生成二酮古洛糖酸,则反应不可逆而完全失去生理功能。另外,维生素 C 能促进骨胶原的生物合成,利于组织创伤伤口的快速愈合;它还能促进氨基酸中酪氨酸和色氨酸的代谢,延长机体寿命;改善铁、钙和叶酸的利用;减少皮肤黑色素沉着等。

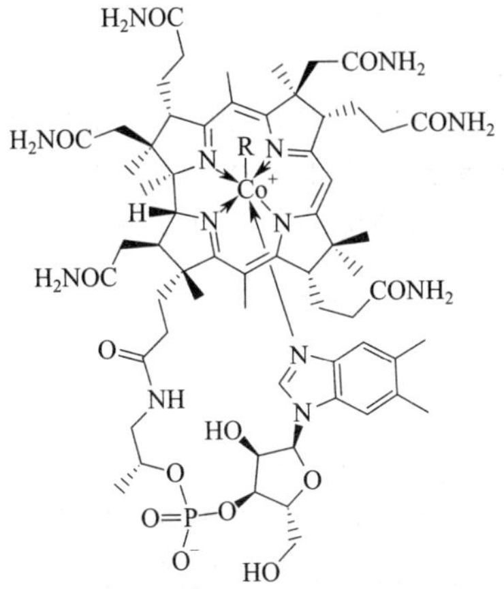

图 1.20 维生素 B_{12} 的分子结构

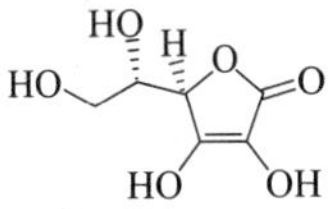

图 1.21 维生素 C 的分子结构

1.6.3 食品原料中的维生素

(1) 谷物和豆类中的维生素

在不同种类和品种的粮谷籽粒中,含有不同种类和数量的维生素。在一般情况下,皮层、糊粉层和胚中维生素含量较多,在胚乳中含量较少。

谷物和豆类中的主要维生素是维生素 B_1、维生素 B_2、维生素 B_5、维生素 E 等。

(2) 畜禽肉中的维生素

肉中维生素含量不多,主要有维生素 A、维生素 B_1、维生素 B_2、维生素 B_3、叶酸、维生素 C、维生素 D 等,其中脂溶性维生素较少,水溶性 B 族维生素含量较丰富。猪肉中维生素 B_1 的含量比其他肉类要多,牛肉中叶酸的含量比猪肉和羊肉高。某些器官如肝脏,各种维生素含量都普遍很高。

(3) 果蔬中的维生素

大多数维生素是由果蔬体内合成的,因此,果蔬是人体获得维生素的主要来源。果蔬中的维生素主要有维生素 C、维生素 B_1、维生素 B_2、维生素 K 等。鲜枣、沙棘、猕猴桃、柚子中含有丰富的维生素 C。

(4) 乳制品和蛋中的维生素

牛乳中的维生素包括脂溶性的维生素 A、维生素 D、维生素 E、维生素 K 和水溶性的维生素 B_1、维生素 B_2、维生素 B_6、维生素 B_{12}、维生素 C 等两大类。

牛乳中的维生素部分来自饲料，如维生素 E；有的靠乳牛自身合成，如 B 族维生素。

鸡蛋黄富含维生素 A、维生素 B_2、维生素 B_6、维生素 D 及生物素，蛋清中富含维生素 B_2，但几乎不含维生素 C。

1.6.4 维生素在食品生产、加工及贮藏中的变化

（1）维生素含量的内在变化

果蔬中维生素含量随成熟期、生长地以及气候的变化而异。在果蔬的成熟过程中，维生素的含量由其合成与降解速率决定。如番茄中维生素 C 的含量在未完全成熟时最高，胡萝卜中的类胡萝卜素含量随品种而异，成熟期对其并无显著影响。

动物制品中维生素含量受生物调控机制和动物饲料两方面的调节。对于 B 族维生素，组织中的维生素含量受到组织空隙的限制，该空隙用于接纳血液中的维生素，并将其转化为辅酶形式。营养欠缺的饲料使组织中脂溶性维生素和水溶性维生素的含量降低。与水溶性维生素不同，在饲料中补充脂溶性维生素更易提高其在组织中的浓度。这已被视为在某些动物制品中增加维生素 E 含量的一种手段，它可用以改善某些动物制品的氧化稳定性和色泽保留率。

（2）采摘或宰杀对维生素的影响

果蔬及动物组织中的酶可使采摘后或宰杀后产品中的维生素含量发生变化。例如，维生素 B_6、维生素 B_1 与维生素 B_2 辅酶的脱磷、维生素 B_6 糖苷的脱糖以及聚谷氨酰基叶酸的解聚，都会引起维生素损失和分布变化，分布差异程度取决于物理损伤、处理方式、温度、收获到加工的时间跨度。抗坏血酸氧化酶只能专一地降解抗坏血酸，脂氧合酶的氧化可降低许多维生素的含量。

基于不同贮藏条件，采后植物组织的继续代谢是造成某些维生素总量和化学形式分布变化的原因。在典型的冷藏条件下，宰后肉产品中维生素的损失通常很小。

（3）机械处理对维生素的影响

在去皮时维生素损失较大，因为维生素富集在废弃的茎、外皮和去皮部分，但去皮常常是不可避免的。若对表皮采用碱处理可造成在产品表面的不稳定维生素（叶酸、抗坏血酸、维生素 B_1）的额外损失。

动植物产品的伤口，在遇到水或水溶液时会由于浸出或沥滤而造成水溶性维生素的损失。在清洗、水槽输送、盐水浸煮时易发生维生素损失，其损失程度取决于维生素的扩散和溶解度等因素，包括 pH、抽提液的离子强度、温度、食品与水溶液的体积比以及食品颗粒的比表面积。

谷物制粉进行碾磨、分级、脱芽和脱麸过程中，许多维生素也会损失掉。

（4）热处理对维生素的影响

热烫的目的是将酶灭活，降低微生物附着，减少处理前空隙间的气体。热烫可用热水、流动蒸汽、热空气或微波处理。维生素的损失主要是由于氧化和沥滤，而高温也会造成损失。

高温瞬时处理能提高在热烫和其他热处理过程中不稳定营养素的保留率。热处理时高温加速了在常温时速度较慢的反应。由热引起的维生素损失取决于食品的化学性质、化学环境（pH、相对湿度、过渡金属、其他反应活性物质、溶解氧等因素）、维生素的稳定性、沥滤的时机等。

(5) 水分活度对维生素的影响

加工后贮藏对维生素的影响较小，但仍然显著。水分活度对维生素损失的影响显著，低水分活度时水溶性维生素不易降解，对脂溶性维生素和类胡萝卜素的影响类似于不饱和脂肪酸，即在单分子层水合时反应速度最低，高于或低于此值时速度增加。若食品过于干燥，会造成对氧敏感的维生素相当高的损失。

(6) 加工用化学品及其他食品组分对维生素的影响

食品的化学组成对维生素的稳定性影响强烈。氧化剂可直接降解抗坏血酸、维生素A、类胡萝卜素和维生素E，并有可能间接影响其他维生素。其影响程度受氧化剂浓度及其氧化电极电位的支配。还原剂可作为氧和自由基清除剂，如抗坏血酸、异抗坏血酸以及各种硫醇等还原剂，可增加易氧化维生素（如四氢叶酸）的稳定性。

葡萄酒中添加的抑制野生酵母和干燥食品中酶促反应的亚硫酸盐和其他亚硫酸制剂对抗坏血酸有保护作用，而对其他维生素有不利影响。亚硫酸根可直接作用于维生素B_1，使其失去活性。亚硫酸盐同样能与羰基发生反应，可使维生素B_6醛转化为可能无生理活性的磺酸盐衍生物。

抗坏血酸可以与亚硝酸形成2-亚硝基抗坏血酸酯，并进一步生成半脱氢抗坏血酸自由基和NO，后者结合肌球蛋白形成腌肉色泽，前者保留了部分维生素C活性。

影响pH的化学品和食品配料，尤其在中性到微酸性范围内，会直接影响诸如维生素B_1和抗坏血酸类维生素的稳定性。酸化增加了稳定性，相反，烷基化物质使抗坏血酸、维生素B_1、泛酸及某些叶酸的稳定性降低。

1.7 食品中的矿物质

1.7.1 矿物质概述

矿物质是构成人体组织和维持正常生理功能所必需的各种元素的总称。食品内的各种元素中，除了碳、氧、氢、氮等主要以有机物的形式存在的元素外，其余的元素统称为矿物质（也叫无机盐）。

1.7.2 矿物质分类

食品中的矿物质根据其在人体中的含量或摄入量的多少可分为常量元素、微量元素和超微量元素。常量元素是指在有机体内含量大于0.01%的元素，或日需量大于100mg/d的元素，主要有钙、镁、钾、钠、磷、硫、氯7种；微量元素指在有机体内含量小于0.01%的元素，或日需量小于100mg/d的元素，目前已知的人体必需的微量元素有铁、铜、碘、锌、锰、钼、钴、铬、锡、钒、硅、镍、氟；还有一些元素在人体中的含量是微克（10^{-6}）数量级的，如锗、钛等称为超微量元素。

1.7.3 食品原料中的矿物质

(1) 谷物和豆类中的矿物质

谷物和豆类原料中的矿物质除钙、磷、铁外，还有钾、镁、钠、硫等，含量极少的还有锰、锌、镍、钴等。油料种子中的矿物质含量一般高于谷类作物，如大豆中的钙、磷、铁等元素含量较高。

（2）畜禽肉中的矿物质

肉类中的矿物质含量一般为0.8%～1.2%。这些矿物质在肉中有的以游离状态存在，如镁离子、钙离子；有的以螯合状态存在，如肌红蛋白中的铁、核蛋白中的磷。肉是磷的良好来源，钙含量较低，钾和钠几乎全部存在于软组织及体液之中。

（3）果蔬中的矿物质

果蔬中含有各种矿物质，如钙、磷、钠、钾、镁、铁、碘等，它们是以磷酸盐、硫酸盐、碳酸盐或与有机物结合盐的形式存在的，如蛋白质中含有的硫和磷、叶绿素中含有的镁等。

（4）乳制品和蛋中的矿物质

乳制品中的矿物质大部分以无机盐或有机盐的形式存在。其中以磷酸盐、酪蛋白酸盐和柠檬酸盐存在的数量最多。钠大部分是以氯化物、磷酸盐和柠檬酸盐的离子溶解状态存在的。磷是乳中磷蛋白、磷脂及有机酸酯的成分之一。

1.7.4　矿物质在食品加工中的变化

（1）烫漂、烹调和沥滤

原料的烫漂和沥滤对矿物质的影响很大，这主要与其溶解度有关。烹调时矿物质主要是从汤汁中流失的，由于很多矿物质能溶于水，在水中煮食物后将汤倒掉，大量的矿物质会流失。

（2）碾磨和丢弃

矿物质在谷物种子中主要集中在谷物的胚芽、表皮或麸皮及其附近部位。谷物在碾磨时会损失大量矿物质，碾磨得越细，损失就越多，因此加工精白米和精白面时会导致矿物质的严重损失。制作干酪时，钙会随着乳清的排出而流失。

（3）接触金属材料

有时在加工过程中矿物质的含量反而会有所增加，这可能是加工用水的加入而导致的，或接触金属容器和包装材料而造成的，如罐头食品中锡含量的增加就与食品罐头镀锡有关，而牛乳中镍含量的增加则主要是加工过程中所用的不锈钢容器所引起的。

（4）与其他成分相互作用

植物食品中的草酸和植酸等，能和二价金属离子如铁离子、钙离子等生成盐，这些盐是不易溶解的，经过消化道而不被吸收。谷物、豆类发芽时植酸盐的含量明显地降低，因此发芽过程对谷物和豆类的营养价值有提高作用，可部分消除植酸盐、草酸盐、单宁等的不利作用。

1.8　食品中的膳食纤维

1.8.1　膳食纤维概述

膳食纤维是指不能被人体消化道酶分解的多糖类及木质素。膳食纤维在消化系统中有吸收水分的作用；能增加肠道及胃内的食品体积，可增加饱腹感；又能促进胃肠道蠕动，可纾解便秘；同时膳食纤维也能吸附肠道中的有害物质以便排出；它也能改善肠道菌群，为益生菌的增殖提供能量和营养。膳食纤维是健康饮食不可缺少的，在保持消化系统健康方面扮演着重要的角色，膳食纤维可以清洁消化道壁和增强消化功能，保护脆弱的消化道。膳食纤维可减缓消化速度和最快速排泄胆固醇，所以可让血液中的血糖和胆固醇控制在理想的水平。

1.8.2 膳食纤维分类

根据水溶性特点可分为水溶性膳食纤维与非水溶性膳食纤维。纤维素、半纤维素和木质素是3种常见的非水溶性膳食纤维，存在于植物细胞壁中；果胶和树胶等属于水溶性膳食纤维，存在于自然界的非纤维性物质中。非水溶性膳食纤维可降低罹患肠癌的风险，同时可通过吸收食品中有毒物质预防便秘和憩室炎，并且降低消化道中细菌排出的毒素含量。含有丰富的非水溶性膳食纤维的食物常见的有小麦糠、玉米糠、芹菜、果皮和根茎蔬菜。

水溶性膳食纤维有助于调节免疫系统功能，促进体内有毒重金属的排出。含有丰富水溶性膳食纤维的食物常见的有大麦、豆类、胡萝卜、柑橘、亚麻、燕麦和燕麦糠等。

大多数植物都含有水溶性与非水溶性膳食纤维，所以饮食中均衡摄取水溶性与非水溶性膳食纤维才能获得不同的益处。

1.8.3 食品原料中的膳食纤维

各类食品中膳食纤维的含量是不一样的，甚至差异很大。表1.7列出了日常生活中常见食物中不溶性膳食纤维的含量。

表1.7 常见食物中不溶性膳食纤维的含量（以每100g可食部计）

类别	食物名称	不溶性膳食纤维含量/g	类别	食物名称	不溶性膳食纤维含量/g
谷类及其制品	麸皮	31.3	薯类及其制品	魔芋精粉	74.4
	小麦	10.8		白薯干	2.0
	大麦	9.9		红薯	1.6
	玉米面(白)	6.2		木薯	1.6
	苦荞麦粉	5.8		粉丝	1.1
	薏米面	4.8		土豆	0.7
	莜麦面	4.6	干豆类及其制品	黄豆	15.5
	黄米	4.4		青豆	12.6
	高粱米	4.3		蚕豆	10.9
	黑米	3.9		豌豆	10.4
	玉米糁	3.6		白芸豆	9.8
	玉米(鲜)	2.9		红芸豆	8.3
	荞麦	2.4		赤小豆	7.7
	小麦粉(标)	2.1		黄豆粉	7.0
	薏米	2.0		绿豆	6.4
	青稞	1.8		绿豆面	5.8
	小米	1.6		豆腐丝	2.2
	馒头	1.3		蚕豆(去皮)	1.7
	挂面	0.7		豆浆	1.1
	稻米	0.7		腐竹、千张	1.0
	小米面	0.7		香干(豆腐干)	0.8
	小麦粉(强)	0.6		豆腐	0.4
	米饭(蒸)	0.3			

续表

类别	食物名称	不溶性膳食纤维含量/g	类别	食物名称	不溶性膳食纤维含量/g
蔬菜类	发菜(干)	35.0	水果类	芭蕉	3.1
	冬菇(干)	32.3		无花果	3.0
	香菇(干)	31.6		猕猴桃	2.6
	木耳(干)	29.9		红玫瑰葡萄	2.2
	紫菜(干)	21.6		鲜枣	1.9
	黄花菜	7.7		柿子	1.4
	海带(干)	6.1		蜜橘	1.4
	蚕豆	3.1		菠萝、芒果	1.3
	蒜苔	2.5		草莓	1.1
	扁豆	2.1		紫葡萄	1
	蒜苗、苋菜	1.8		白兰瓜	0.8
	西蓝花	1.6		橙子	0.6
	四季豆、黄豆芽	1.5		巨峰葡萄	0.4
	青椒、苦瓜	1.4		柑橘	0.4
	韭菜、芹菜	1.4		香瓜	0.4
	茄子	1.3		西瓜	0.3
	茼蒿	1.2	坚果类	大杏仁	18.5
	胡萝卜	1.1		黑芝麻	14.0
	油菜	1.1		烤杏仁	11.8
	白萝卜	1.0		松子仁	10.0
	洋葱头	0.9		白芝麻	9.8
	白菜	0.8		核桃、榛子	9.5
	西红柿、黄瓜	0.5		杏仁	8.0
水果类	梨、山楂	3.1		炒花生仁	6.3
	红富士苹果	2.1		花生仁(生)	5.5
	桃、杏	1.3		西瓜子仁	5.4
	鸭梨	1.1		南瓜子	4.9
	雪花梨	0.8		葵花子仁	4.5
	干枣	6.2		核桃(鲜)	4.3
	石榴	4.8			

注：引自杨月欣，2018。

主食一般包括谷类、肉类、蔬菜类、豆类及瓜果类等，其中含膳食纤维的食物主要有谷类，如大米、小麦、燕麦、玉米等。动物类食品含有肌纤维，其中肌纤维含量较高的是牛肉；蔬菜中膳食纤维量较高；豆类也含有很高的膳食纤维，如黄豆、蚕豆等；瓜果类中膳食纤维含量也较高。所以应合理搭配粗细粮，多吃蔬菜及水果，这样膳食纤维的供给一般就能满足人体需要。

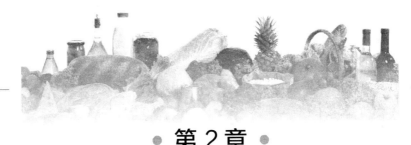

第 2 章
人体营养物质的代谢

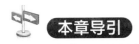

人体每天需要补充各种营养素以维持正常的生理活动，这些营养素需要从日常的粮谷类、畜产类、水产类、果蔬类、油料类食物中获得。食物中的大分子营养物质，如蛋白质、脂肪和糖类需要先消化为氨基酸、甘油、脂肪酸和葡萄糖等小分子物质才能被吸收，而小分子的维生素、矿物质和水直接被人体吸收，并参与物质和能量代谢。人体所需的上述营养素都有各自的功能和特点，共同发挥功能维持人类生命健康。

2.1 食物的消化与吸收

2.1.1 消化系统

机体消化食物和吸收营养素的结构总称为消化系统。消化系统是保证机体新陈代谢正常进行的重要功能系统，其分为消化管和消化腺两大部分。

消化管包括口腔、咽、食管、胃、小肠、大肠、盲肠、直肠和肛门等各段；消化腺则有唾液腺、胃腺、小肠腺、胰腺和肝脏等（图 2.1）。消化系统的基本功能是摄取食物，进行物理性和化学性消化，所形成的小分子物质通过消化道进入血液或淋巴并被人体吸收其中的营养物质，同时排出消化吸收后剩余的食物残渣。

2.1.2 食物的消化

人体摄入的食物必须在消化道内被加工处理分解成小分子物质后才能被人体吸收，这个过程称为消化。消化有两种方式：一种是通过机械作用，将食物由大块变成小块，称为机械消化（物理消化）；另一种是在消化酶的作用下，将大分子的蛋白质、脂肪、碳水化合物等营养物质转化成小分子的氨基酸、肽、甘油、脂肪酸以及葡萄糖等物质（表 2.1），称为化学消化。通常食物的机械消化与化学消化是同时进行的。

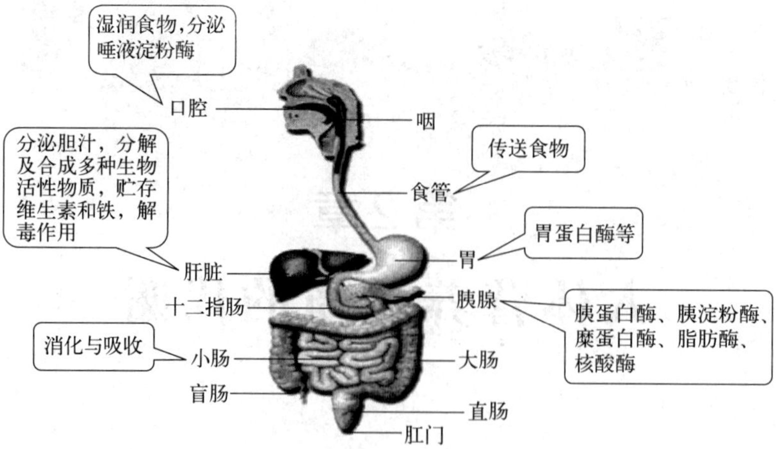

图 2.1 人体消化系统

表 2.1 人体消化系统内消化腺分泌的消化酶及消化产物

消化管	消化腺	消化液	分泌量/(L/d)	消化酶	被消化物质	消化产物
口腔	唾液腺	唾液	1.0~1.5	唾液淀粉酶	淀粉	麦芽糖
胃	胃腺	胃液	1.5~2.5	胃蛋白酶、凝乳酶(成体无)	蛋白质	多肽
小肠	肝脏	胆汁	0.8~1.0	无	脂肪(被乳化)	
	胰腺	胰液	1.0~1.5	胰淀粉酶	淀粉	麦芽糖
				胰蛋白酶	蛋白质	多肽
				糜蛋白酶	蛋白质	多肽
				胰脂肪酶	脂肪	甘油、脂肪酸
	小肠腺	小肠液	1.0~3.0	肠肽酶	多肽	氨基酸
				蔗糖酶	蔗糖	葡萄糖、果糖
				乳糖酶	乳糖	葡萄糖、半乳糖
				麦芽糖酶	麦芽糖	葡萄糖
				肠脂肪酶	脂肪	甘油、脂肪酸

食物的消化是从口腔开始的，食物在口腔内以机械消化（食物被磨碎）为主，其中唾液中的唾液淀粉酶可对淀粉进行简单的分解，但这一作用很弱，且仅在口腔中起作用。食物在口腔内停留时间很短，故口腔内的消化作用不大。食物在口腔内经牙齿咀嚼后与唾液合成团，在舌的帮助下送到咽后壁，经咽与食管进入胃。食物进入胃后，即受到胃壁肌肉的机械消化和胃液的化学消化双重作用。此时，食物中的蛋白质被胃液中的胃蛋白酶初步分解，胃内容物变成粥样的食糜，少量多次通过幽门向十二指肠推送。食糜由胃进入十二指肠后，开始了小肠内的消化。食物在小肠内受到胰液、胆汁和小肠液的化学消化以及小肠的机械消化，各种营养成分逐渐被分解为简单的可被吸收的小分子物质，绝大部分小分子营养物质在小肠内被吸收。因此，食物通过小肠后，消化过程已基本完成，只留下难以消化的食物残渣，从小肠进入大肠。大肠内没有重要的消化作用，仅具有一定的吸收功能，大肠主要作用是为消化后的食物残渣提供临时储存场所。大肠中的食物残渣被细菌进一步分解形成粪便，最后经肛门排出体外。

食物在消化系统中停留的时间主要取决于胃和肠道。食物在口腔和食管中停留时间非常短暂，可以忽略不计。食物在胃肠道停留的过程，也就是食物被消化吸收的过程，其时间长短不仅与食物的种类和性质有关，也与胃肠道的机能状态有关。例如，水在胃内停留时间只有 10min 左右，而淀粉类食物需要 2h 以上，蛋白质类食物比淀粉类食物停留时间长些，脂肪类食物最长。但是，人们平时所吃的食物很少是单一的，而是蛋白质、脂肪和糖类等各种营养物质混合饮食。混合饮食在胃内停留时间为 2~4h，最慢可达 10h。食物在小肠停留 1~4h，在大肠内的停留时间因人而异，常常随着个人的排便习惯不同，短的只有几小时，长的可达十几小时或更长。由于食物消化主要是在胃和小肠内进行的，因此消化食物一般需 10h 左右。当然，如果胃肠道机能处于不稳定状态，例如胃肠运动过快，将加速食物排出，使消化不完全；过慢又可导致食物在胃肠内发酵，进一步加重胃肠功能紊乱，对身体同样是不利的。

2.1.3 食物的吸收

食物中所含的人体必需营养成分如水、矿物质和维生素一般不经消化而直接由消化系统吸收。矿物质主要在十二指肠被吸收；大部分水溶性维生素以简单的自由扩散方式在小肠上部被吸收；维生素 B_{12} 与内因子结合，在回肠被吸收；脂溶性维生素以与脂肪相同的方式在小肠被吸收；糖类物质需要经消化分解为单糖（主要为葡萄糖及少量的果糖和半乳糖）后被吸收，然后通过门静脉进入肝，一部分合成肝糖原贮存，另一部分由肝静脉进入体液循环，供全身组织利用。脂类在消化道内被分解为甘油和脂肪酸，甘油可被血液直接吸收，脂肪酸在消化道内与胆盐结合成水溶性复合物才被吸收。脂肪酸被吸收后，一小部分进入小肠绒毛的毛细血管，由门静脉进入肝；大部分进入毛细淋巴管，经淋巴循环进入血液循环。蛋白质在消化道内被分解为氨基酸后，通过小肠黏膜被吸收，吸收后经小肠绒毛内的毛细血管进入血液循环。天然蛋白质被蛋白酶水解后，其水解产物中大约 1/3 为游离氨基酸，2/3 为多肽。这些产物在肠壁的吸收远比单纯混合氨基酸快，而且吸收后大部分以氨基酸的形式进入门静脉。

从食物的消化和吸收过程可以看出，人体消化系统，特别是胃肠道每天都在默默地服务于我们，所以我们要保护、关爱我们的胃肠道。这就要从饮食做起，不要过量饮食，要细嚼慢咽、减少肠胃的负担；少吃油炸类食品，这类食物不容易消化，会加重消化道负担，易导致消化不良，还会使血脂增高；少吃生冷刺激性食物，这类食物对消化道黏膜有较强的刺激作用，容易引起腹泻或消化道炎症；饮食要定时定量、温度适宜、不吸烟、不喝酒、少吃腌制食品等。

2.2 营养物质代谢与人体健康

2.2.1 新陈代谢

物质代谢是生命的基本特征。从有生命的单细胞到复杂的人体，都与周围环境不断地进行物质交换，这种物质交换称为新陈代谢或物质代谢。新陈代谢包括合成代谢（同化作用）和分解代谢（异化作用）。生物在生命活动中不断从外界环境中摄取营养物质，转化为机体的组成成分，称为合成代谢；同时机体本身的物质也在不断分解成代谢产物，排出体外，称为分解代谢。分解代谢可以对大的分子进行分解以获得能量（如细胞呼吸）；合成代谢则可以利用能量来合成细胞中的各个组分，如蛋白质和核酸等。代谢可以被认为是生物体不断进行物质和能量交换的过程，一旦物质和能量的交换停止，生物体的结构和系统就会解体。

2.2.2 糖类代谢与人体健康

食物中的糖类大部分来源于淀粉,此外还有少量的蔗糖、乳糖、果糖等。体内能直接利用的糖类是血液中的葡萄糖,因而称之为血糖。人体内的血糖通常维持在 80～120mg/dL。人体内糖类代谢可概括如图 2.2。

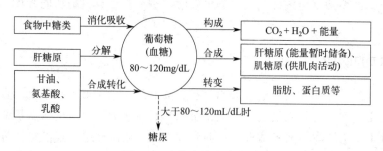

图 2.2 人体内糖类代谢图

葡萄糖是体内最主要的供能物质,它随血液循环运往全身各处,在细胞中氧化分解,最终生成二氧化碳和水,同时释放大量的能量,供生命活动利用。

正常情况下人体血糖浓度维持在 80～120mg/dL 的水平,当大量的食物经过消化后,其中的葡萄糖被陆续吸收进入血液中,血糖含量会显著增加,这时一部分葡萄糖会在肝脏和肌肉等处转化成糖原,即肝糖原、肌糖原,使血糖浓度维持在 80～120mg/dL 的正常水平。当血糖由于消耗而浓度逐渐降低时,肝脏中的糖原又可以转变为葡萄糖逐渐释放入血液中,使血糖浓度继续维持稳定状态。

人在长期饥饿状态或肝功能减退等情况下,血糖含量会降低到 50～60mg/dL 水平,如果不能得到及时补充,就会出现头晕、心慌、出冷汗、面色苍白、四肢无力等低血糖早期症状。如果出现低血糖早期症状,又得不到及时的缓解,就会出现惊厥和昏迷等症状。因为脑组织功能活动所需要的能量主要来自葡萄糖的氧化分解,而脑组织中含糖原极少,需要随时从血液中摄取葡萄糖来氧化供能,当血糖含量低于 45mg/dL 时,脑组织就会因为得不到足够的能量供给而发生功能障碍。

如果一个人多食少动,使体内供能物质供过于求,过量的葡萄糖会在体内转化成脂肪,脂肪便会在体内大量储存,从而导致肥胖。

2.2.3 脂类代谢与人体健康

脂肪是细胞内良好的储能物质,主要提供热能、保护内脏、维持体温、协助脂溶性维生素的吸收、参与机体各方面的代谢活动等。食物中的脂质主要是脂肪,同时还含有少量的磷脂(主要是卵磷脂、脑磷脂)和胆固醇。人体内脂类代谢的过程可概括如图 2.3 所示。

脂肪的来源太多时,肝脏就会将多余的脂肪合成脂蛋白,从肝脏中运输出去。如果肝脏功能不好,或合成脂蛋白的原料磷脂不足,会使脂蛋白的合成受阻,脂肪不能顺利地从肝脏中运输出去,积累在肝脏中的脂肪会导致脂肪肝的形成,最终使肝细胞坏死,造成肝硬化。

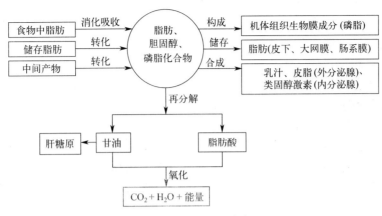

图 2.3 人体内脂类代谢图

2.2.4 蛋白质代谢与人体健康

蛋白质是由氨基酸以"脱水缩合"的方式组成的多肽链经过盘曲折叠形成的具有一定空间结构的物质,是组成人体一切细胞、组织的重要成分,是生命活动的主要承担者。机体所有重要的组成部分都需要有蛋白质的参与,没有蛋白质就没有生命。

蛋白质又分为完全蛋白质和不完全蛋白质。必需氨基酸种类齐全、数量充足、比例适当、品质优良的蛋白质统称完全蛋白质,如乳、蛋、鱼、肉类等所含的蛋白质属于完全蛋白质,植物中的大豆亦含有完全蛋白质。缺乏必需氨基酸或者含量很少的蛋白质称不完全蛋白质,如谷类、麦类所含的蛋白质和动物皮骨中的明胶等。

氨基酸是蛋白质的基本组成单位。它是与各种形式的生命活动联系紧密的物质。人体内蛋白质的种类繁多,性质、功能各不相同,但都是由 20 种氨基酸按不同比例组合而成的,并在体内不断进行代谢与更新。

人体内对蛋白质的消化吸收途径如图 2.4 所示。

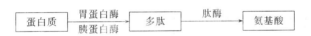

图 2.4 人体内蛋白质消化吸收途径

因此蛋白质的代谢最终是氨基酸的代谢,其代谢过程如图 2.5 所示。

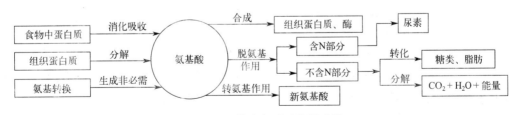

图 2.5 人体内氨基酸代谢过程

蛋白质是细胞的主要成分,细胞在合成蛋白质时,必须由组成该种蛋白质的各种氨基酸作为原料,缺少一种合成就无法进行。动物性食物(如乳、蛋、肉)中氨基酸的种类较全,有些植物性食物中的蛋白质,缺少人体的某些必需氨基酸,如玉米中蛋白质缺少色氨酸、赖氨酸和半胱氨酸，大米等谷类蛋白质一般都缺少赖氨酸。而已有的氨基酸由于身体不能把它们像糖原和脂肪那样储存起来而被分解废弃。因此，植物性食物如果搭配不好，就容易出现氨基酸缺乏，导致蛋白质合成受阻，出现营养不良。如只吃玉米和大米，由于必需氨基酸种类不全，蛋白质合成不能进行，所以易出现营养不良。豆类蛋白质中赖氨酸的含量比较丰富，可以补充其他蛋白质的不足，所以掺食豆类可以提高其他蛋白质的利用率。

摄入的蛋白质在体内经过消化被水解成氨基酸，人体吸收氨基酸后，其作为原料可合成人体所需要的蛋白质，同时新摄入的蛋白质又在不断代谢与分解，一直处于动态平衡中。因此，食物蛋白质的质和量、各种氨基酸的比例，关系到人体蛋白质合成的量，尤其是青少年的生长发育、孕产妇的优生优育、老年人的健康长寿，都与膳食中蛋白质的量有着密切的关系。

2.2.5 三大营养物质代谢之间的关系

在人体内，糖类、脂肪和蛋白质这三类物质的代谢是同时进行的，它们之间既相互联系，又相互制约，形成一个协调统一的过程（图2.6）。

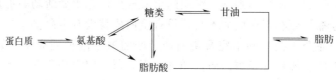

图2.6 三大营养物质代谢关系图

（1）糖类代谢与蛋白质代谢关系

首先明确必需氨基酸和非必需氨基酸的概念。非必需氨基酸是指在人体细胞中能够自身合成的氨基酸；必需氨基酸是指在人体细胞中不能自身合成的氨基酸，人体的必需氨基酸共有8种，它们是赖氨酸、色氨酸、苯丙氨酸、亮氨酸、异亮氨酸、苏氨酸、蛋氨酸、缬氨酸。

糖类与蛋白质之间的转化是双向的。糖类代谢的中间产物可以转变成非必需氨基酸，但糖类不能转化为必需氨基酸，因此糖类转变成蛋白质的过程是不全面的。然而几乎所有组成蛋白质的天然氨基酸通过脱氨基作用后，产生的不含氮部分都可以转变为糖类。

（2）糖类代谢与脂肪代谢关系

糖类与脂肪之间的转化是双向的，但它们之间的转化程度不同，糖类可以大量形成脂肪，但脂肪却不能大量转化为糖类。

（3）蛋白质代谢与脂肪代谢关系

蛋白质与脂肪之间的转化依不同的生物而有差异，例如人和动物不容易利用脂肪合成氨基酸，然而植物和微生物则可由脂肪酸和氮源生成氨基酸。某些氨基酸通过不同的途径也可转变成甘油和脂肪酸，例如用只含蛋白质的食物饲养动物，动物也能在体内存积脂肪。

（4）糖类、蛋白质和脂肪的代谢之间相互制约

糖类可以大量转化成脂肪，而脂肪却不可以大量转化成糖类。只有当糖类代谢发生障碍时才由脂肪和蛋白质来供能，当糖类和脂肪摄入量都不足时，蛋白质的分解才会增

加。例如糖尿病患者糖代谢发生障碍时，就由脂肪和蛋白质来完成分解供能，因此患者表现出消瘦。

2.2.6 基础代谢及其影响因素

基础代谢（basal metabolism，BM）是指维持生命的最低能量消耗，即人体在安静条件下（18～25℃），禁食12h后，清晨静卧、放松而又清醒的状态下，不受精神紧张、肌肉活动、食物和环境温度等因素影响时的能量代谢。一般测量前的最后一次进餐不要吃得太饱，膳食中的脂肪量也不要太多，这样可以排除食物热效应的影响。

单位体表面积、单位时间内的基础代谢，称为基础代谢率（basal metabolic rate，BMR）。一般是以每小时所需要的能量为指标。测量前不应做费力的劳动或运动，而且必须静卧半小时以上，测量时采取平卧姿势，并使全身肌肉尽量松弛，以排除肌肉活动的影响。测量时的室温应保持在20～25℃之间，以排除环境温度的影响。

影响人体基础代谢的因素很多，包括体形、年龄、性别、体表面积、内分泌状况、气温、运动、甲状腺功能、饮酒等。

（1）体形

机体瘦体组织（肌肉、心脏、肝脏、肾脏及脑等）是代谢的活跃组织，体脂是惰性组织，瘦高的人基础代谢高于矮胖的人。

（2）年龄

婴儿生长发育快，基础代谢率高，随着年龄增长，基础代谢率下降。

（3）性别

女性的瘦体组织少于男性，故女性基础代谢率低于男性，孕期因合成新组织，基础代谢率增加。

（4）体表面积

身材大小不同，人体的基础代谢总量显然不同，基础代谢与人体的体表面积呈比例关系。身体表皮面积越大，新陈代谢就越快。两个体重相同身高不同的人，个矮的会比个高的新陈代谢慢一些。个高的人因为表皮面积大，身体散热快，所以需要加快新陈代谢速度而产生能量。

（5）内分泌

许多激素对细胞代谢起调节作用。当腺体（甲状腺、肾上腺）分泌异常时，会影响基础代谢率。使基础代谢增加的有甲状腺功能亢进症、嗜铬细胞瘤、发热、妊娠；使基础代谢降低的有营养不良、严重水肿、慢性肾上腺皮质功能减退症、垂体功能减退等。

（6）气温

环境温度对基础代谢有明显影响，在舒适环境（20～25℃）中，代谢最低；在低温和高温环境中，代谢都会升高。环境温度过低可能引起不同程度的颤抖而影响代谢升高；当环境温度较高，因为散热而需要出汗，呼吸及心跳加快，因而影响代谢升高。严寒季节基础代谢高于温热季节。寒冷地区居民比温带地区居民基础代谢率高10%。

（7）运动

体育运动过程中和活动结束后的几个小时内都会加速身体的新陈代谢。

（8）甲状腺功能

甲状腺激素可以增强所有细胞全部生化反应的速率。因此，甲状腺激素的增多即可引起基础代谢率的升高。基础代谢率的测定是临床上甲状腺功能亢进的重要诊断指征之一。甲状腺功能亢进者，基础代谢率可比正常平均值增加40%～80%；甲状腺功能减退者，可比正常值低40%～50%。

(9) 酒精影响代谢

葡萄糖是唯一可以被大脑直接利用的供应能量的物质。一旦缺乏葡萄糖，大脑就会出现程度不同的症状，短期缺糖最快的反应是低血糖，引起头晕、心悸、冷汗、四肢无力、面色苍白，继续缺糖还能导致晕厥甚至休克。乙醇对葡萄糖的代谢具有明显的影响。饮酒后，葡萄糖的厌氧降解（称为糖分解）增加而糖异生减少，进而使糖原的合成也受到抑制。对酗酒者而言，导致低血糖的常见原因有两方面：①饮食质量或进食情况差，致使糖分的摄入不足，长此以往，使体内糖原储备减少；②乙醇可抑制糖异生，从而使人体可利用的葡萄糖减少。二者共同作用，可能会引起低血糖，严重者甚至可能出现昏迷。

酒后低血糖多发生于空腹豪饮的情况下，一般于酒后6～36h出现。临床上对酒滥用和酒依赖者低血糖的及早诊断和处理非常重要。低血糖时患者可表现颤抖、多汗、激动不安，与戒酒综合征表现相似，易被误诊。因此，在准备对酒滥用和酒依赖者进行脱瘾治疗之前，应检查血糖水平，以排除低血糖的可能。同理，对于任何有长期饮酒史而以意识障碍就诊者，应急查血糖水平，必要时静脉补充葡萄糖，以免发生低血糖昏迷。

除低血糖外，酗酒者还可能会出现高血糖，这种情况大多发生在饮酒时进食状况仍保持良好者。因乙醇可阻断葡萄糖向糖原的转化，使血糖升高，饮酒者常出现一过性的高血糖，这种高血糖一般不需处理。如果高血糖持续存在，则应考虑糖尿病的可能，应进行相应的检查与处理。

2.3 营养物质的能量

人体每时每刻都在消耗能量，这些能量是由食物中的产能营养素提供的。食物中能产生能量的营养素有蛋白质、脂肪和糖类。它们经过氧化产生能量供身体维持生命、生长发育和运动。

营养学中用"千卡（kcal❶）"作能量单位。1kcal是1L水由15℃升高1℃所需要的能量。能量消耗的途径主要有三个部分：第一部分是基础代谢，占人体总能量消耗的65%～70%；第二部分是身体活动，占总能量消耗的15%～30%；第三部分是食物的热效应，占比约10%。

2.3.1 人体的能量来源

饮食中可以提供能量的营养素是糖类（碳水化合物）、脂肪、蛋白质等。它们所含的能量以每克为单位，分别是：蛋白质是增强肌肉的基础营养素，主要源于肉类、乳制品和蛋，每克含有4kcal的能量；碳水化合物的能量是人体在正常情况下的主要能量来源，含于米饭、面粉、面条、面包、麦片、蔬菜和水果中，每克的能量也是4kcal；脂肪每克含有9kcal的能量，含于油、奶油中。另外，还有一种能量称为"空能量"，指那些只提供能量而营养价值很低的食物，如清凉饮料、酒类（7kcal）、有机酸（2.4kcal）以及速食品等。每顿饭理想的能量比例大概是碳水化合物50%～65%，脂肪20%～30%，蛋白质10%～15%。

---

❶ 1cal=4.1868J。

2.3.2 提供能量的食物

人体的日常活动需要消耗大量的能量来支持。能量除了供给人在从事运动、日常工作和生活所需的能量外，同样也提供人体生命活动所需要的能量，如血液循环、呼吸、消化吸收等。有5类食物对能量的持续释放有重要作用，它们是新鲜水果、新鲜蔬菜、谷类食物、各种豆类和畜产品类。

（1）新鲜水果

水果指含水分和糖分较多的植物果实，其主要味觉为甜味或酸味。

水果在体内可转化成为生命活动提供能量的碳水化合物。新鲜水果富含对神经和肌肉十分重要的矿物质钾；含有一切生命都必不可少的大量水分；易于消化，因此几乎不消耗机体的能量；其糖分通常较慢被血液吸收，有助于维持血糖稳定。表2.2列出了常见水果的能量。

表 2.2 常见水果的能量（以每 100g 可食部计）

食物名称	能量/kcal	食物名称	能量/kcal
苹果（代表值）	53	草莓（洋梅、凤阳草莓）	32
梨（代表值）	51	哈密瓜	34
香蕉（甘蕉）	93	菠萝（凤梨、地菠萝）	44
桃（代表值）	42	杧果（大头）	52
西瓜（代表值）	31	荔枝（干）	328
葡萄（代表值）	45	杏	38
橙	48	樱桃	46
中华猕猴桃（毛叶猕猴桃）	61	柠檬	37

注：引自杨月欣，2018。

苹果是一种低能量食物，每100g可产生约53kcal能量。苹果中营养成分可溶性大，易被人体吸收，且有利于溶解硫元素，使皮肤润滑柔嫩。苹果具有生津止渴、润肠、止泻、解暑、醒酒等功效。苹果中含有铜、碘、锰、锌、钾等元素，人体若缺乏这些元素，皮肤就会干燥、易裂、奇痒。值得注意的是，肾炎和糖尿病患者不宜多吃苹果。

梨鲜嫩多汁、酸甜适口，每100g梨可产生51kcal的能量。梨中含有丰富的B族维生素，能保护心脏、减轻疲劳；梨所含的配糖体及单宁等成分，能祛痰止咳，对咽喉有养护作用；梨含有较多的糖类物质和多种维生素，易被人体吸收，增进食欲；梨性凉并能清热镇静，梨中的果胶含量很高，有助于消化、通便。然而慢性肠炎、胃寒病、糖尿病患者忌食生梨。

香蕉营养高、能量高，每100g香蕉（大头）可产生约93kcal的能量。香蕉含有丰富的糖类、钾、磷、维生素A和维生素C，膳食纤维也多。香蕉性寒能清肠热，味甘能润肠通便，可缓解热病烦渴等症；脾胃虚寒、便秘腹泻者不宜多食、生食，胃酸过多者不可食用，急、慢性肾炎及肾功能不全者忌食香蕉。

桃是福寿祥瑞的象征，其以果形美观、肉质甜美被称为"天下第一果"。每100g桃可产生约42kcal的能量。桃有补益气血、养阴生津的作用；桃的含铁量较高，是缺铁性贫血病人的理想辅助食物；桃含钾多，含钠少，适合水肿病人食用；桃仁可活血化瘀、润肠通便内热偏盛、易生疮疖者不宜多吃，糖尿病患者忌食桃。

西瓜甘味多汁、清爽解渴，是盛夏佳果。西瓜不含脂肪和胆固醇，含有大量葡萄糖、苹果酸、果糖、氨基酸、番茄素及维生素C等。每100g西瓜可产生约31kcal的能量。西瓜可清热解暑、除烦止渴；西瓜所含的糖和盐能利尿并改善肾脏炎症；糖尿病患者应少食；脾胃虚寒者不宜食用西瓜。

葡萄含糖量达 8%～10%，含有多种无机盐、维生素及多种具有生理功能的物质。每 100g 葡萄产生约 45kcal 的能量。葡萄中的糖主要是葡萄糖，能很快地被人体吸收。当人体出现低血糖时，若及时饮用葡萄汁，可缓解症状；葡萄中含有的类黄酮是一种强力抗氧化剂，可抗衰老，并可清除体内自由基。糖尿病患者、脾胃虚寒者不宜多吃葡萄。

橙子含有丰富的维生素 C、钙、磷、β-胡萝卜素、柠檬酸、橙皮苷以及醛、醇、烯类等物质。每 100 克橙子可产生约 48kcal 的能量。橙子发出的气味有利于缓解人们的心理压力。糖尿病患者忌食橙子。

草莓鲜美红嫩、果肉多汁、酸甜可口，是水果中难得的色、香、味俱佳者。每 100g 草莓可产生约 32kcal 的能量。草莓中所含的胡萝卜素是合成维生素 A 的重要物质，具有明目养肝作用；痰湿内盛、肠滑便泻者及尿路结石病人不宜多食草莓。

哈密瓜含糖量约 15%，味甘如蜜，奇香袭人。每 100g 哈密瓜可产生 34kcal 的能量。哈密瓜有清凉消暑、生津止渴的作用，是夏季解暑的佳品。患有黄疸、腹胀、便溏、寒性咳喘的人以及产后、病后的人不宜多食，糖尿病人慎食哈密瓜。

菠萝汁多味甜，有特殊香味，每 100g 菠萝可产生 44kcal 的能量。菠萝含有一种叫"菠萝朊酶"的物质，它能分解蛋白质，溶解阻塞于组织中的纤维蛋白和血凝块，改善局部的血液循环，消除炎症和水肿；菠萝中所含糖、盐类和酶，有利尿作用，菠萝性味甘平，具有健胃消食、清胃解渴等功用。患有溃疡病、肾脏病、凝血功能障碍的人应禁食，发热及患有湿疹疥疮的人也不宜多吃菠萝。

杧果被誉为"热带水果之王"，每 100g 杧果（大头）可产生 52kcal 的能量。杧果汁能增加胃肠蠕动，使粪便在结肠内停留时间缩短，对预防结肠癌很有裨益；杧果中所含的芒果苷有止咳的功效，对咳嗽痰多、气喘等症有改善作用；杧果中糖类及维生素含量非常丰富，尤其是维生素 A 原含量很高，具有明目的作用。但皮肤病、肿瘤、糖尿病患者应忌食杧果。

荔枝含有丰富的糖分、蛋白质、多种维生素、脂肪、柠檬酸、果胶以及磷、铁等，每 100g 荔枝（干）可产生 328kcal 的能量。荔枝含有丰富的维生素，可促进微细血管的血液循环，令皮肤更加光滑。阴虚火旺、有上火症状的人不宜食用荔枝，以免加重上火症状；患有阴虚所致的咽喉干疼、牙龈肿痛、鼻出血等症者忌食荔枝。

杏的果实和果仁都含有丰富的营养物质，每 100g 的杏果实可产生 38kcal 的能量。未熟果实中含类黄酮较多，类黄酮有减缓心肌梗死的作用；苦杏仁能止咳平喘、润肠通便，对肺病、咳嗽等疾病具有缓解作用；杏仁还含有丰富的维生素 C 和多酚类成分，能降低人体内胆固醇的含量。产妇、幼儿、患者，特别是糖尿病患者，不宜吃杏或杏制品。应注意的是，杏虽好吃但不可多吃，因为其中苦杏仁苷的代谢产物会导致组织细胞窒息，严重者会抑制中枢，导致呼吸麻痹，甚至死亡。

樱桃味道甘甜而微酸，既可鲜食，又可腌制或作为其他菜肴食品的点缀，备受青睐。每 100g 樱桃可产生 46kcal 的能量。樱桃的含铁量特别高，常食樱桃可补充体内对铁元素的需求，促进血红蛋白再生，可预防缺铁性贫血；樱桃可调中益气、健脾，胃有溃疡症状和上火者慎食，糖尿病患者忌食樱桃。

猕猴桃含维生素 C 和可溶性膳食纤维很高，每 100g 猕猴桃可产生 61kcal 的能量。猕猴桃含有的血清素具有稳定情绪、镇静心情的作用；猕猴桃含有膳食纤维，能降低胆固醇，促进心脏健康、帮助消化，预防便秘。脾虚便溏、风寒感冒、疟疾、寒湿痢、慢性胃炎、痛经、闭经、小儿腹泻者不宜食用猕猴桃。

柠檬富含维生素 C、糖类、钙、磷、铁、维生素 B_1、维生素 B_2、烟酸、奎尼酸、柠檬酸、苹果酸、橙皮苷、柚皮苷、香豆精、高量钾元素和低量钠元素等，对人体十分有益。每100g 柠檬可产生 37kcal 的能量。

（2）新鲜蔬菜

蔬菜是指可以做菜、烹饪成为食品的一类植物或菌类，是人们日常生活中必不可少的食物之一。蔬菜可提供人体所必需的多种维生素和矿物质、膳食纤维等营养物质。表 2.3 列出了常见蔬菜的能量。

表 2.3　常见蔬菜的能量（以每 100g 可食部计）

食物名称	能量/kcal	食物名称	能量/kcal
白萝卜(鲜)	16	胡萝卜	32
扁豆(月亮菜)	41	蚕豆(鲜)	111
豆角	34	毛豆(鲜)	131
四季豆(菜豆)	31	豇豆(长)	32
茄子(代表值)	23	番茄(西红柿)	15
辣椒(红,小)	38	黄瓜(鲜)	16
苦瓜(鲜)	22	南瓜(鲜)	23
西葫芦	19	冬瓜	10
大蒜(白皮,鲜)	128	大葱	28
洋葱(葱头,鲜)	40	韭菜	25
大白菜(代表值)	20	西兰花(绿菜花)	27
芹菜(茎)	22	生菜(叶用莴苣)	12
慈姑(鲜)	97	藕(莲藕)	47
山药(鲜)	57	芋头(煮)	60

注：引自杨月欣，2018。

（3）谷类食物

谷类食物含蛋白质 8%～40%。稻米含蛋白质 7.9%，白青稞含蛋白质 8.1%，燕麦含蛋白质 10.1%。谷类中脂肪集中在籽粒、谷皮或谷胚部分。

谷类淀粉提供在体内可很快转化为能量的碳水化合物。谷类富含 B 族维生素及对形成健康红细胞必不可少的铁和叶酸。全谷类食物是膳食纤维、B 族维生素和矿物质的重要来源，它们能够提高人体的耐力，减缓疲劳、营养不良。表 2.4 列出了常见粮谷类及其制品的能量。

表 2.4　常见粮谷类及其制品的能量（以每 100g 可食部计）

食物名称	能量/kcal	食物名称	能量/kcal
小麦	338	玉米(鲜)	112
挂面(代表值)	353	玉米面(白)	352
小麦粉(代表值)	359	大麦(元麦)	327
馒头(代表值)	223	小米	361
油条	388	小米粥	46
稻米(代表值)	346	高粱米	360
粳米(标一)	345	荞麦	337
籼米(标一)	348	荞麦面	340
黑米	341	莜麦面	391
糯米(江米)	350	燕麦	338
米饭(蒸,代表值)	116	高粱面面条	304

注：引自杨月欣，2018。

(4) 各种豆类

豆类含有较高比例的碳水化合物，在体内可转化为能量。富含的 B 族维生素，是体内将食物转化为能量所必需的。有些豆类如大豆、四棱豆除了含有丰富的蛋白质外，还含有大量可食用的油脂。许多豆类种子的蛋白质含量在 20%～40%之间，少数可达 40%～60%，其蛋白质含量比谷类高 2～3 倍，比薯类高 5～10 倍。表 2.5 列出了几种常见豆类的能量。

表 2.5　常见干豆类及其制品能量（以每 100g 可食部计）

食物名称	能量/kcal	食物名称	能量/kcal
黄豆(大豆)	390	豆浆粉	426
豆浆	31	豆腐(代表值)	84
黑豆(干)(黑大豆)	401	绿豆(干)	329
赤小豆(干)(小豆、红小豆)	324	蚕豆(干)	338

注：引自杨月欣，2018。

(5) 畜禽产品类

畜禽产品包括畜肉、禽蛋、奶以及它们的制品，是人类获得蛋白质的主要来源。畜肉是指猪、牛、羊等牲畜的肌肉、内脏及其制品，畜肉大都是红肉，颜色来自肉中含有的肌红蛋白。红肉可供给优质蛋白质、脂肪、矿物质（尤其是铁元素）和维生素（维生素 B_1、维生素 B_2、维生素 A、维生素 D 等）。红肉消化吸收率高，饱腹作用强，可加工烹调制成各种美味佳肴。

红肉的脂肪含量较高，特别是饱和脂肪酸，其中猪肉的脂肪含量最高，羊肉次之，牛肉最低。即使是瘦肉中，脂肪依然有相当高的含量。在膳食中，动物脂肪主要是提供能量，能量摄入过多会增加肥胖和慢性疾病的风险。世界癌症研究基金会 2007 年建议，人群每周红肉摄入量不宜超过 500g，同时应避免火腿、熏肉、腊肠等加工肉类。

禽肉包括鸡、鸭、鹅、鹌鹑、鸽等的肌肉、内脏及其制品。禽肉拥有高蛋白质、低脂肪和低胆固醇的特性，也是微量元素的良好来源。与畜肉相比，禽肉肉质更为细嫩，味道也更鲜美，还易于消化。

蛋类有鸡蛋、鸭蛋、鹅蛋、鹌鹑蛋等，主要提供优质蛋白质，消化吸收率很高。其中鸡蛋蛋白质的氨基酸种类齐全、含量丰富，是与人体蛋白质、氨基酸模式最接近的蛋白质。鸡蛋蛋黄中的脂肪以不饱和脂肪酸为主，呈乳融状，易被人体吸收，蛋黄含有几乎所有种类的维生素，以及多种矿物质。虽然鸡蛋营养价值高，但食用要适量，不宜多吃，因其蛋黄中胆固醇含量较高，心血管病人要慎食。鸡蛋不宜生食，生食不仅可能会导致致病性微生物的感染，还会因为自身含有的抗胰蛋白酶等妨碍营养的吸收。

奶类是营养素种类齐全、组成比例适宜、容易消化吸收、营养价值较高的优质天然食品，含有优质蛋白质、脂肪、乳糖及钙质等丰富营养素。奶类是中年、青少年健康人群及婴幼儿、老年人的理想食品。不同奶类适合不同人群，比如脱脂奶适合老年人、血压偏高的人群，高钙奶适合中等及严重缺钙的人、少儿、老年人、失眠者等。我们应多食用奶类及其制品。表 2.6 列出了常见肉、蛋、奶及其制品的能量。

表 2.6　常见畜肉、禽肉类及其制品能量（以每 100g 可食部计）

食物名称	能量/kcal	食物名称	能量/kcal
猪肉(代表值,fat 30g)	331	猪肥肉(肥,fat 89g)	807
猪大肠	196	猪肉(瘦,fat 8g)	153
猪耳	176	猪蹄	260
腊肉(培根)	181	酱肘子	202
香肠	508	火腿肠(圆腿)	139
牛肉(代表值,fat 9g)	160	酱牛肉	246
牛肉干	550	羊肉(代表值,fat 7g)	139
羊肉串(烤)	206	驴肉(瘦)	116
马肉	122	狗肉	116
鸡肉(代表值)	145	鸭肉(代表值)	240
鹅肉	251	鹌鹑肉	110
纯牛奶(代表值,全脂)	65	羊乳	59
全脂奶粉(代表值)	482	酸奶(代表值,全脂)	86
乳酪(全脂软酪)	313	奶油	879
鸡蛋(代表值)	139	鸭蛋	180
鹅蛋	196	鹌鹑蛋	160

注：引自杨月欣，2018。

（6）水产品类

鱼类、虾类、蟹类、贝类、头足类和藻类等各种食用水产品不仅味道鲜美，而且营养丰富、均衡，也是日常生活中必不可少的食物。表 2.7 列出了常见水产品食物的能量。

表 2.7　常见水产品食物能量（以每 100g 可食部计）

食物名称	能量/kcal	食物名称	能量/kcal
草鱼	113	黄鳝(鳝鱼)	89
鲤鱼(鲤拐子)	109	鲶鱼	103
鲫鱼	108	沙丁鱼	89
鲈鱼	105	鲷	106
带鱼(切段)	108	鲅鱼	194
金枪鱼肉	102	鱼片干	203
鱼丸	107	白米虾	81
海蟹	95	鲍鱼(干)	322
海参(干)	262	墨鱼丸	128
鱿鱼(干)	313	蛤蜊(代表值)	62
黄鱼(小黄花鱼)	114	石斑鱼(老虎斑)	130

注：引自杨月欣，2018。

水产品中蛋白质含量较高，一般鱼类蛋白质含量可达 15%～20%，贝类也有 10% 左右，而且蛋白质质量较好，含有人体所需的各种氨基酸，特别是含有较多人体需要量最大的亮氨酸和赖氨酸，具有很高的营养价值。

水产品中的脂肪多为不饱和脂肪酸，尤其是海水鱼的脂肪中不饱和脂肪酸含量高达 70%～80%，且大多为长链多不饱和脂肪酸，其中 DHA（二十二碳六烯酸）和 EPA（二十碳五烯酸）是人体不可缺少的物质，具有降低血脂、预防血栓形成的作用，对于预防动脉硬化、冠心病十分有益。

水产品中含有维生素 A 和维生素 D 的量比猪肉、牛肉、羊肉多，是人类摄取维生素 A、维生素 D 的重要来源之一。水产品中还含有多种人体所需的矿物质，主要有钙、磷、钾、铁、锌等，特别富含硒、镁、碘等多种元素。

水产品的肌纤维较细，组织结构松软，结缔组织比陆产动物少得多，肉质细嫩，肌肉组织中结合水含量较高,容易被人体消化吸收,是深受人们喜爱的优质食品。

2.4 营养物质与能量平衡

2.4.1 能量平衡的重要性

能量是人类赖以生存的基础。人们为了维持生命、生长、发育、繁殖后代和从事各种活动,每天必须从外界取得一定量的营养物质和能量。

能量平衡是指能量代谢过程中能量摄入、能量输出和贮存之间的平衡关系。在各种生理状态下,摄入的能量绝大部分来自食物中所含有的化学能,而支出的能量则包括粪便、尿液和消化道气体包含的能量,特殊生热作用、维持基本生命活动以及生产和对外做功等所消耗的能量。

能量平衡并不是要求每个人在每天的能量摄取都要做到平衡,而是要求成年人在5~7天内其消耗的能量与摄入的能量平均值趋于相等。体内消耗的能量必须从外界摄取食物才能得以补偿,使机体消耗的和摄取的能量趋于相等,营养学上称为能量平衡。

能量是否平衡与人体健康密切相关。能量摄入不足,可造成体力下降,工作效率低下。而太少的脂肪贮存,身体对外界不良环境的适应能力和抗病能力也因此而下降。体重太低的女性,性成熟延迟,易生产低体重的婴儿。年老时,能量摄入不足会增加营养不良的危险。过多的能量摄入,会增加肥胖、高血压、心脏病、糖尿病的发生率。

2.4.2 能量平衡的判定

(1) 体重判断

食物提供人体所需的能量,以满足基本的生命活动和日常身体活动的需要。健康成人维持基本生命活动(身体各器官运转)消耗的能量通常在一个稳定范围内,而日常身体活动和运动消耗的能量变化较大。所以进食量和身体活动是维持能量平衡的两个决定性因素。当进食量相对大于运动量,多余的能量就会在体内以脂肪的形式积存下来,增加体重,久而久之就会使人发胖、超重,进而导致肥胖。

① Broca 改良公式:标准体重(kg)=身高(cm)−105,得出的数值为千克数值,根据此公式可初步判定人体是否能量平衡,参考标准见表 2.8。

表 2.8 体重法判断人体能量平衡

实际体重与标准体重比较	身体状态
±10%	正常
−20%~−10%	中度能量缺乏
−30%	严重能量缺乏
>10%	超重
>20%	肥胖

② 平田公式:标准体重(kg)=[身高(cm)−100]×0.9

(2) 体重指数(BMI)

健康体重用国际通用的体重指数(body mass index, BMI)来衡量,BMI 由体重(kg)除以身高(m)的平方得来,即 BMI=体重(kg)/[身高(m)]^2。表 2.9、表 2.10 列出了 BMI 与身体状态的关系。

表 2.9　中国成人 BMI 与健康体重对应关系表

身高/m \ 体重/kg	50	52	54	56	58	60	62	64	66	68	70	72	74	76	78	80	82	84	86	88	90
1.3	29.6	30.8	32.0	33.1	34.3	35.5	36.7	37.9	39.1	40.2	41.4	42.6	43.8	45.0	46.2	47.3	48.5	49.7	50.9	52.1	53.3
1.32	28.7	29.8	31.0	32.1	33.3	34.4	35.6	36.7	37.9	39.0	40.2	41.3	42.5	43.6	44.8	45.9	47.1	48.2	49.4	50.5	51.7
1.34	27.8	29.0	30.1	31.2	32.3	33.4	34.5	35.6	36.8	37.9	39.0	40.1	41.2	42.3	43.5	44.6	45.7	46.8	47.9	49.0	50.1
1.36	27.0	28.1	29.2	30.3	31.4	32.4	33.5	34.6	35.7	36.8	37.8	38.9	40.0	41.1	42.2	43.3	44.3	45.4	46.5	47.6	48.7
1.38	26.3	27.3	28.4	29.4	30.5	31.5	32.6	33.6	34.7	35.7	36.8	37.8	38.9	39.9	41.0	42.0	43.1	44.1	45.2	46.2	47.3
1.4	25.5	26.5	27.6	28.6	29.6	30.6	31.6	32.7	33.7	34.7	35.7	36.7	37.8	38.8	39.8	40.8	41.8	42.9	43.9	44.9	45.9
1.42	24.8	25.8	26.8	27.8	28.8	29.8	30.7	31.7	32.7	33.7	34.7	35.7	36.7	37.7	38.7	39.7	40.7	41.7	42.7	43.6	44.6
1.44	24.1	25.1	26.0	27.0	28.0	28.9	29.9	30.9	31.8	32.8	33.8	34.7	35.7	36.7	37.6	38.6	39.5	40.5	41.5	42.4	43.4
1.46	23.5	24.4	25.3	26.3	27.2	28.1	29.1	30.0	31.0	31.9	32.8	33.8	34.7	35.7	36.6	37.5	38.5	39.4	40.3	41.3	42.2
1.48	22.8	23.7	24.7	25.6	26.5	27.4	28.3	29.2	30.1	31.0	32.0	32.9	33.8	34.7	35.6	36.5	37.4	38.3	39.3	40.2	41.1
1.5	22.2	23.1	24.0	24.9	25.8	26.7	27.6	28.4	29.3	30.2	31.1	32.0	32.9	33.8	34.7	35.6	36.4	37.3	38.2	39.1	40.0
1.52	21.6	22.5	23.4	24.2	25.1	26.0	26.8	27.7	28.6	29.4	30.3	31.2	32.0	32.9	33.8	34.6	35.5	36.4	37.2	38.1	39.0
1.54	21.1	21.9	22.8	23.6	24.5	25.3	26.1	27.0	27.8	28.7	29.5	30.4	31.2	32.0	32.9	33.7	34.6	35.4	36.3	37.1	37.9
1.56	20.5	21.4	22.2	23.0	23.8	24.7	25.5	26.3	27.1	27.9	28.8	29.6	30.4	31.2	32.0	32.9	33.7	34.5	35.3	36.2	37.0
1.58	20.0	20.8	21.6	22.4	23.2	24.0	24.8	25.6	26.4	27.2	28.0	28.8	29.6	30.4	31.2	32.0	32.8	33.6	34.5	35.3	36.1
1.6	19.5	20.3	21.1	21.9	22.7	23.4	24.2	25.0	25.8	26.6	27.3	28.1	28.9	29.7	30.5	31.2	32.0	32.8	33.6	34.4	35.2
1.62	19.1	19.8	20.6	21.3	22.1	22.9	23.6	24.4	25.2	25.9	26.7	27.4	28.2	29.0	29.7	30.5	31.2	32.0	32.8	33.5	34.3
1.64	18.6	19.3	20.1	20.8	21.6	22.3	23.1	23.8	24.5	25.3	26.0	26.8	27.5	28.3	29.0	29.7	30.5	31.2	32.0	32.7	33.5
1.66	18.1	18.9	19.6	20.3	21.0	21.8	22.5	23.2	24.0	24.7	25.4	26.1	26.9	27.6	28.3	29.0	29.8	30.5	31.2	31.9	32.7
1.68	17.7	18.4	19.1	19.8	20.5	21.3	22.0	22.7	23.4	24.1	24.8	25.5	26.2	26.9	27.6	28.3	29.1	29.8	30.5	31.2	31.9
1.7	17.3	18.0	18.7	19.4	20.1	20.8	21.5	22.1	22.8	23.5	24.2	24.9	25.6	26.3	27.0	27.7	28.4	29.1	29.8	30.4	31.1
1.72	16.9	17.6	18.3	18.9	19.6	20.3	21.0	21.6	22.3	23.0	23.7	24.3	25.0	25.7	26.4	27.0	27.7	28.4	29.1	29.7	30.4
1.74	16.5	17.2	17.8	18.5	19.2	19.8	20.5	21.1	21.8	22.5	23.1	23.8	24.4	25.1	25.8	26.4	27.1	27.7	28.4	29.1	29.7
1.76	16.1	16.8	17.4	18.1	18.7	19.4	20.0	20.7	21.3	22.0	22.6	23.2	23.9	24.5	25.2	25.8	26.5	27.1	27.7	28.4	29.1
1.78	15.8	16.4	17.0	17.7	18.3	18.9	19.6	20.2	20.8	21.5	22.1	22.7	23.4	24.0	24.6	25.2	25.9	26.5	27.1	27.8	28.4
1.8	15.4	16.0	16.7	17.3	17.9	18.5	19.1	19.8	20.4	21.0	21.6	22.2	22.8	23.5	24.1	24.7	25.3	25.9	26.5	27.2	27.8
1.82	15.1	15.7	16.3	16.9	17.5	18.1	18.7	19.3	19.9	20.5	21.1	21.7	22.3	22.9	23.5	24.2	24.8	25.4	26.0	26.6	27.2
1.84	14.8	15.4	15.9	16.5	17.1	17.7	18.3	18.9	19.5	20.1	20.7	21.3	21.9	22.4	23.0	23.6	24.2	24.8	25.4	26.0	26.6
1.86	14.5	15.0	15.6	16.2	16.8	17.3	17.9	18.5	19.1	19.7	20.2	20.8	21.4	22.0	22.5	23.1	23.7	24.3	24.9	25.4	26.0
1.88	14.1	14.7	15.3	15.8	16.4	17.0	17.5	18.1	18.7	19.2	19.8	20.4	20.9	21.5	22.1	22.6	23.2	23.8	24.3	24.9	25.5
1.9	13.9	14.4	15.0	15.5	16.1	16.6	17.2	17.7	18.3	18.8	19.4	19.9	20.5	21.1	21.6	22.2	22.7	23.3	23.8	24.4	24.9

（体重过低　　　　　　　　　　　　体重正常　　　　　　　　　　　　超重　　肥胖）

引自：《中国成人超重和肥胖预防控制指南（2021）》，2021。

表 2.10　BMI 与身体状态的关系

BMI/(kg/m²)	身体状态
≥28.0	肥胖
24.0～27.9	超重
18.5～23.9	正常
17～18.5	轻度慢性能量缺乏
16～16.9	中度慢性能量缺乏
≤16	重度慢性能量缺乏

我国健康成年人体重的 BMI 范围为 18.5～23.9kg/m²，BMI 在 24.0～27.9kg/m² 者为超重，大于等于 28.0kg/m² 者为肥胖。儿童青少年健康体重的判断标准与成年人不同，需要考虑他们在生长发育期间身高和体重变化的特点，每个年龄的孩子都有特定的判断标准。

2.4.3　能量代谢失衡

人体内营养物质的分解代谢是产能的过程，合成代谢是耗能的过程。在正常情况下两个过程相对平衡，从而保持人体体重的稳定。如果合成代谢大于分解代谢，人就会发胖，相反分解代谢大于合成代谢，人就会变瘦。所以人体趋向过胖或过瘦的根本原因是能量代谢的失衡。正常人体从食物中摄取的总能量与人体内代谢及运动消耗的总能量应保持相对平衡。如果摄入的能量长期超过机体消耗的能量，不能保持相对平衡，则多余的能量会转化为脂肪蓄积在体内，导致体重增加。

① 能量不足　由于饥饿或过分控制饮食、疾病等原因，能量摄入不足，人体储存的糖原及脂肪被动用，脂肪储存减少，体重及体力下降，工作效率低下，身体对环境的适应力和

抗病力下降。临床表现为：消瘦、贫血、神经衰弱、皮肤干燥、工作体力下降、体温低、抵抗力低，儿童出现生长停顿等。

② 能量过剩　长期摄取能量过多，人体肥胖、超重，血糖升高，脂肪沉积，肝脂肪增加，肝功能下降，过度肥胖还会引起肺功能下降，易造成组织缺氧。肥胖并发症主要有脂肪肝、高血压、心脏病、糖尿病及某些癌症。

2.4.4　科学饮食与能量平衡

人体每日需要的能量是一定的，这是根据身体基础代谢、体力活动和食物生热效应三方面测算出来的。能量代谢失衡将严重影响人体的健康。因此，应科学饮食，平衡膳食（图2.7）。

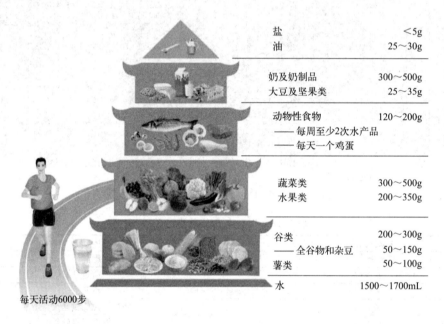

图2.7　中国居民平衡膳食宝塔（2022）（引自中国营养学会，2022）

（1）营养要平衡

摄取的各种营养素比例要适当，摄入量与机体需要量应保持平衡。即所需热能与热能来源配比平衡、氨基酸平衡、脂肪酸平衡、酸碱平衡、维生素平衡及无机盐平衡。

（2）膳食平衡

任何一种天然食物都不可能提供人体所需的全部营养，因此不可偏食。常规膳食每天需包括谷类、薯类、动物性食物、大豆及其制品、蔬菜、水果等。同一类食物也要经常变换不同的品种，还要结合多种副食及零食进行食用。

（3）食物搭配应科学

主食、副食和零食应合理搭配，粗细粮应结合食用。糖类、脂肪和蛋白质的比例一般为50%～65%、20%～30%和10%～15%，同时，应充分重视对微量元素和膳食纤维的摄取。

（4）提倡"早餐吃好、午餐吃饱、晚餐吃少"

早餐和晚餐分别占全天能量的30%，午餐占40%。当进食过多时，适当增加运动来增加能量消耗，以避免多余的能量变成脂肪在体内过度产生和堆积。

（5）进食量与体力活动要平衡

进食量与体力活动是控制体重的两个主要因素。食量过大而活动量不足会导致肥胖，反之则会造成消瘦。体重过高易得慢性疾病，体重过低可使劳动能力和对疾病的抵抗力下降，都是不健康的表现。应保持进食量与能量消耗之间的平衡，体力活动较少的人应适度运动，使体重维持在适宜的范围内。

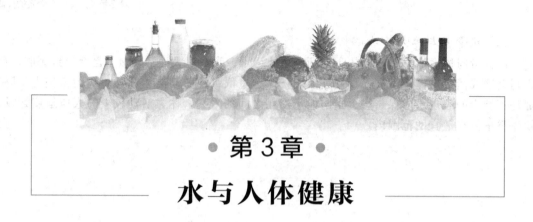

第 3 章

水与人体健康

本章导引

水是由氢、氧两种元素组成的无机物，在常温常压下为无色无味的透明液体，被称为人类生命的源泉。水是地球上最常见的物质之一，是植物、动物、微生物所有生命生存的重要资源，也是生物体重要的组成部分，在生命演化中起到了重要作用。天然水的pH值在7.0～8.0之间，弱碱性，富含钾、钙、钠、镁和偏硅酸等有益身体健康的天然矿物质，帮助人体维持酸碱平衡。因此，在日常生活中要树立节约用水、保护水资源的意识和社会责任感，养成珍惜水资源、保护生态环境、促进人类健康的生活好习惯。

3.1 人体水的组成及平衡

人的生命一刻也离不开水，水是人类生命中最重要的物质之一，是人体需要的七大营养素之一（图1.4）。在人体内水分子间结合成水分子团，水还能以氢键与体内许多物质结合，因而使水具有许多生理机能。从人体构成上看，水是构成人体最多的物质，一个成人的含水量占体重的65%，而两月龄的婴儿则为91%。

从物理方面来讲，人的运动所消耗的能量需要水来维持。人在运动时关节间的舒展，都是人体中的水起着润滑作用。

3.1.1 人体各组织器官的含水量

人体不同器官的水分含量差别很大，如人的血液含水83%、肌肉中含水76%、骨骼中含水22%。

3.1.2 水的平衡

人体每天都会有一部分水丢失，再通过饮水、食物等的摄入来补充丢失的水分，以维持体内水平衡，也称为体液平衡。这是人体保持健康的基本生理循环。

人体内的水分主要来自三个途径，即喝进去的水、食物中的水以及机体内生水。

（1）喝进去的水

喝进去的水包括白水、茶水、饮料等，通过喝水人们可以获得很多水分，这部分水大约占 60%。

(2) 食物中的水

我国居民的传统膳食以植物性食物为主，水果和蔬菜中含有大量的水分；另外，蒸、炖、煮等烹调方式，不仅可以保留食物中大部分的水分，还在烹调时加入水。因此，我们可以从食物中获得一定量的水分，此部分水分占 40%左右。

(3) 机体内生水

机体内生水是指三大产能营养素（蛋白质、脂肪、碳水化合物）在体内代谢产生的水分，也是机体获得水分的一条途径，但占的比重很小。

人体每日摄入和排出的水量受气候、劳动强度和生活习惯等影响波动较大，但人体内水的动态平衡必须保持，否则将引起疾病。人体每日排出的水量为：肾脏排尿 1500mL、皮肤蒸发 500mL、肺呼吸 400mL、粪便排出 100mL，总计 2500mL 以上。除去食物中的水和机体内生水，建议每天饮水量为 1500～1700mL。

当天气炎热或者运动量大而出汗较多时，饮水量要相应增加，每天早起第一杯水喝 300mL 左右最佳。需要注意的是，每天喝水时最好不要以各种饮料代替，其补充水分的同时也补充了大量的糖分、热量，容易使人发胖。其他时间喝了饮料一定要漱口，除去口腔中的糖分，减少龋齿的产生。

3.1.3 水的缺乏

当人体缺水时会出现一系列的症状，如口渴、脱水、精神萎靡，甚至危及生命。轻度失水相当于体重的 2%～3%；中度失水相当于体重的 4%～6%，即 2400～3600mL；重度失水相当于体重的 7%～14%，更重者可达 15%以上。

当机体失水量为体重的 1%左右时，会感到口渴，这是缺水提示给人们最显著的信号。尤其在夏季，因出汗多、代谢快，人们很容易缺水，所以夏季一定要及时补充水分，不要等到口渴时再喝水。

当机体失水量为体重的 2%～3%时，会感觉到很渴。此时下丘脑的口渴中枢受到刺激，出现意识性摄水需求，出现尿少及尿钾丢失量增加现象。正常尿液的颜色很淡，但是如果出现缺水的现象，尿液就会呈现深黄色。所以，平时多观察尿液的颜色，如果发现尿液颜色很深，就要提醒尽快补水。

若继续脱水，当失水达到体重的 4%～6%时（为中度失水），细胞内、外液水分的丢失量大致相等，会出现脱水综合征，表现为严重的口渴感，出现口腔干燥、皮肤起皱、心率加快、体温升高、疲劳等症状。大便也会不顺畅，会出现干结甚至便秘的情况。当然，如果只是补水可能很难改善便秘，这时还需从水果和蔬菜当中补充水分。如果感觉皮肤的弹性变差，就需要尽快给身体补水。水可以调节身体温度，如果感觉过热，身体就会通过出汗降低体温。如果缺水就会停止出汗并出现身体过热现象。

当失水量为体重的 6%～8%时，细胞内液水分的丢失比例增加，并表现为呼吸频率增加、无尿、血容量减少、恶心、食欲丧失、易激怒、肌肉痉挛、精神活动减弱。如果心脏肌肉缺水会导致心肌功能受损，并出现心慌的症状。肌肉如果长时间缺水，会造成身体电解质紊乱，导致运动中或运动后持续性肌肉痉挛。长期在沙漠里跋涉而缺水的人最后可能会因为肌肉痉挛出现一系列健康危机。

如果失水 10%，会使心血管、呼吸和体温调节系统受到损伤，可出现烦躁、眼球内陷、皮肤失去弹性、体温增高、脉搏细弱、血压下降、面色苍白、四肢冰冷、眩晕、头痛、行走困难等症状。

当人体失水15%时,会出现幻觉、昏厥,生命难以维持。身体缺水就会导致体液减少,无法维持正常的血压,血压降低导致身体供血不足,进而引起大脑缺血缺氧,出现头晕目眩的症状。长期缺水还会使人容易极度疲惫,走路无力,这是因为身体的携氧量在下降,整个身体供氧严重不足。

当失水达20%时,就会引起狂躁、虚脱、昏迷,最后导致死亡。

因此,水是人体内含量最多也很重要的物质。一个人若没有食物,可生存3周;没有水,可生存3天;没有空气,只可生存3分钟。可见,水对于人体是仅次于空气的重要物质。

3.2 水在人体内的功能

水与人体之间有着密不可分的联系,对人体的生理功能是多方面的,体内发生的一切化学反应都是在介质——水中进行的。没有水则营养组分不能被吸收,氧气不能运输到所需部位,营养组分和激素也不能到达它的作用部位,废物不能被排出,新陈代谢将停止,最终导致人的死亡。因此,水是维持人体健康的重要营养物质之一,它不仅参与体内各种物质的化学反应,而且也是体内进行生化反应的良好场所。各种营养物质必须首先溶解到水中,然后才能通过各种液体运往全身各种组织器官和细胞中,以发挥自身的作用。水的生理功能主要表现为以下7种作用。

(1) 代谢作用

水不仅是体内营养物质和代谢产物的溶剂,同时也将各种物质通过循环带到目的地。水参与体内一切物质的新陈代谢,没有水,新陈代谢将无法进行。

(2) 运输作用

人体血液中90%是水,血液奔流不息,使得能量交换和物质转运得以进行。血液之所以能循环,要靠水的载体作用和流通作用。

(3) 润滑作用

水具有润滑作用,如泪液、唾液的分泌。水可以减少关节、脏器及组织细胞的摩擦,保持运动协调的状态。

(4) 溶解作用

体内的无机盐、有机化合物、酶和激素都需要水来溶解。

(5) 消化作用

水的最大功能是参与营养物质的消化。人体内的消化液包括唾液、胃液、胆汁、胰液、肠液等,主要是由水构成的,而食物的消化主要依靠消化器官分泌的消化液来完成。

(6) 调节作用

水能吸收代谢产生的多余热量,从而调节体温,使人体体温不发生明显的波动。如汗液的蒸发,能带走大量热量,维持正常体温。

(7) 亲和作用

当人体脱水时,水最先进入脱水细胞,显示出水有很强的亲和力。

3.3 水对食品品质的影响

绝大多数食品都离不开水,水在食品中含量或多或少,存在方式也千差万别。水能与食品中的其他成分发生化学或物理作用，因而食品中水的含量、分布和状态对食品的结构、外观、质地、风味、新鲜度产生极大的影响，含水量直接影响到食品的贮藏性能和消费者的接受程度。另外，水会引起食品品质的变化，水对产品成本也有影响。

3.3.1 水的硬度对食品品质的影响

水有软硬之分，硬水是指含有较多水溶性钙、镁化合物的水，而软水就是含有较少的水溶性钙、镁化合物的水。不同水质环境下，所产原料的品质也有较大差异，如洞庭湖所产的莲藕淀粉含量多、黏性大，适合煲汤；而大明湖所产的莲藕则口感爽脆，适合凉拌。软水由于缺乏无机盐，长期饮用软水将不利于人体健康；而高硬度的水，加热后易生成水垢，且由于钙离子、镁离子能与硫酸根结合，会产生苦涩味，长期饮用也会使人的胃肠功能紊乱。不同类别的食品适用的水的硬度如表 3.1 所示。

表 3.1 不同类别的食品适用的水的硬度

食品类别	适用水	选用不同硬度水的原因
烹制肉类及豆制品	软水	因为肉类、豆制品中含有许多金属离子，它们会形成过氧化物而造成脂肪的氧化酸败和影响成品色泽，而且这些金属离子也会导致磷酸盐的功能特性降低或丧失，造成肉类和豆制品较难煮至软熟
腌制品	硬水	硬水中含有钙盐，可增加腌制品的脆度，这是由于钙离子的渗入，把蔬菜细胞内处于无序排列的果胶质联结起来，形成有序结构的果胶酸钙，从而增大了腌制品的脆性，这在制作泡菜时尤显重要，可加入氯化钙、碳酸钙、磷酸钙等保脆
蒸馒头、发酵面包	中等硬度水	中等硬度水中含有一定数量的矿物质，常以盐类形态被酵母所利用，可增强面筋力。不过，过硬的水会降低蛋白质的溶解性，使面筋硬化过度，从而造成发酵作用延缓。极软水会使面筋变得过度柔软，面团黏性过强，从而使馒头塌陷

3.3.2 水的结合状态对食品品质的影响

食品中的水有两种存在状态：一种是与食品内其他物质以结合态存在，不能自由移动的水，称为结合水；还有一部分水以自由的形式存在，故称为自由水，食物中这两种水之间没有绝对的分界线。微生物可以利用自由水繁殖，各种化学反应也可以在其中进行，易引起食品的腐败变质，但也与食品的风味及功能性紧密相关。食品的质地除了与本身的组织结构和成分有关外，水也是影响其品质的最主要的因素之一。

3.3.3 水分活度与食品质量

食品安全的目标之一就是防止有害微生物的生长及毒素的产生。为了表示食品中所含的水分对于生物化学反应和微生物生长的可用价值，人们提出了水分活度（water activity，a_w）的概念。

水分活度指的是在密闭空间中，某一种食品中水的平衡蒸气压与相同温度下纯水的饱和蒸气压的比值。纯水的水分活度等于 1.0。水分活度所度量的是食品中的自由水分子，而这些水分子是微生物生殖和存活的必需品。大部分生鲜食品的水分活度是 0.99，而可以抑制多数细菌增长的水分活度大约是 0.91。因此，水分活度比水分含量能更可靠地预示食品的稳定性、安全性和其他特性，成为一个能指示产品稳定性和微生物安全的参数。在食品行业，常用 a_w 来检测产品的保质期和质量。

3.3.3.1 水分活度与微生物生长的关系

一般来说,食品的水分活度越低,其保藏期就越长。不同种类的微生物其存活、生长与水分活度密切相关,同一种类微生物在不同的生长阶段也要求不同的水分活度。酵母菌和霉菌可在低水分下生长,但是水分活度 0.85 是病原体生长的安全界限,它是根据金黄色葡萄球菌产生肠毒素的最低水分活度得来的。常见食品的水分活度如表 3.2 所示。

表 3.2 常见食品的水分活度

水分活度	分类	控制要求
>0.85	水分较大的食品	要求冷藏或其他措施控制病原体生长
0.60~0.85	中等水分食品	不需要冷藏控制病原体,因酵母和霉菌引起的腐败而限制货架期
<0.60	低水分食品	较长货架期,也不需要冷藏

大部分生肉、水果和蔬菜属于水分较高的食品(a_w>0.85)。有些独特风味的产品如酱油,表面看是高水分产品,但因盐、糖或其他成分结合了水分,它们的水分活度很低,其水分活度在 0.80 左右。果酱和果冻的水分活度可满足酵母菌和霉菌生长,它们需要在包装前轻微加热将酵母菌、霉菌杀灭以防止腐败。

研究表明,微生物虽然在低水分活度环境中难以生长、繁殖,但可以在不同贮藏条件下存活数月至数年,且一些耐低水分活度的食源性致病菌和腐败菌被不断发现,如沙门氏菌、大肠埃希菌 O157:H7 等。已有证据表明水分活度的降低可增加微生物的耐热性,尤其是营养细胞的孢子。据报道,细菌孢子热抵抗性在水分活度 0.2~0.4 条件下最高,如果低水分活度食品中含有病原菌,一旦条件适宜它们就会生长繁殖,对人的健康产生威胁。病原菌在干燥环境中的耐性和优势依赖于它们适应高渗透压或干燥条件的能力。

3.3.3.2 水分活度与食品化学变化的关系

降低食品中的水分活度,可以延缓酶促褐变和非酶褐变的进行,减少营养成分的破坏,防止水溶性色素的分解。但水分活度太低,反而会加速脂肪的氧化酸败。要使食品具有较高的稳定性,最好将水分活度保持在结合水范围内,既可使化学变化难以发生,同时又不会使食品丧失吸水性和持水性。

对于含水较多的食品,如冻布丁、蛋糕、面包等,它们的水分活度大于周围空气的相对湿度,保存时需要防止水分蒸发。通过食品的包装创造适宜的小环境,尽可能达到不同食品对水分活度的要求。

3.3.3.3 水分活度与食品水分迁移控制的关系

水分活度在多种成分的食品中是控制水分迁移的一个重要参数,食品透过包装发生水的交换,并朝着一个水分活度极限值变化,水分活度的变化率决定着产品的货架期。

一些食品包含一些不同水分活度的物质,例如,带果脯的燕麦、带果脯的坚果,除非水分活度得到控制,否则水分就会从水分活度较高的果脯里迁移到水分活度低的燕麦和坚果中,造成水果变得又干又硬,而燕麦和坚果则变得湿度较大。水分活度高低关键值可以根据食品中微生物以及食品的质地、味道、外观、香味、营养和烹调质量等因素来确定。

水分活度值高的食品被描述成水分大、多汁、柔软,当这些食品的水分活度降低时,食品会发生一些对品质不利的组织变化，例如变干、变硬、味道陈腐。水分活度值低的食品常常是酥脆、易碎的，而高水分活度会使食品变得湿润、光滑、柔软。干燥的谷物类食品和面粉类食品如饼干、曲奇、薯片、爆米花，当水分活度增加时，会使其失去酥脆的口感。

3.3.4　水在烹饪中的作用

（1）作为传热介质

水的导热性能好、沸点较低、易蒸发、渗透力强，是烹饪中最常用的传热介质。水一般是以对流的方式传热的，即通过水分子的运动、扩散、渗透，以及对原料的撞击来传递热量。在熬汤时，一般会用含蛋白质和脂肪较丰富的母鸡、猪骨、猪肘等原料，然后用大火熬煮，水分子的运动速度加剧，渗透和扩散的作用变强，使原料中的营养物质析出，而油脂和骨髓中的磷脂析出后，能起到充分乳化的作用，使汤汁变得色白如奶。

（2）作为溶剂和浸胀剂

作为溶剂，水可以溶解很多物质。烹饪过程中发生的大部分物理化学变化都是在水溶液中进行的。比如煮肉时，其细胞破裂，结构松散，水溶性营养物质溶出，再与调味品中的水溶性物质混在一起，便形成了独特的肉香味，从而起到了综合风味的作用。鲜黄花菜中含有对人体有害的秋水仙碱，它可以溶于水，如将鲜黄花菜在水中浸泡两个小时以上或用热水烫后挤去水分并漂洗干净，即可除去秋水仙碱。食材中的高分子物质吸水后，分子体积增大，不能形成水溶液，而是以凝胶或溶胶状态存在，例如支链淀粉在水中加热后能形成黏性很大的胶体溶液，可以用来勾芡，收浓汤汁。

（3）优化原料性状

水对原料色泽有一定的影响。比如绿叶类蔬菜经沸水烫后色泽会更加鲜艳，这是因为蔬菜中的叶绿素在活细胞中与蛋白质体相结合而存在，受热后细胞死亡，叶绿素就从叶绿体上分离出来了。

驰名中外的北京烤鸭，从鸭子的饲养到鸭胚的烤制，均与水有密切的关系。鸭胚在烤制前，需要先向鸭腹内灌满开水，增加原料的含水量，防止烤制时鸭肉变老。烤制时，鸭皮还需涂抹吸水性极强的饴糖汁，这样既避免了外皮的焦煳，又促使鸭皮色泽红润光亮、口感酥脆、鲜嫩爽口。

某些要求脆嫩爽口的菜肴，往往利用不同温度的水来达到不同的效果，如生鱼片，片好的鱼片需用常温的流动水冲一会儿，使其松软脆嫩；凉拌海蜇，需先将海蜇放入冰水中稍微冰镇，其口感才会更加脆爽；脆皮黄瓜、冰水苦瓜则需将腌好的黄瓜卷、生的苦瓜皮直接放入冰箱中冷藏，上菜时才取出，这样菜的口感更佳。

3.3.5　水在烘焙食品中的作用

水质对泡茶、酿酒等是至关重要的，水对于糕点产品的口味、组织结构、色泽、风味、防腐效果等也很重要。

（1）溶解干性原辅料

水使各种原辅料充分混合，成为均匀一体的面团或面糊。

（2）水化作用

使面粉中的蛋白质吸水、涨润形成面筋网络，构成制品的骨架；使淀粉吸水糊化，形成具有加工性能的面团。

(3) 调节和控制面团的黏稠度

面团类产品，水多面团黏，水少面团干硬。面糊类产品，水多面糊稀，水少面糊稠，应根据需要确定加水量。

(4) 调节控制面团温度和面筋韧性

水质对面团发酵和面包品质影响很大，水中的矿物质一方面可供给酵母营养，另一方面可增强面筋韧性。水质太软则易使面筋过度软化，面团黏度大，吸水率下降；虽然面团内的产气量正常，但持气性却下降，面团不易发起，易塌陷，体积小，出品率下降。改良软水的方法主要是添加面团改良剂，这种添加剂中含有一定量的各种矿物质，如碳酸钙、硫酸钙等钙盐，使水质达到一定的硬度。水质硬度太高，易使面筋硬化，过度增强面筋的韧性，抑制面团发酵，面包体积小，口感粗糙，易掉渣。

(5) 水可以促进酵母的生长及酶的水解作用

一切生化反应均需水作反应介质，一切生命代谢活动均需在水溶液中进行。

(6) 作为烘焙、蒸制的传热介质

水在面制品烘焙或蒸制过程中形成水蒸气，蒸汽循环对流形成传热介质，对面制品从外到里进行热量传递加快产品的成熟。

(7) 延长保质期

烘焙制品中保持一定的含水量可使其柔软湿润，延长制品的保质期。

3.4 冰对食品质量的影响

3.4.1 水和冰的物理特性

自然界中的水具有气态、固态和液态三种状态。液态的称之为水，气态的水叫水汽，固态的水称为冰。冰是一种透明的六方晶系的晶体结构，纯净的水在正常的大气压下，到0℃就会结冰。如水中含有杂质或压力增加，水的结冰点都会下降。冰的融点即为水的冰点，随着大气压升高，冰的融点也升高。

水是一种特殊的溶剂，水的密度较低，在冻结时体积增加。同温度下冰的热导率是水的4倍，水的冻结速度比冰融化速度要快得多。冰的热扩散速度是水的9倍，冰的温度变化速度比水大得多。

正是水和冰的以上物理特性，导致含水食品在加工贮藏过程中的许多方法及工艺条件必须以水和冰为重点进行考虑和设计，特别是在食品冷冻加工中要充分重视冰的热传导和热扩散的特点。

3.4.2 冷冻、速冻

冷冻是指用低温的方法将鱼、肉等食品中的液态水分冻结成固态的过程。这是一种安全、健康的保存方式，可以有效地抑制食品中微生物的生长和繁殖，防止食品变质，同时还容易恢复原状。但是，冷冻的方法不适用于鸡蛋、生菜、罐头和一些酱制品等。需要注意的是并非所有的有害微生物都会在冷冻过程中死亡，有可能是处于休眠状态，在外界温度适宜时依然会生长繁殖。

目前认为冷冻是保藏食品的较好方法之一。在冻结过程中最主要问题就是水如何快速变成冰以及保存和解冻过程中带来的食品品质变化。

冷冻速度因食品及设备而异，一般冷冻速度越快越好，如鱼肉肌球蛋白在$-3 \sim -2℃$之间变异最快，因此需要冷冻时尽快通过该温度段。在一定温度范围内（$-5 \sim -1℃$），食品内的水分大多数被冻结，形成大量冰晶，这个温度区域叫作最大冰晶生成带。在此温度范围内食品内部的水分状态发生巨大转变，食品的品质也发生重大变化。通过最大冰晶生成带的速度越快，越有利于食品的品质。因此，冷冻速度的快慢对食品质量有很大的影响。

一般的食物在冻结后解冻往往有大量的汁液流出，其主要原因是缓慢冻结后冰的体积比相同质量的水体积增大9%，造成细胞、组织的机械损伤，解冻时，则导致汁液外流，风味改变，不能恢复新鲜食品的组织状态。

冷冻食品的包装要可以承受$0℃$以下的低温，并且可以防潮。冷冻食品可以使用塑料容器、冷冻袋或真空包装袋，其中真空包装使食品和空气分隔开，可以有效地防止食品冻伤。

3.4.3 冷冻食品保质期

日常生活中许多人常常把食物往冰箱冷冻室一放，就以为放进"保险箱"了。有些肉在冷冻室里甚至能放一年多。殊不知，冷冻食物也有保存期限，期限的长短取决于食品种类、冷冻前处理和冷冻室温度条件。

前期处理对冷冻食品的保质期有很大影响。比如鲜鱼未经任何处理就冷冻起来，只能保存$1 \sim 2$个月，但科学处理后再冷冻，保质期能延长至半年。家禽、海鲜、河鲜应掏净内脏、里外洗净再冷冻，其他食品和肉类在冷冻前也需仔细清洗，除去表面的细菌。

所有食品在放入冷冻室前，都应分成一次食用的份量，用保鲜袋或保鲜膜仔细包装，以防止水分损失。最好在外包装贴上标有名称和日期的标签，便于以后取用。正常冰箱冷冻室的温度恒定在$-18℃$，对于冷冻肉，应避免反复解冻冷冻。反复解冻使肉的细胞膜损伤，营养成分容易流失。部分冷冻肉的保存时间如表3.3所示。

表3.3 冷冻肉保存时间

类别	品种	保质期
红肉类	猪、牛、羊肉	$10 \sim 12$个月。其中牛肉性质比猪、羊肉稳定，瘦肉比肥肉保存时间长一些
禽肉类	鸡、鸭、鹅、鸽肉等	比红肉类稍短，为$8 \sim 10$个月
海鲜、河鲜类	鱼、虾、鳖、贝类等	保质期比畜禽肉类更短一些，一般能达半年左右，最好在4个月内食用

虽然冷冻肉的理论保质期较长，但是从超市购买的肉在销售过程中容易受到细菌污染，原料很难保证新鲜。选购冷冻肉时要注意，如果产品发黄、发白、发干，可能是储存时间过长，表面的水分被风干，最好不要买。另外，家用冰箱门经常开关、突然断电等情况，都会使冰箱温度发生波动。因此，从超市购买的各种肉冷冻后尽量在1个月内食用完，最好现吃现买。

3.4.4 冷冻食品解冻方法

现实生活中，有的人将冷冻食品置于室温的盘中，让其自然解冻；有的是浸泡在温热水中，让其快速解冻；有的根本就不解冻，直接入锅烹炒。其实，这些做法都不科学。过快解冻，会使食品中的蛋白质、维生素受到损失，同时还会加速丙醛致癌物的产生，但如果解冻过慢，则易导致细菌繁殖。正确的解冻方法是：将冷冻食品从冷冻室中取出后，先放到冷藏室内，几小时后取出，放入温度为15℃左右的冷水中浸泡，直至解冻后使用。

3.5 水与人体健康的关系

世界卫生组织对世界长寿地区水质的大量调查结果进行分析，提出了几条标准：①水中不含细菌、杂质、有机物、重金属等，是无公害的水；②水中含有适当比例的矿物质，且呈离子状态存在，适合人体吸收；③pH值呈弱碱性，能中和人体内多余酸性物质；④小分子团水，渗透力强，溶解性好；⑤负电位，能消除人体内多余的自由基；⑥含有适量的氧（5mg/L左右）。

3.5.1 水对人体的益处

水是生命之源，健康之本。水与衰老、寿命、免疫、代谢有直接的关系。水不但起到体内物质输送与媒介作用，而且直接参与构成生物大分子结构，水与生物大分子共同完成了人体的物质代谢和能量代谢。水在人体内的功能除了上述的溶解消化功能、参与代谢功能、载体运输功能、调节抑制功能和润滑滋润功能外，还具有以下3种功能。

（1）水能保持呼吸功能

肺对氧气的吸收和二氧化碳的呼出，都要靠水来润滑运转，如呼吸系统不缺水，就会减少哮喘、肺气肿等。

（2）水能预防容颜早衰

脸部经常暴露在外，受风雨、冻晒刺激最多，水分损失也就最大，天长日久因缺水导致脸早皱、眼早花、发早脱。如能及时补足脸部水分，身体细胞经常处于湿润状态，保持肌肤丰满柔软，可使脸部湿润柔嫩，青春常在。定时定量补水，会让皮肤特别水润、饱满、有弹性。

（3）稀释和排毒功能

不爱喝水的人往往容易长痘，这是因为人体排毒必须有水的参与。没有足够的水，毒素就难以有效排出，淤积在体内，容易长痘。

水不仅有很好的溶解能力，而且有重要的稀释功能，肾脏排泄水的同时可将体内代谢废物、毒物及食入的多余药物等一并排出，减少肠道对毒素的吸收，防止有害物质在体内慢性蓄积而引发中毒。因此，服药时应喝足够的水，以利于有效地减少药品带来的副作用。

水还有改善常见病的效果，比如：清晨喝一杯凉白开水可改善色斑；餐后半小时喝一些水，可以用来减肥；多喝水可以缓解便秘；恶心的时候可以用盐水催吐。

3.5.2 科学饮水

热在三伏，夏天气温越来越高。高温下，机体代谢率增加，人体大量出汗，使得钠、钾、钙、镁等矿物质丢失较多。因此，夏天更要注意及时补充水和这些营养物质。

很多人认为，口渴时身体才需要水，其实，口渴时机体已经处于缺水状态，紧随而来的是尿少、尿液气味浓重、尿的颜色发黄、便秘、肌肉痛等。缺水时机体开始利用调节系统进行水平衡的调节，此时饮水虽然可以补充丢失量，但错过了最佳的饮水时机，且容易一次性饮大量水，加重胃肠负担，稀释胃液进而影响消化。

喝水应在一天中分多次进行，原则是每次200mL左右。一夜的睡眠会丢失不少水分，尽管在起床后没有口渴感，但体内仍然会因为缺水出现血液黏稠。早晨起床后喝一杯温开水（150mL）可以降低血液黏度，增加循环血容量。

不同年龄性别的人，水的需要量不等，儿童每天需要喝水800~1400mL，成年人1500~1700mL。

夏季喝冰水对健康是不利的。高温情况下，人的消化功能减退，会出现厌食、食欲减退等，主要是因为胃肠道的蠕动减弱，唾液、胃液等消化液分泌减少。喝冰水会对胃肠道造成不良刺激。大量喝冰水容易引起胃黏膜血管收缩，严重的甚至引起肠痉挛，导致腹痛、腹泻。另外喝冰水会导致汗毛孔宣泄不畅，机体散热困难，余热蓄积。对于老年人来讲，尤其是有心血管疾病的人，还可能会引起脑血管的痉挛，引发头痛，称为脑结冰。喝下大量冷饮也容易引起消化系统疾病，最好不要喝5℃以下的饮品。科学建议喝10℃左右的淡盐水比较好，这样既可降温解渴，又不伤及肠胃，还能及时补充人体需要的盐分。

特别注意喝水不要过量，否则也会引起水中毒。如夏季旅途中，人们往往玩得忘乎所以、汗流浃背，体内钠盐等电解质流失很高，如果此时大量饮用淡水而未补足盐分，一些水分会被吸收到组织细胞内，使细胞水肿，就会出现头晕眼花、呕吐、乏力、四肢肌肉疼痛等轻度水中毒症状，严重时甚至会出现痉挛、意识障碍和昏迷，即水中毒。因此，有些人想靠大量喝水来减肥的方法是很危险的。从大脑的机能来看，大量喝水后，人体易产生疲倦感觉，食欲大减，脑袋感到昏昏沉沉。这是因为饮水过多冲淡了血液，全身细胞的氧交换就会受到影响，脑细胞一旦缺氧，人就会变得迟钝。

3.5.3 饮料不能代替水

有的人以为饮料中含有糖和维生素，比水有营养，因此以喝果味饮料来代替喝水及吃水果。其实，大多数饮料主要的功能是解决人们的嗜好性问题，不能过分强调其营养功能。不能用饮料替代饮用水。水和饮料在功能上并不能等同。由于饮料中含有较高的糖、蛋白质、香精、色素及一些防腐剂，饮用后不易使人产生饥饿感。用饮料代替饮用水，不但起不到给身体"补水"的作用，还会降低食欲，影响消化和吸收。长期饮用含咖啡因的碳酸性饮料，会导致热量过剩，刺激血脂上升，增加心血管负担。咖啡因作为一种利尿剂，过量饮用会导致排尿过多，出现人体脱水的现象。另外，对儿童来说，碳酸性饮料会破坏牙齿外层的牙釉质，容易引发龋齿。

吃完食物、喝完饮料一定要漱口，去除口腔中残留的残渣和糖分。漱口完毕要喝水，冲刷残留在咽喉和食管上的残渣和糖分，减少扁桃体炎和食道病变的概率。

3.6 水的污染

水的污染有两类：一类是自然污染，另一类是人为污染。当前对水体危害较大的是人为污染。水污染可根据污染杂质的不同而主要分为化学性污染、物理性污染和生物性污染三大类。

3.6.1 化学性污染

污染杂质为化学物品而造成的水体污染。化学性污染根据具体污染杂质可分为6类。

(1) 无机污染物质

污染水体的无机污染物质有酸、碱和一些无机盐类。酸碱污染使水体的 pH 值发生变化，妨碍水体自净作用，还会腐蚀船舶和水下建筑物，影响渔业。

(2) 无机有毒物质

污染水体的无机有毒物质主要是重金属和类金属等有潜在长期影响的物质，主要有汞、镉、铅、砷等元素。

(3) 有机有毒物质

污染水体的有机有毒物质主要是各种有机农药、多环芳烃、芳香烃等。它们大多是人工合成的物质，化学性质很稳定，很难被生物所分解。

(4) 需氧污染物质

生活污水和某些工业废水中所含的碳水化合物、蛋白质、脂肪和酚、醇等有机物质可在微生物的作用下进行分解。在分解过程中需要大量氧气，故称之为需氧污染物质。

(5) 植物营养物质

主要是生活与工业污水中含氮、磷等的植物营养物质，以及农田排水中残余的氮和磷。

(6) 油类污染物质

油类污染物质主要指石油对水体的污染，尤其海洋采油和油轮事故污染最甚。

3.6.2 物理性污染

(1) 悬浮物质污染

悬浮物质是指水中含有的不溶性物质，包括泡沫塑料和其他固体物质等。它们是由生活污水、垃圾和采矿、采石、建筑、食品加工、造纸等产生的废物泄入水中或农田的水土流失所引起的。悬浮物质影响水体外观，妨碍水中植物的光合作用，减少氧气的溶入，对水生生物不利。

(2) 热污染

来自各种工业过程的冷却水，若不采取措施，直接排入水体，可能引起水温升高、溶解氧含量降低、水中存在的某些有毒物质的毒性增加等现象，从而危及鱼类和其他水生生物的生长。

(3) 放射性污染

原子能工业的发展，放射性矿藏的开采，核试验和核电站的建立以及同位素在医学、工业、研究等领域的应用，使放射性废水、废物显著增加，造成一定的放射性污染。

3.6.3 生物性污染

生活污水，特别是医院污水和某些工业废水污染水体后，往往会带入一些病原微生物。例如某些原来存在于人畜肠道中的病原细菌，如伤寒沙门氏菌、副伤寒沙门氏菌、霍乱弧菌等都可以通过人畜粪便的污染而进入水体，随水流动而传播。一些病毒，如肝炎病毒、腺病毒等也常在污染水中被发现。某些寄生虫病，如阿米巴痢疾、血吸虫病、钩端螺旋体病等也可通过水进行传播。医院抽血化验，医院附近的河流蚊子会比较多。由此可见保护我们的地球环境，防止工业污染和病原微生物对水体的污染也是保护我们人类自己。

3.7 水的处理

在日益注重健康生活的今天，越来越多的人饮用纯净水。因自来水的水垢很多，口感变差，人们开始追求杂质少、水垢少、口感佳的更加纯净的水。纯净水生产的整个工艺流程见图 3.1。

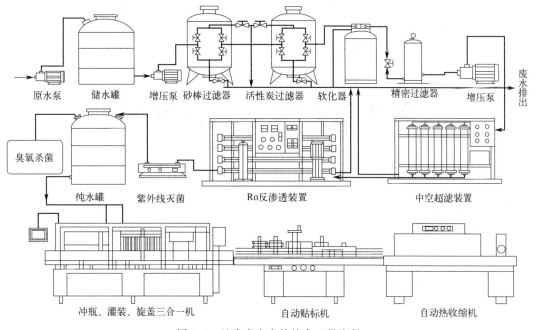

图 3.1 纯净水生产的整个工艺流程

(1) 砂滤

采用石英砂介质过滤器去除原水中含有的泥沙、铁锈、胶体物质、悬浮物等颗粒在 $20\mu m$ 以上对人体有害的物质。

(2) 炭滤

采用果壳活性炭过滤器去除水中的色素、生化有机物、农药和其他对人体有害的污染物，除去异味，降低水的氨氮值。

(3) 软化

采用优质树脂对水进行软化，主要是降低水的硬度，去除水中的钙离子、镁离子（水垢）并可进行智能化树脂再生。

(4) 精滤

采用双级 $5\mu m$ 孔径精密过滤器使水得到进一步的净化，使水的浊度和色度达到优化，保证反渗透系统安全的进水要求。

(5) 反渗透

采用反渗透技术进行脱盐处理，去除铅、汞等对人体有害的重金属物质及其他杂质，降低水的硬度。

(6) 杀菌

采用紫外线杀菌器或臭氧发生器提高保质期。为提高效果，应使臭氧与水充分混合，并将浓度调整到最佳比。

(7) 灌装

采用全自动常压灌装机进行灌装。

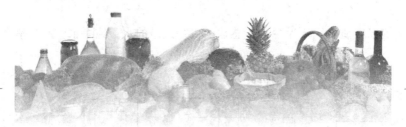

第4章
碳水化合物与人体健康

本章导引

碳水化合物是生物界三大基础物质之一，为生物的生长、运动、繁殖提供主要能源，是人类生存发展必不可少的重要物质之一。碳水化合物长期摄入不足或过量都会对人体健康造成危害。因此，日常生活中要树立正确的饮食观，注意饮食多样化，保持营养均衡。

4.1 食物中的碳水化合物

4.1.1 单糖

（1）单糖的理化性质

单糖是指分子结构中含有3～6个碳原子的糖，如三碳糖的甘油醛，四碳糖的赤藓糖、苏阿糖，五碳糖的阿拉伯糖、核糖、木糖、来苏糖，六碳糖的葡萄糖、甘露糖、果糖、半乳糖。通常食品中的单糖以己糖（六碳糖）为主。单糖是不能再水解的糖类，是构成各种二糖和多糖分子的基本单位。单糖通常是易溶于水的无色晶体，大多有吸湿性，难溶于乙醇，不溶于乙醚。单糖有旋光性，多于四个碳的单糖的溶液有变旋现象。四个碳以上的单糖主要以环状结构形式存在，但在溶液中可以开链结构参与反应。因此，单糖的化学反应有的以环式结构进行，有的以开链结构进行。

单糖无论是醛糖或酮糖都可与弱的氧化剂托伦试剂、斐林试剂和本尼迪克特试剂作用，生成金属或金属的低价氧化物。上述三种试剂都是碱性的弱氧化剂。单糖在碱性溶液中加热，生成复杂的混合物。单糖易被碱性弱氧化剂氧化，说明它们具有还原性，因此称它们为还原糖。单糖在酸性条件下氧化时，由于氧化剂的强弱不同，单糖的氧化产物也不同。例如，葡萄糖被溴水氧化时，生成葡萄糖酸；而用强氧化剂硝酸氧化时，则生成葡萄糖二酸。溴水氧化能力较弱，它把醛糖的醛基氧化为羧基。当醛糖中加入溴水，稍加热后，溴水的棕色即可褪去，而酮糖则不被氧化，因此可用溴水来区别醛糖和酮糖。

单糖环状半缩醛结构中的半缩醛羟基与另一分子醇或羟基作用时，脱去一分子水而生成缩醛，糖的这种缩醛称为糖苷。糖苷结构中已没有半缩醛羟基，在溶液中不能再转变成开链的醛式结构，所以糖苷无还原性，也没有变旋现象。糖苷在中性或碱性环境中较稳定，但在酸性溶液中或在酶的作用下，则水解生成糖和非糖部分。糖苷是中草药的有效成分之一，多为无色、无臭、有苦涩味的固体，但黄酮苷和蒽醌苷为黄色。

单糖分子中含多个羟基，这些羟基能与酸作用生成酯。人体内的葡萄糖在酶作用下生成葡萄糖磷酸酯，如1-磷酸吡喃葡萄糖和6-磷酸吡喃葡萄糖等。单糖的磷酸酯在生命过程中具有重要意义，它们是人体内许多代谢的中间产物。单糖可以被还原成相应的糖醇。如D-葡萄糖被还原成D-葡萄糖醇，又称山梨糖醇。糖醇主要用于食品加工业和医药行业，山梨糖醇添加到糖果中能防止失水，延长其货架期。添加糖精的果汁一般都有余味，添加山梨糖醇后能去除余味。人体食用后，山梨糖醇在肝脏中又会转化为果糖。

（2）单糖分类

自然界已发现的单糖主要是戊糖和己糖。常见的戊糖有核糖、脱氧核糖、木糖和阿拉伯糖，这些都是醛糖，以多糖或苷的形式存在于动植物中。常见的己糖有葡萄糖、甘露糖、半乳糖和果糖，前三个单糖为醛糖，果糖为酮糖。己糖以游离或结合的形式存在于动植物中。单糖中最重要的且与人们关系最密切的是葡萄糖，其次是果糖、半乳糖、核糖和脱氧核糖等。

① 核糖　核糖以糖苷的形式存在于酵母和细胞中，是核酸及某些酶和维生素的组成成分。核酸中除核糖外，还有2-脱氧核糖。核糖和脱氧核糖的环为呋喃环，故称为呋喃糖（图4.1）。β-D-呋喃核糖核酸和β-D-脱氧呋喃核糖核酸中的核糖或脱氧核糖C-1上的β-糖苷键结合成核糖核苷或脱氧核糖核苷，统称为核苷。核苷中的核糖或脱氧核糖，再以C-5或C-3上的羟基与磷酸以酯键结合即成为核苷酸。含核糖的核苷酸统称为核糖核苷酸，是RNA的基本组成单位。含脱氧核糖的核苷酸统称为脱氧核糖核苷酸，是DNA的基本组成单位。

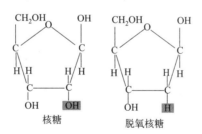

图4.1　核糖与脱氧核糖的分子结构

② 葡萄糖　D-(＋)-葡萄糖在自然界中分布极广，尤以葡萄中含量较多，因此叫葡萄糖，分子结构如图4.2所示。葡萄糖也存在于人的血液中，叫做血糖。糖尿病患者的尿中含有葡萄糖，含糖量随病情的轻重而不同。葡萄糖是许多糖如蔗糖、麦芽糖、乳糖、淀粉、糖原、纤维素等的组成单元。葡萄糖是无色晶体或白色结晶性粉末，熔点146℃，易溶于水，难溶于酒精，有甜味。天然的葡萄糖具有右旋性，故又称右旋糖。在肝脏内，葡萄糖在酶作用下氧化成葡萄糖醛酸，即葡萄糖末端上的羟甲基被氧化生成羧基。葡萄糖醛酸在肝中可与有毒物质如醇、酚等结合生成无毒化合物由尿排出体外，达到解毒作用。

③ 半乳糖　半乳糖与葡萄糖结合成乳糖，存在于哺乳动物的乳汁中，脑髓中有些结构复杂的脑苷脂中也含有半乳糖。半乳糖是己醛糖，是葡萄糖的非对映体（图4.3）。两者不同之处仅在于C-4上的构型正好相反，故两者为C-4的差向异构体。半乳糖是无色晶体，熔点165～166℃。半乳糖有还原性，也有变旋现象，平衡时的比旋光度为＋83.3°。人体内的

半乳糖是摄入食物中乳糖的水解产物。在酶的催化下半乳糖能转变为葡萄糖。半乳糖的一些衍生物广泛分布于植物界。例如，半乳糖醛酸是植物黏液的主要成分；石花菜胶，也叫琼脂，是半乳糖衍生物的高聚体。

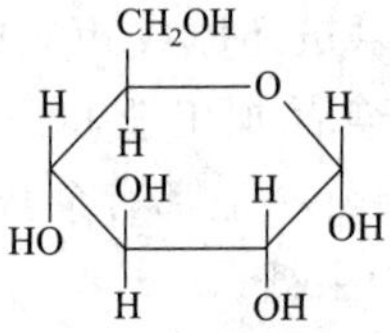

图 4.2　葡萄糖的分子结构

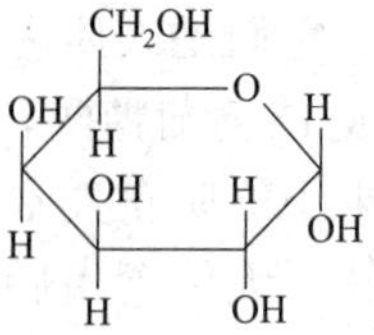

图 4.3　半乳糖的分子结构

④ 果糖　D-果糖以游离状态存在于水果和蜂蜜中，是蔗糖的一个组成单元，分子结构如图 4.4，在动物的前列腺和精液中也含有相当量的果糖。果糖为无色晶体，易溶于水，熔点为 105℃。D-果糖为左旋糖，也有变旋现象，平衡时的比旋光度为 $-92°$。这种平衡体系是开链式和环式果糖混合在一起形成的。果糖在游离状态下时，主要以吡喃环形式存在，在结合状态时则多以呋喃环形式存在。果糖也可以形成磷酸酯，体内有果糖-6-磷酸酯。果糖磷酸酯是体内糖代谢的重要中间产物，在糖代谢中有其重要的地位。果糖磷酸酯在酶的催化下，可生成甘油醛-3-磷酸酯和二羟基的丙酮磷酸酯。体内通过此反应将己糖变为丙糖，这是糖代谢过程中的一个中间步骤。此反应类似于羟醛缩合反应的逆反应。

⑤ 氨基糖　自然界的氨基糖是己醛糖分子中 C-2 上的羟基被氨基取代的衍生物。氨基糖常以结合状态存在于黏蛋白和糖蛋白中，但游离的氨基半乳糖对肝脏有毒性，其分子结构如图 4.5 所示。

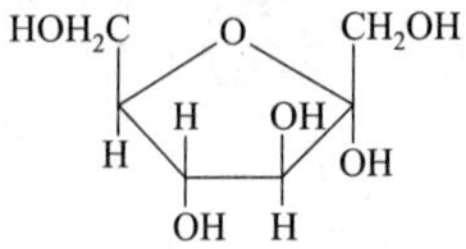

图 4.4　果糖的分子结构

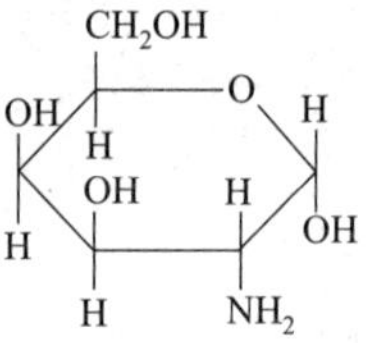

图 4.5　氨基半乳糖的分子结构

⑥ 糖醛酸　糖醛酸是醛糖中距醛基最远的羟基被氧化成羧基而成的糖酸。天然存在的糖醛酸有 D-葡萄糖、D-甘露糖和 D-半乳糖衍生的 3 种己糖醛酸，它们分别是动物、植物和微生物多糖的重要组分，其中只有半乳糖醛酸可以游离状态存在于植物果实中。在动物体内，D-葡萄糖醛酸有解毒的功能，其分子结构如图 4.6 所示。能和 D-葡糖醛酸结合的配糖基种类很多，一般都是小分子化合物，包括酚类、芳香酸、脂肪酸、芳香烃等。通常配糖基与 D-葡糖醛酸保持 1∶1 的比例，很少有例外，结合部位主要在肝脏。

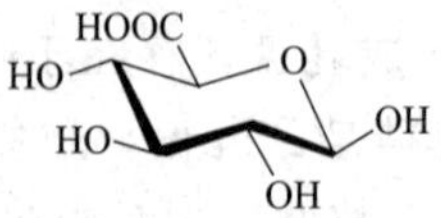

图 4.6　D-葡糖醛酸的分子结构

⑦ 脱氧糖　脱氧糖是单糖的羟基被氢取代所构成的化合物。如 D-2-脱氧核糖为 DNA 的成分，L-岩藻糖为一些糖蛋白的成分，它是 L-6-脱氧半乳糖。

⑧ 核苷二磷酸糖　核苷二磷酸糖是单糖与核苷二磷酸末端磷酸基用糖苷键连接构成的化合物。其中被活化的糖基参与许多代谢反应，特别是寡糖和多糖的生物合成。截至目前，研究过的天然核苷二磷酸糖已有上百种，如核苷二磷酸葡糖就有 UDP-葡糖、ADP-葡糖、CDP-葡糖、GDP-葡糖、TDP-葡糖等 5 种。尿苷二磷酸葡糖（UDPG）可作核苷二磷酸葡糖的代表。

4.1.2　低聚糖

（1）低聚糖的理化性质

低聚糖是一种新型功能性糖源，集营养、保健、食疗于一体，广泛应用于食品、保健品、医药、饲料添加剂等领域。它是替代蔗糖的新型功能性糖源，是面向 21 世纪"未来型"新一代功效食品，是一种具有广泛适用范围和应用前景的新产品，近年来国际上颇为流行。美国、日本、欧洲等地均有规模化生产，我国低聚糖的开发和应用起于 20 世纪 90 年代中期，近几年发展迅猛。

低聚糖是指由 2~10 个糖苷键聚合而成的化合物，糖苷键是由一个单糖的苷羟基和另一单糖的某一羟基脱水缩合形成的。它们常常与蛋白质或脂类共价结合，以糖蛋白或糖脂的形式存在。低聚糖通常通过糖苷键将 2~4 个单糖连接而形成一个小聚体，它包括功能性低聚糖和普通低聚糖，这类寡糖的共同特点是：难以被胃肠消化吸收，甜度低，热量低，基本不增加血糖和血脂。最常见的低聚糖是二糖，亦称双糖，是由两个单糖通过糖苷键结合而成的，连接它们的共价键主要有两大类：N-糖苷键型和 O-糖苷键型。

① N-糖苷键型　寡糖链与多肽上 Asn 的氨基相连。这类寡糖链有三种主要类型：高甘露糖型、杂合型和复杂型。

② O-糖苷键型　寡糖链与多肽链上 Ser 或 Thr 的羟基相连，或与膜脂的羟基相连。

低聚糖可以从天然食物中萃取出来，在大蒜、洋葱、牛蒡、芦笋、豆类、蜂蜜等食物中都有低聚糖的存在。也可以利用生化科技及酶反应，利用淀粉及双糖（如蔗糖等）合成。低聚糖并不能被人体的胃酸破坏，也无法被消化酶分解。但它可以被肠中的细菌发酵利用，转换成短链脂肪酸以及乳酸。由于结肠内发酵方式与吸收状态的不同，这些无法被直接吸收。

（2）低聚糖分类

低聚糖主要有两类：

一类是低聚麦芽糖，具有易消化、低甜度、低渗透特性，具有延长供能时间、增强机体耐力、抗疲劳等功能。人体经过重体力消耗和长时间的剧烈运动后易出现脱水、能源储备降低、消耗血糖、体温高、肌肉神经传导受影响、脑功能紊乱等一系列生理变化和症状，而食用低聚麦芽糖后，不仅能保持血糖水平，减少血中乳酸的产生，而且人体耐力和供能力可增加 30% 以上，功效非常明显。

另一类是被称为"双歧因子"的低聚异麦芽糖。这类糖进入大肠作为双歧杆菌的增殖因子，能有效地促进人体内有益细菌——双歧杆菌的生长繁殖，抑制腐败菌生长。长期食用可减缓衰老，且具有通便、抑菌、减轻肝脏负担、提高营养吸收率等功效，特别是能增强机体对钙离子、铁离子、锌离子的吸收，改善乳制品中乳糖消化性和脂质代谢，低聚糖的含量越高，对人体的营养保健作用越大。常见的低聚糖种类及其主要用途如表 4.1 所示。

表 4.1　常见低聚糖及其主要用途

名称	主要成分与结合类型	主要用途
低聚麦芽糖	葡萄糖（α-1,4-糖苷键结合）	滋补营养性，抗菌性
低聚异麦芽糖	葡萄糖（α-1,6-糖苷键结合）	防龋齿，促进双歧杆菌增殖
环状糊精	葡萄糖（环状α-1,4-糖苷键结合）	低热值，防止胆固醇蓄积
偶联糖	葡萄糖（α-1,4-糖苷键结合）	防龋齿
低聚果糖	果糖（β-1,2-糖苷键结合）	促进双歧杆菌增殖
潘糖	葡萄糖（α-1,6-糖苷键结合）	防龋齿
蔗糖低聚糖	葡萄糖（α-1,6-糖苷键结合）	防龋齿，促进双歧杆菌增殖
牛乳低聚糖	半乳糖（β-1,4-糖苷键结合）	防龋齿，促进双歧杆菌增殖
龙胆二糖	葡萄糖（β-1,6-糖苷键结合）	味苦，促进双歧杆菌增殖
海藻糖	葡萄糖（α-1,1-糖苷键结合）	防龋齿，优质甜味剂
大豆低聚糖	半乳糖（α-1,6-糖苷键结合）	促进双歧杆菌增殖
低聚半乳糖	半乳糖（β-1,6-糖苷键结合）	促进双歧杆菌增殖
低聚果糖	果糖（β-1',2-糖苷键结合）	优质甜味剂
低聚木糖	木糖（β-1,4-糖苷键结合）	水分活性调节

注：引自吴建平，1996。

4.1.3 多糖

（1）多糖的理化性质

多糖亦称多聚糖（polysaccharide），广泛存在于动物细胞膜和植物、微生物的细胞壁中，是由醛基和酮基通过糖苷键连接的高分子，在自然界分布极广。有的是动植物细胞壁的组成成分，如肽聚糖和纤维素；有的是作为动植物储藏的养分，如糖原和淀粉；有的具有特殊的生物活性，像人体中的肝素有抗凝血作用，肺炎球菌细胞壁中的多糖有抗原作用。多糖的结构单位是单糖，多糖分子量从几万到几千万。结构单位之间以糖苷键相连接，常见的糖苷键有 α-1,4-、β-1,4-和 α-1,6-糖苷键。结构单位可以连成直链，也可以形成支链，直链一般以 α-1,4-糖苷键（如淀粉）和 β-1,4-糖苷键（如纤维素）连成，支链中链与链的连接点常是 α-1,6-糖苷键。糖苷键连接方式如图 4.7 所示。

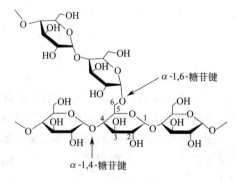

图 4.7　糖苷键连接方式

由上可知，多糖是由糖苷键结合形成的糖链，是由至少要超过 10 个单糖组成的聚合糖，其水解时能生成 10 个分子以上的单糖，如菊粉（果聚糖和葡果聚糖）、淀粉和纤维素（葡聚糖）。由相同的单糖组成的多糖称为同多糖，如淀粉、纤维素和糖原；以不同的单糖组成的多糖称为杂多糖，如阿拉伯胶是由戊糖和半乳糖等组成的。

多糖不是一种纯粹的化学物质,而是聚合程度不同的物质的混合物。多糖一般不溶于水,无甜味,不能形成结晶,无还原性和变旋现象。多糖也是糖苷,所以可以水解,在水解过程中,往往产生一系列的中间产物,最终完全水解得到单糖。多糖在水中不能形成真溶液,只能形成胶体,无还原性,无变旋性,但有旋光性。

(2) 多糖的分类

① 淀粉　是植物营养物质的一种贮存形式,也是植物性食物中重要的营养成分,分为直链淀粉和支链淀粉。

a. 直链淀粉　许多 α-葡萄糖以 α-1,4-糖苷键依次相连接的葡萄糖多聚物。典型情况下由数千个葡萄糖残基组成,分子量从 150000 到 600000。结构为长而紧密的螺旋管形,这种紧实的结构是与其贮藏功能相适应的,遇碘显蓝色。直链淀粉及其糖苷键连接方式如图 4.8 所示。

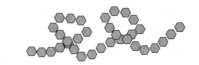

图 4.8　直链淀粉及其糖苷键连接方式

b. 支链淀粉　在直链的基础上每隔 20~25 个葡萄糖残基就形成一个 α-1,6 支链。不能形成螺旋管,遇碘显紫色。支链淀粉及其糖苷键连接方式如图 4.9 所示。

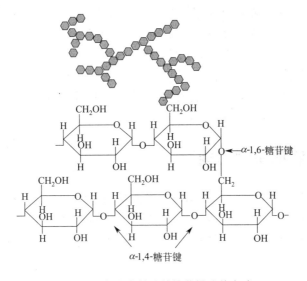

图 4.9　支链淀粉及其糖苷键连接方式

② 糖原　与支链淀粉类似，只是分支程度更高，每隔 4 个葡萄糖残基便有一个分支。结构更紧密，更适应其贮藏功能，这是动物将其作为能量贮藏形式的一个重要原因。另一个原因是它含有大量的非还原性端，可以被迅速动员水解。糖原遇碘显红褐色。

③ 纤维素　是植物细胞壁的主要结构成分，占植物体总质量的 1/3 左右，也是自然界最丰富的有机物。完整的细胞壁以纤维素为主，并粘连有半纤维素、果胶和木质素。约 40 条纤维素链相互间以氢键相连成纤维细丝，无数纤维细丝构成细胞壁完整的纤维骨架。降解纤维素的纤维素酶主要存在于微生物中，一些反刍动物可以利用其消化道内的微生物消化纤维素，产生的葡萄糖供自身和微生物共同利用。虽大多数的动物（包括人）不能消化纤维素，但是含有纤维素的食物对于健康是必需的和有益的。

④ 几丁质（壳多糖）　是 N-乙酰-D-葡糖胺以 β-1,4 糖苷键相连成的直链多糖。

⑤ 菊糖　为多聚果糖，存在于菊科植物根部。

⑥ 琼脂　为多聚半乳糖，是某些海藻所含的多糖，人和微生物不能消化琼脂。

⑦ 糖胺聚糖　又称黏多糖、氨基多糖等。糖胺聚糖是蛋白聚糖的主要组分，按重复双糖单位的不同，糖胺聚糖包括以下几类：

a. 透明质酸　基本结构是由两个双糖单位 D-葡糖醛酸及 N-乙酰葡糖胺组成的大型多糖，与其它黏多糖不同，它不含硫。它的透明质酸分子能携带 500 倍以上的水分，为当今所公认的最佳保湿成分，广泛地应用在保养品和化妆品中。

b. 硫酸软骨素　是共价连接在蛋白质上形成蛋白聚糖的一类糖胺聚糖，广泛分布于动物组织的细胞外基质和细胞表面，糖链由交替的葡糖醛酸和 N-乙酰半乳糖胺（又称 N-乙酰氨基半乳糖）二糖单位组成，通过一个似糖链连接到核心蛋白的丝氨酸残基上。硫酸软骨素存在于从线虫到人的所有生物中（植物除外），发挥着许多重要的生理功能。硫酸软骨素的精细结构决定着功能的特异性和与多种蛋白质分子的相互作用。

c. 硫酸皮肤素　为二糖聚合物，是动物体内分布最广泛的一种细胞外基质糖胺聚糖，为血管壁蛋白多糖的主要成分。作为结缔组织的重要组成部分，具有多种药理作用与生理功能，可用作药物和保健食品，主要用于骨关节炎和冠状动脉粥样硬化性心脏病（冠心病）的预防和治疗。

d. 肝素　肝素因首先从肝脏发现而得名，是由葡糖胺、L-艾杜糖醛酸、N-乙酰葡糖胺和 D-葡糖醛酸交替组成的黏多糖硫酸酯，平均分子质量为 15kDa，呈强酸性。它也存在于肺、血管壁、肠黏膜等组织中，是动物体内一种天然抗凝血物质。天然存在于肥大细胞，现在主要从牛肺或猪小肠黏膜提取。作为一种抗凝剂，在体内外都有抗凝血作用。临床上肝素主要用于血栓栓塞性疾病、心肌梗死、心血管手术、心脏导管检查、体外循环、血液透析等。

4.2　碳水化合物的生理功能

碳水化合物是一切生物体维持生命活动所需能量的主要来源。它不仅是营养物质，而且有些还具有特殊的生理活性。例如，肝脏中的肝素有抗凝血作用，血液中的糖与免疫活性有关。此外，核酸也含有核糖和脱氧核糖。因此，碳水化合物对健康来说，具有更重要的意义。

4.2.1 供给能量

膳食碳水化合物是人类获取能量最经济、最主要的来源，1g 葡萄糖在体内完全氧化分解，可以释放能量 16.7kJ（约 4kcal），最终产物为二氧化碳和水。在人体生命所需的能量中，50%～65%是由碳水化合物供给的。糖原是碳水化合物在体内的储存形式，在肝和肌肉中含量最多。碳水化合物的来源广泛，与其他热源物质相比，其在体内消化、吸收、利用更迅速、完全并且安全，即使在缺氧的情况下，仍能通过酵解作用提供身体必需的能量。它不但是肌肉活动最有效的燃料，而且是心脏、脑、红细胞、白细胞等重要组织和细胞唯一依赖的能量来源，对维持其正常功能、增加耐力、提高工作效率有极其重要的意义。

4.2.2 构成细胞和组织

碳水化合物也是构成机体组织的重要物质，并参与细胞的组成和多种活动，如核糖和脱氧核糖是细胞中核酸的成分。细胞中碳水化合物含量为 2%～10%，主要以糖脂、糖蛋白和蛋白多糖的形式存在，分布在细胞膜、细胞器膜、细胞液以及细胞间质中。糖与脂类形成的糖脂是组成神经组织与细胞膜的重要成分。糖与蛋白质结合形成的糖蛋白是某些具有重要生理功能的物质，如抗原、抗体、酶、激素的组成成分。某些多糖，如纤维素和几丁质，可构成植物或动物骨架。糖胺聚糖可通过共价键与蛋白质构成蛋白多糖发挥生物学功能，如作为机体润滑剂、血型物质的基本成分以及识别外来组织的细胞等。

4.2.3 节约蛋白质

食物中碳水化合物不足，机体不得不动用蛋白质来满足机体活动所需的能量，这将影响机体用蛋白质合成新的蛋白质和进行组织更新。若食物能提供足量的可利用碳水化合物时，人体首先利用它作为能量来源，从而减少了蛋白质作为能量的消耗，使更多的蛋白质参与组织构成等更重要的生理功能，因此碳水化合物起到了节约蛋白质的作用。此外，膳食中碳水化合物的充分补给，使体内有足够的 ATP 产生，也有利于氨基酸的主动转运。如果采取节食减肥往往会对机体造成一定的危害，不仅可造成体内酮体的大量积累，而且还使机体蛋白质分解，体重减轻，危害健康。因此完全不吃主食，只吃肉类是不适宜的。减肥或糖尿病成年患者每天最少摄入的碳水化合物不低于 150g 主食。

4.2.4 免疫调节及维持脑细胞的正常功能

活性多糖大多数可以刺激免疫活性，增强网状内皮系统吞噬肿瘤细胞的能力，促进淋巴细胞转化，激活 T 细胞和 B 细胞，并促进抗体的形成，因此在一定程度上具有抗肿瘤的活性。但多糖对于肿瘤细胞并无直接的杀伤作用。活性多糖能降低甲基胆蒽诱发肿瘤的发生率，对一些易发生广泛转移、不宜采取手术治疗和放射疗法的白血病、淋巴瘤等特别有价值。酵母葡聚糖是第一个被发现具有免疫活性的葡聚糖，它在免疫调节、抗辐射、调节肠胃、帮助组织结构再生或修复、促进伤口愈合及预防心脑血管和糖尿病等方面均具有突出表现。在对抗肝炎、肿瘤、心血管疾病、糖尿病及降血脂、抗衰老等方面均有独特的生物活性。葡萄糖是维持大脑正常功能的必需营养素，当血糖浓度下降时，脑组织可因缺乏能源而使脑细胞功能受损，造成功能障碍，并出现头晕、心悸、出冷汗，甚至昏迷。

4.2.5 抗酮体的生成

脂肪在体内分解代谢,需要葡萄糖的协同作用。当膳食中碳水化合物供应不足时,脂肪在体内代谢所产生的乙酰基必须与草酰乙酸结合进入三羧酸循环中才能被彻底氧化,而草酰乙酸是由糖代谢产生的,草酰乙酸供应相应减少,脂肪酸不能彻底氧化而产生过多酮体。若酮体不能及时被氧化而在体内蓄积,会产生酮血症和酮尿症。膳食中充足的碳水化合物则可以防止上述现象发生,被称为抗生酮作用。

4.2.6 糖原异生

葡萄糖不仅是动物代谢(大脑神经系统、肌肉、脂肪组织、乳腺等)的重要能源,而且还是合成脂肪代谢所必需的还原性辅酶以及合成乳糖和乳脂的前体物。

4.2.7 解毒

碳水化合物代谢可产生葡糖醛酸,葡糖醛酸是体内一种重要的结合解毒剂,在肝中能与许多有害物质如细菌毒素、酒精、砷等结合,以消除这些物质的毒性或生物活性,起到解毒作用。机体肝糖原丰富时,对有害物质的解毒作用增强,肝糖原不足时,机体对有害物质的解毒作用显著下降。

4.2.8 加强肠道功能

如防治便秘、痔疮等。非淀粉多糖类如纤维素和果胶,抗性淀粉、功能性低聚糖等抗消化的碳水化合物,虽不能在小肠消化吸收,但能刺激肠道蠕动,增加了结肠发酵率。发酵产生的短链脂肪酸有利于肠道菌群增殖,尤其是刺激某些有益菌群的生长,如乳酸菌、双歧杆菌,帮助正常消化和增加排便量。

4.2.9 其他功能

碳水化合物中的糖蛋白和蛋白多糖有润滑作用,能够控制细胞膜的通透性,并且是合成一些生物大分子物质的前体,如嘌呤、嘧啶、胆固醇等。

4.3 碳水化合物与人体健康的关系

4.3.1 碳水化合物的摄入量与人体健康

碳水化合物作为人体的主要膳食组成,为机体提供 50%~65% 的能量。膳食中碳水化合物普遍以复合物形式进入人体,如淀粉、糖原、膳食纤维。机体摄入的可消化碳水化合物,经过口腔、胃肠道的物理和化学消化,主要降解成葡萄糖及少量的果糖和半乳糖,在肠道以单糖形式被吸收。因此,碳水化合物是生物细胞结构的主要成分及主要供能物质,并且有调节细胞活动的重要功能。由于碳水化合物具有多种重要的生理功能与作用,所以在每日膳食中需要摄入一定的碳水化合物。但摄入过多或过少均会给人体健康带来不利的影响。根据中国膳食碳水化合物的实际摄入量和世界卫生组织、联合国粮农组织的建议,推荐我国健康人群的碳水化合物供给量为总能量摄入的 55%～65%。同时对碳水化合物的来源也作了要求，即应包括淀粉、不消化的抗性淀粉、非淀粉多糖和低聚糖等碳水化合物；限制纯能量食物如糖的摄入量，提倡摄入营养素、能量密度高的食物，以保障人体能量和营养素的需要、改善胃肠道环境和预防龋齿的需要。

膳食中碳水化合物比例过高，必然会引起蛋白质和脂肪的摄入减少，对机体造成不良后果。当膳食中碳水化合物过多时，就会转化成脂肪贮存于体内，使人过于肥胖而导致各类疾病如高血脂、糖尿病等。某些碳水化合物含量丰富的食物会使人体血糖和胰岛素激增，从而引起肥胖，甚至导致糖尿病和心脏病，原因是这些碳水化合物食物的血糖负载很高。

大米、面、薯类、香蕉等食物淀粉含量很高。研究发现，碳水化合物（膳食纤维除外）进入人体后，转化为血糖，刺激胰岛素分泌，促进细胞利用血糖提供能量，多余的血糖进入肝脏合成肝糖原和脂肪。血糖剩余得越多，合成的脂肪就越多，且储存在体内。血糖波动短期内使人产生饥饿感，长期则使机体细胞对胰岛素敏感度下降，产生"胰岛素抵抗症"，于是血糖转化为能量的效率下降，机体趋于肥胖。此外，机体持续性摄入过量的可消化碳水化合物，胰岛素抵抗和糖代谢异常易导致继发性的脂代谢紊乱。正常血糖的动态平衡及不平衡如图 4.10 所示。

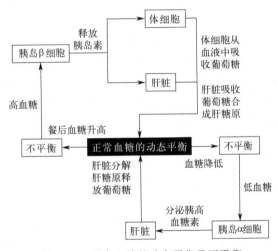

图 4.10　正常血糖的动态平衡及不平衡

膳食中碳水化合物过少，不但可造成膳食蛋白质浪费，还导致组织蛋白质和脂肪分解增强以及阳离子的丢失等。碳水化合物摄入不足，脂肪则会因氧化不全而产生过量的酮体，影响体内的酸碱平衡。肝糖原储备不足，会影响肝脏的解毒能力。缺乏碳水化合物还将导致全身无力、疲乏，血糖含量降低，从而产生头晕、心悸、脑功能障碍等严重后果。

短期食用低碳水化合物膳食易引起机体酮症，酮症的不良作用主要有恶心、头晕、便秘、无精打采、脱水、呼吸困难和食欲减退等症。低碳水化合物膳食中的植物性食物含量很低，造成食物中膳食纤维、维生素 B_1、维生素 B_6、叶酸、维生素 A、维生素 E、钙、镁、铁、钾和抗氧化植物化学物质等的摄入量也偏低，从而增加某些疾病危险性。且若低碳水化合物膳食中富含饱和脂肪酸，易导致血胆固醇升高，有引起心脏病的危险。

低碳水化合物高脂膳食能够导致注意力分散和记忆力下降，损伤大脑功能。这可能是由于高脂膳食中缺少碳水化合物而导致大脑和脏器中葡萄糖供应不足，打乱了机体的正常生理功能。长期食用低碳水化合物高蛋白质膳食可能造成肾结石和骨量下降，相对高含量的蛋白质对有肝、肾疾患的人群亦有不良影响，且高蛋白质膳食对糖尿病患者尤其危险，可加重糖尿病和肾病。

美国心脏病学会营养委员会在低碳水化合物膳食的有效性和安全性咨询报告中明确指出：这种膳食是通过相对不适口性限制能量摄入，引起机体脱水造成短期体重减轻，体重减轻后改善了血胆固醇和胰岛素水平，而不是由于食物成分变化造成的，事实上长期高脂肪膳食对心血管系统有害。合理膳食可遵循美国糖尿病学会的营养指南，该指南不再提出特定的碳水化合物摄入目标，而是提出"从水果、蔬菜、全谷类、豆类、低脂牛奶中获取碳水化合物的饮食方式"，减少钠、饱和脂肪酸和反式脂肪酸的摄入，增加鱼类摄入。

4.3.2 碳水化合物的保健作用

4.3.2.1 低聚糖的保健作用

低聚糖很难或不能被人体消化吸收，所提供的能量值很低，这是由于人体不具备分解消化低聚糖的酶系统。一些功能性低聚糖，如低聚异麦芽糖、低聚果糖、低聚乳果糖有一定程度的甜味，是一种很好的功能性甜味剂，可在低能量食品中发挥作用，如减肥食品、糖尿病患者食品、高血压患者食品，最大限度地满足那些喜爱甜食又担心发胖者的需求。

① 增殖双歧杆菌、优化肠道菌群。双歧杆菌的活菌制剂易受许多条件的限制，如在保存和服用方面会受到空气、胃酸、胆汁及抗生素等因素的影响，无法达到其应有的疗效。功能性低聚糖因具有较高的稳定性，而难以被人和动物消化道的酶系分解。因此，功能性低聚糖可以直达大肠，被双歧杆菌等有益菌利用，促进其增殖，而不能被有害菌所利用。这种选择性增殖作用不仅使得肠道菌群得到优化，而且使肠道微环境得到改善。

② 低聚糖类似水溶性植物纤维，能改善血脂代谢，降低血液中胆固醇和甘油三酯的含量。

③ 低聚糖属非胰岛素所依赖，不会使血糖升高，适合于高血糖人群和糖尿病人食用。

④ 降血脂、降胆固醇。功能性低聚糖普遍具有难消化、甜度低及热量低的特性，所以不易转化为脂肪和胆固醇。

⑤ 不被龋齿菌形成基质，也没有凝结菌体作用，可防龋齿。口腔中的有害微生物（主要是变异链球菌）能分泌葡糖基转移酶，将口腔中的葡萄糖转化为葡聚糖，该糖附着于牙齿表面形成牙垢，进而会导致龋齿。功能性低聚糖难以被唾液中的消化酶分解，不能被变异链球菌所利用，且又可在一定程度上抑制葡糖基转移酶的作用，从而起到预防龋齿的作用。

因此，低聚糖作为一种功能性食物配料被广泛应用于乳制品、乳酸菌饮料、双歧杆菌酸奶、谷物食品和保健食品中，尤其是应用于婴幼儿和老年人的食品中。在保健食品系列中，也有单独以低聚糖为原料而制成的口服液，直接用来调节肠道菌群、润肠通便、调节血脂、增强免疫等。随着医学科学的迅猛发展，广谱和强力的抗生素广泛应用于治疗各种疾病，使患者肠道内正常的菌群平衡受到不同程度的破坏。因而，有目的地增加肠道内的有益菌数量就显得十分必要。摄取双歧杆菌制品固然简便可靠，但这类产品从生产到销售都受到许多条件的限制，而通过摄入功能性低聚糖来促进肠道内双歧杆菌自然增殖则更切实可行。

4.3.2.2 多糖的保健作用

（1）抗病毒作用

多糖的抗病毒作用机制主要分为五类：直接杀灭病毒、抑制病毒生物合成与增殖、阻碍病毒吸附与进入细胞、直接抑制病毒、对宿主进行免疫调节。如茶叶中有一种含有单宁的单糖或多糖类成分的植物病毒抑制剂，不仅可抑制病毒的致病作用，而且可抑制病毒的传播。

(2) 降血糖作用

例如，一种银耳的子实体或菌丝体中含有抗高血糖的酸性多糖。海藻类植物中提取出一种能够降低血糖水平的藻类多糖，并制成了以岩藻的糖为主要成分的保健食品，它可以显著提高机体的免疫功能。

(3) 美容作用

西洋樱草属植物中获得一种具有良好的保湿、抗皱等作用的酸性多糖。如石菖蒲的根茎中分离得到的多糖可抑制黑色素的产生，具有抗炎、抗氧化作用，可用于黑变病的治疗，且因其具有良好的保湿作用，故又可作为化妆品的有效成分。甲壳类动物的肉类降解产物中得到一种具有美容功效的酸性多糖，实验证明，此酸性多糖可抑制透明质酸的分解，减少皮肤细纹和干裂，因而可作为美容食品和化妆品的有效成分。

(4) 乳化作用

禾本科大麦属植物（如大麦）的体细胞壁提取得到具有乳化作用的多糖，可作为乳化剂广泛应用于工业生产，且安全、无污染。通过培养产碱菌可得到并分离出一种由海藻糖和甘露糖组成的多糖，此多糖在水中溶解性好，有良好的稳定性，可作为研磨剂、乳化剂的稳定剂和增稠剂。

(5) 其他用途

对多种单糖、多糖及其衍生化糖类（如醛糖、黏多糖、多糖酵解后的糖）进行发酵或提取，可得到一类稳定、安全的试剂，它可减少典型的有害物质（如二氧芑、氰化物、多氯联苯等）对环境和人体的侵害，是极有意义的环保试剂。例如，以吸附多糖（如淀粉）的羟磷灰石作载体的培养基质培养造骨细胞，此载体的特点在于不用加入血清、细胞生长因子等物质就可刺激造骨细胞生长因子受体，而且它可避免在培养某种造骨细胞时，由于血清种类的特异性而必须筛选最适血清所耗费的大量人力、财力的问题，因而此项发明的问世无疑大大地降低了造骨细胞的培养费用，具有极高的经济价值和社会价值。

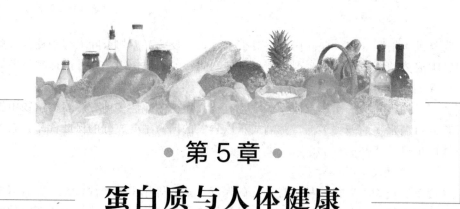

第 5 章
蛋白质与人体健康

本章导引

蛋白质是人体需要的七大营养素之一，人类的生长、发育、运动、遗传、繁殖等一切生命活动都离不开蛋白质，蛋白质是生命活动的主要承担者。蛋白质是由20种氨基酸通过肽键连接起来的生物大分子，是构成人体组织器官的支架和主要物质，占人体体重的16%～20%。与碳水化合物一样，蛋白质长期摄入不足或者过量都对人体健康不利。食物中蛋白质的质与量、各种氨基酸比例关系到人体蛋白质合成的质与量。因此，应科学合理摄入优质蛋白质，倡导健康饮食习惯，普及营养膳食知识，积极推进健康中国建设。

5.1 食物中的蛋白质与氨基酸

蛋白质与各种生命活动紧密相关，没有蛋白质就没有生命。人体内的蛋白质始终处于不断地分解和合成的动态平衡之中，从而达到完成组织修复更新，维持机体健康与相对稳定等目的。

氨基酸是生物体内构成蛋白质的基本单位。它们不仅是合成蛋白质的重要原料，还为促进生长、正常代谢、维持生命提供物质基础。

5.1.1 蛋白质的化学组成

蛋白质主要是由碳（C）、氢（H）、氧（O）、氮（N）四种基本元素组成的非常复杂的高分子，另外还含有一些硫（S）、磷（P）、铁（Fe）、锌（Zn）、碘（I）和铜（Cu）等元素。C、H、O、N、S等元素按一定的化学结构组成氨基酸，氨基酸再按不同排列组合成蛋白质，所以氨基酸是组成蛋白质的基本单位。

5.1.2 氨基酸

5.1.2.1 氨基酸分类

按营养价值分类可把氨基酸分为必需氨基酸、半必需氨基酸和非必需氨基酸三类。它们在体内合成方式不一样。

必需氨基酸是指在人体内不能合成，必须由食物供给的氨基酸。对成年人而言，有8种氨基酸属于必需氨基酸，它们分别是：赖氨酸、色氨酸、苯丙氨酸、蛋氨酸、苏氨酸、亮氨酸、异亮氨酸和缬氨酸。而对于婴幼儿来说，组氨酸也是必需氨基酸。随着年龄的增长，组氨酸可以在成年人体内通过腺嘌呤磷酸核糖基转移酶等以$5'$-磷酸核糖-$1'$-焦磷酸为底物合成，且合成量可以满足机体自身需要，因此组氨酸逐渐成为非必需氨基酸。

半必需氨基酸又称为条件必需氨基酸。主要指半胱氨酸和酪氨酸，它们在体内分别由蛋氨酸和苯丙氨酸转变而成，如果膳食中能够直接提供这两种氨基酸，则人体对蛋氨酸和苯丙氨酸的需要量可分别减少30%和50%。因此，在计算食物必需氨基酸组成时，通常将半胱氨酸和蛋氨酸、苯丙氨酸和酪氨酸合并计算。

非必需氨基酸指的是在人体内可以直接合成，不一定需要从食物中获得的氨基酸，包括甘氨酸、丙氨酸、谷氨酸、胱氨酸、丝氨酸、脯氨酸、精氨酸、天冬氨酸等。

5.1.2.2 氨基酸模式

蛋白质中各种必需氨基酸的含量和构成比例称为氨基酸模式。构成比例的计算是根据蛋白质中必需氨基酸的含量，以含量最少的色氨酸为1，其他的与其进行比较而计算出其他氨基酸的相应比值。人体每日必需氨基酸的需要量及氨基酸模式如表5.1所示。

表5.1 人体每日必需氨基酸的需要量及氨基酸模式

氨基酸名称	需要量/[mg/(kg·d)]				氨基酸模式
	3～4月龄婴儿	2岁幼儿	10～12岁学龄儿童	成人	含量/(mg/g)
异亮氨酸	70	31	30	10	40
亮氨酸	161	73	45	14	70
赖氨酸	103	64	60	12	55
蛋氨酸＋半胱氨酸	58	27	27	13	35
苯丙氨酸＋酪氨酸	125	69	27	14	60
苏氨酸	87	37	35	7	40
缬氨酸	93	38	33	10	50
组氨酸	28	—	—	—	—
色氨酸	17	12.5	4	3.5	10

注：表中"—"表示非必需氨基酸，不作要求。
引自杨玉红、孙秀青，2019。

人体各种组织细胞蛋白质的氨基酸比例是固定的，因此对每种必需氨基酸的需要也有一定数量和比例的要求。某种蛋白质中各种必需氨基酸的构成比例称为氨基酸模式，即根据蛋白质中必需氨基酸含量，以含量最少的色氨酸为1.0计算出的其他氨基酸的相应比值。食物蛋白质中的必需氨基酸种类、数量和比例均应与人体蛋白质的氨基酸模式相一致，食物蛋白质才能被人体充分利用。因此，食物蛋白质氨基酸模式与人体蛋白质氨基酸模式越接近，其营养价值越高。几种食物和人体蛋白质氨基酸模式见表5.2。从表5.2中可以看出，鸡蛋清与人体蛋白质氨基酸模式最为接近，在营养学上通常把鸡蛋清作为参考蛋白。

表5.2 人体蛋白质和不同食物蛋白质的氨基酸模式

氨基酸	人体	全鸡蛋	鸡蛋清	牛奶	瘦猪肉	牛肉	大豆	面粉	大米
异亮氨酸	4.0	2.5	3.3	3.0	3.4	3.2	3.0	2.3	2.5
亮氨酸	7.0	4.0	5.6	6.4	6.3	5.6	5.1	4.4	5.1
赖氨酸	5.5	3.1	4.3	5.4	5.7	5.8	4.4	1.5	2.3
蛋氨酸＋半胱氨酸	3.5	2.3	3.9	2.4	2.5	2.8	1.7	2.7	2.4

续表

氨基酸	人体	全鸡蛋	鸡蛋清	牛奶	瘦猪肉	牛肉	大豆	面粉	大米
苯丙氨酸+酪氨酸	6.0	3.6	6.3	6.1	6.0	4.9	6.4	5.1	5.8
苏氨酸	4.0	2.1	2.7	2.7	3.5	3.0	2.7	1.8	3.4
缬氨酸	5.0	2.5	4.0	3.5	3.9	3.2	3.5	2.7	3.4
色氨酸	1.0	1.0	1.0	1.0	1.0	1.0	1.0	1.0	1.0

注：引自周才琼，2019。

5.1.2.3 限制性氨基酸

当膳食中食物蛋白质的氨基酸模式与人体氨基酸模式不相符，一种或几种必需氨基酸缺乏或含量相对较低时，其他氨基酸就不能被充分利用合成人体蛋白质，同时也造成必需氨基酸的浪费，降低食物蛋白质的营养价值。这些决定其他氨基酸利用程度的必需氨基酸称为限制性氨基酸（limiting amino acid，LAA）。其中，含量最低的称为第一限制氨基酸，其余依次为第二限制氨基酸、第三限制氨基酸等。在植物蛋白质中，赖氨酸、蛋氨酸、苏氨酸和色氨酸的含量往往相对较低，因而成为限制性氨基酸影响植物蛋白质的营养价值。如，谷类蛋白质中赖氨酸是第一限制氨基酸。蛋氨酸则是大豆、花生、牛乳和肉类蛋白质的第一限制氨基酸。几种常见植物性食物的限制性氨基酸如表5.3。

表5.3 常见植物性食物的限制性氨基酸

食物名称	第一限制氨基酸	第二限制氨基酸	第三限制氨基酸
小麦	赖氨酸	苏氨酸	缬氨酸
大麦	赖氨酸	苏氨酸	蛋氨酸
大米	赖氨酸	苏氨酸	
玉米	赖氨酸	色氨酸	苏氨酸
花生	蛋氨酸		
大豆	蛋氨酸		

注：引自杨玉红、孙秀青，2019。

5.2 蛋白质的生理功能

蛋白质是生物细胞原生质的重要成分。不仅人体的皮肤（蛋白质占70%）、肌肉（占80%）、血液（占90%）及内脏的主体是蛋白质，就连毛发、骨骼、指甲以及体内的一些激素、抗体和酶，主体也都是蛋白质或其衍生物。蛋白质不仅是宝贵的营养素，而且还具有很多重要的生理活性。

（1）构成机体和修复组织

人的生长发育及新陈代谢都需要不断地补充蛋白质。除特殊时期的需要外，如儿童生长期、妇女妊娠、哺乳期等，对于一个健康的成年人来说，每天约有3%的蛋白质参与代谢，所以每人每天都必须摄入一定量的蛋白质作为构成和修复组织的材料。

（2）提供能量

蛋白质在分解过程中可释放能量，每1g蛋白质可释放16.7kJ热能。在碳水化合物和脂肪供应不足时，蛋白质可向人体提供热能，但这并不是蛋白质的主要功能。

（3）参与体内物质的代谢调节

机体的新陈代谢是通过各种酶催化化学反应来实现的。酶主要是由蛋白质组成的，参与了机体内环境的各项生命活动,如肌肉收缩、血液循环、呼吸、消化、神经传导、感觉功能、能量转化、信息传递、生长发育等过程,如果没有酶,生命将无法存在。调节生理机能的一些激素也有蛋白质和多肽参加,如胰岛素就是氨基酸的衍生物,由51个氨基酸组成,控制着蛋白质、糖类、脂肪三大营养物质的代谢和贮存。活性肽在人的生长发育、新陈代谢、疾病以及衰老、死亡的过程中起着关键作用。

(4) 增强抵抗力

血液中的抗体可以保护机体免受细菌和病毒的侵害,它是由蛋白质组成的,又称免疫球蛋白。抗体按照作用对象,可将其分为抗毒素抗体、抗菌抗体、抗病毒抗体和亲细胞抗体;按理化性质和生物学功能,可将其分为IgM、IgG、IgA、IgE和IgD五大类;按与抗原结合后是否出现可见反应,将其分为:在介质参与下出现可见结合反应的完全抗体,以及不出现可见反应但能阻抑抗原与其相应的完全抗体结合的不完全抗体;按抗体的来源,可将其分为天然抗体和免疫抗体。各种抗体的形成与丙种球蛋白有关,同时蛋白质可提高机体抵抗能力,对抗外界各种有害因素。近年来被用来抑制病毒和抗癌的干扰素,即是一种糖和蛋白质的复合体,由单核细胞和淋巴细胞产生,具有广谱的抗病毒、影响细胞生长分化、调节免疫功能等多种生物活性,在机体中发挥重要作用。

(5) 体内代谢物和营养素的载体

蛋白质是体内很多重要的代谢物质和营养素转运的载体。如机体新陈代谢过程中所需的氧气和生成的二氧化碳,是由血液中血红蛋白运输完成的,而血红蛋白是球蛋白与血红素的复合物。载脂蛋白可运输脂类,运铁蛋白可运输铁,甲状腺素结合球蛋白可运输甲状腺素等。如果身体缺乏血红蛋白,易引起机体的贫血;而当体内的载脂蛋白发生突变时,可影响血脂代谢和利用,从而影响高脂血症、动脉粥样硬化、心脑血管疾病等的发生和发展。

(6) 调节渗透压

正常人血浆与组织液之间的水不停地交换保持平衡,主要依赖于血浆中电解质总量和胶体蛋白质的浓度。当人摄入蛋白质不足时,血浆白蛋白浓度降低,渗透压下降,水无法全部返回血液循环系统而蓄积在细胞间隙间,出现水肿。因此血浆白蛋白承担着维持血浆胶体渗透压的重要功能。

(7) 维护皮肤的弹性

胶原蛋白是人体结缔组织的组成成分,能主动参与细胞的迁移、分化和增殖,具有联结与营养功能,又有支撑和保护作用。在人的皮肤中,胶原蛋白含量高达71.9%,如长期缺乏蛋白质会导致皮肤的生理功能减退,使皮肤失去光泽,出现皱纹,弹性降低。

5.3 蛋白质的营养价值及其评价

每天通过食物摄取的蛋白质,并不能直接为人体所利用,一是由于食物蛋白质均为大分子,必须经过分解变成氨基酸才能被人体所吸收利用;二是由于食物蛋白质与人体蛋白质的结构不同。

从现代营养学的观点来看,确定食物蛋白质的营养价值,不仅要看蛋白质含量高低,而且还要看其必需氨基酸的配比是否协调,这是一个数量与质量的双重指标。各种食物的蛋白质含量及其氨基酸配比均有不同,即使是同一种食物,由于品种、地理条件以及栽培方式等诸因素的不同,蛋白质的含量与组成也不尽相同。

蛋白质质量主要指的是必需氨基酸的含量与配比。必需氨基酸的组成包括种类、数量和相互间比例。必需氨基酸的种类齐全、比例适当，营养价值就高，反之则低。衡量食物蛋白质的营养价值，主要从蛋白质含量、被消化和被人体利用程度等多方面进行全面的评价。

5.3.1 食物中蛋白质的含量

食物中蛋白质的含量是评价其营养价值的基础，不能脱离含量而单纯考虑营养价值。如果食物蛋白质含量低，即使食物蛋白质中必需氨基酸的模式好，仍难以满足机体需要，无法发挥蛋白质应有的作用。

一般来说，蛋白质分子中元素组成的共同特点是氮的平均含量占16%，即每100g蛋白质中含氮16g，或1g氮代表6.25g蛋白质。食物蛋白质的含量是根据食物的含氮量来决定的，食物中的含氮量一般用凯氏定氮法测定，将测定的含氮量乘以6.25即得到食物蛋白质的含量。常见食物中蛋白质的含量见表1.3。对于大多数动物性食物（如鸡蛋、肉类）氮折算系数为6.25，谷类食物、豆类食物、坚果等折算系数相对较低，不同食物氮折算系数见表5.4。

表5.4 不同食物氮折算系数

食物		折算系数	食物		折算系数
谷物类	全小麦粉	5.83	鸡蛋	鸡蛋(整)	6.25
	麦糠麸皮	6.31		蛋黄	6.12
	麦胚芽	5.80		蛋清	6.32
	麦胚粉	5.70	肉与乳类	肉类和鱼类	6.25
	燕麦	5.83		动物明胶	5.55
	大麦、黑麦粉	5.83		乳及乳制品	6.38
	小米	6.31		酪蛋白	6.40
	玉米	6.25		人乳	6.37
	大米及米粉	5.95	豆类	大豆(黄)	5.71
坚果与种子类	巴西果	5.46		其他豆类	6.25
	花生	5.46			
	杏仁	5.18			
	其它如核桃、榛子等	5.30	其他	其他食物	6.25

注：引自杨月欣、王光亚、潘兴昌，2002。

5.3.2 蛋白质的消化率

蛋白质的消化率是指一种食物蛋白质可被消化酶分解并被吸收的程度。消化率越高表示该食物蛋白质越易于被吸收，营养价值越高。蛋白质的消化率可用该蛋白质的氮吸收量占该蛋白质中氮摄入量的百分比表示，公式如下：

$$蛋白质消化率 = \frac{氮吸收量}{氮摄入量} \times 100\%$$

蛋白质消化率分为表观消化率和真消化率。

$$表观消化率 = \frac{食物氮 - 粪氮}{食物氮} \times 100\%$$

$$\text{真消化率} = \frac{\text{食物氮} - (\text{粪氮} - \text{粪代谢氮})}{\text{食物氮}} \times 100\%$$

粪氮代表食物中不能被消化吸收的氮,但也包括消化道脱落的肠黏膜细胞和死亡的肠道微生物,后两者称为粪代谢氮。粪代谢氮是在人体进食足够热量但完全不摄取蛋白质的情况下在粪便中测得的,并非来自未被消化吸收的蛋白质,一般24h肠道废物代谢氮为0.9~1.2g。如在测定中不计算粪代谢氮时,所得结果称为表观消化率,反之为真消化率。

不同食物中的蛋白质消化率不同,同一食物因加工方法不同其消化率也不同。一些特殊物质(如抗胰蛋白酶、膳食纤维)的存在也会影响到食物蛋白质的消化。常见食物蛋白质的真消化率见表5.5,一般肉、蛋、奶类的真消化率分别为94%、97%和95%,而玉米和小米蛋白质的真消化率分别为85%和79%。

表5.5 常见食物蛋白质的真消化率

蛋白质来源	真消化率/%	蛋白质来源	真消化率/%
鸡蛋	97	小麦(精粉)	96
牛奶	95	燕麦	86
肉、鱼	94	小米	79
玉米	85	豌豆	88
稻米	88	花生米	95
小麦(全)	86	豆粉	86

注:引自高永清、吴小南、蔡美琴,2008。

5.3.3 蛋白质的利用率

蛋白质利用率是指蛋白质消化吸收后在体内被利用的程度。蛋白质生物价、蛋白质净利用率、蛋白质效率比以及氨基酸评分等可作为评价食物中蛋白质利用率的指标。

5.3.3.1 蛋白质的生物学价值

蛋白质经消化吸收后,被机体储留利用的比例越大,其营养价值就越高。蛋白质的生物学价值(biological value,BV)是指蛋白质被吸收在体内被利用的程度,即被生物体利用保留的氮量与吸收的氮量之比:

$$\text{蛋白质生物价} = \frac{\text{氮在体内的储留量}}{\text{氮在体内的吸收量}} \times 100\%$$

氮在体内的储留量=吸收氮-(尿酸-尿内源氮);氮在体内的吸收量=摄入氮-(粪氮-粪内源氮)。尿内源氮为机体不摄取蛋白质时尿中所含的氮,它主要来源于组织分解。生物价是表示蛋白质营养价值最常用的方法。我国常见的食物蛋白质生物价见表5.6。

表5.6 常见食物的蛋白质生物价

蛋白质来源	生物价/%	蛋白质来源	生物价/%	蛋白质来源	生物价/%
鸡蛋(整)	94	稻米	77	绿豆	58
鸡蛋清	83	小麦(整)	67	芸豆	38
鸡蛋黄	96	燕麦	65	花生(熟)	59
牛奶	85	小麦	64	豌豆(生)	48
酪蛋白	73	玉米(整)	60	核桃	56
乳清蛋白	84	小米	57	甘薯	72
猪肉	74	高粱	56	马铃薯	67
牛肉	69	白面粉	52	白菜	76

续表

蛋白质来源	生物价/%	蛋白质来源	生物价/%	蛋白质来源	生物价/%
牛肝	77	麦麸	74	芝麻	71
牛肾	77	大豆(熟)	64	向日葵籽	65
牛心	74	大豆(生)	57	棉籽	62
鲢鱼	72	豆腐	65	啤酒酵母	63

注：引自邓泽元、乐国伟，2007。

从表5.6可以看出，单一食物来源的蛋白质生物价一般不能满足人体的需求。因此，把食物适当混合起来，能使单一食物蛋白质的缺点得以相互补偿，从而提高蛋白质生物价。

5.3.3.2 蛋白质净利用率

蛋白质净利用率（net protein utilization，NPU），表示摄入蛋白质在体内被利用的情况，即在一定条件下，体内储留的蛋白质在摄入蛋白质中所占的比例。它包括了食物蛋白质的消化和利用两个方面，这也是目前使用较多的方法。而生物价只表明蛋白质的利用程度，未考虑消化率。

$$蛋白质净利用率 = \frac{氮储留量}{氮摄入量} \times 100\%$$

也可简化为：蛋白质净利用率 = 生物价 × 消化率。

5.3.3.3 蛋白质效率比

蛋白质效率比（protein efficiency ratio，PER）是测定生长发育中的小动物每摄入1g蛋白质所增加的体重（g），用来表示食物蛋白质在体内被利用的程度。通常以雄性断奶大鼠为实验对象，以含10%蛋白质的配合饲料饲养28天，然后计算相当于每克蛋白质所增加体重数：

$$蛋白质效率比 = \frac{动物体重增加量(g)}{摄入蛋白质的量(g)} \times 100\%$$

蛋白质效率比是检验食物蛋白质的质和量的综合指标，方便实用，已被广泛采用。

5.3.3.4 氨基酸评分

氨基酸评分（amino acid score，AAS）是目前被广泛采用的一种蛋白质利用率的评价方法。该方法是用被测食物蛋白质的必需氨基酸评分模式与推荐的理想模式或参考蛋白质模式进行比较，因此是反映蛋白质构成和利用率的关系。通常将鸡蛋蛋白质或人乳蛋白质作为参考蛋白质，因为这两种蛋白质是食物营养价值最高的蛋白质，它们的生物价接近100，即在体内将近100%可以被利用。

$$氨基酸评分 = \frac{被测蛋白质每克氮(或蛋白质)中氨基酸量(mg)}{理想模式或参考蛋白质中每克氮(或蛋白质)中氨基酸量(mg)}$$

首先将被测蛋白质中必需氨基酸与参考蛋白质中的必需氨基酸进行比较，最低者为限制性氨基酸，被测食物蛋白质的第一限制氨基酸与参考蛋白质中同种必需氨基酸的比值即为该蛋白质的氨基酸评分。

氨基酸评分的方法比较简单，有许多可取之处，因为它可以明确食物的限制性氨基酸，也可以看出其他氨基酸的不足，对于应当补充或强化的氨基酸也比较清楚。

几种常见食物的蛋白质质量见表5.7。

表 5.7　几种常见食物的蛋白质质量

食物	生物学价值(BV)/%	蛋白质净利用率(NPU)/%	蛋白质的效率比(PER)/%	氨基酸评分(AAS)
全鸡蛋	94	84	3.92	1.06
全牛奶	87	82	3.09	0.98
鱼	83	81	4.55	1.00
牛肉	74	73	2.03	1.00
大豆	73	66	2.32	0.63
精制面粉	52	51	0.60	0.34
大米	63	63	2.16	0.59
土豆	67	60	—	0.48

注：引自吴坤，2006。

5.3.3.5 蛋白质的互补作用

当食物蛋白质中某一种或某几种氨基酸缺乏或不足时，则使合成机体组织蛋白质受到限制。将两种或两种以上的食物蛋白质适当混合食用，使其所含的氨基酸之间取长补短，改善必需氨基酸之间的比例关系，从而提高食物蛋白质的营养价值，这种作用称为蛋白质的互补作用。

为更好地发挥蛋白质的互补作用，应遵循以下3个原则：

① 搭配的食物种类越多越好。因为搭配的食物种类越多，提供的氨基酸种类就越齐全，有利于发挥蛋白质的互补作用，所以在日常生活中提倡饮食多样化，同时也能提高食欲。

② 食物的种属越远越好。因为种属差别大，食物蛋白质的氨基酸模式差别也就大，所以动、植物之间搭配比单纯植物搭配更有利于提高蛋白质的营养价值。

③ 互补作用的食物同时吃。因为单一氨基酸在血液中的停留时间约为4h，然后到达组织器官，再合成组织器官的蛋白质，而合成组织器官蛋白质的氨基酸必须同时到达才能发挥互补作用。因此，养成良好的膳食习惯，不偏食，不挑食，尽量杂食，有利于提高食物蛋白质的营养价值。

5.4 蛋白质的食物来源

蛋白质广泛存在于动物和植物体内，最主要的是肉、鱼、蛋、乳、谷类和豆类等食物，常见食物中蛋白质的含量见表1.3。蛋白质的食物来源可分为植物性蛋白质和动物性蛋白质两大类。

5.4.1 植物性蛋白质

植物性食物的蛋白质一般含量不高，没有动物性食物的蛋白质含量高，但由于是人们的主食，进食量较大，所以仍然是人类膳食蛋白质的主要来源。谷类含蛋白质6%～10%，主要由谷蛋白、白蛋白、醇溶蛋白、球蛋白组成。一般谷类蛋白质因必需氨基酸组成不平衡，赖氨酸含量少，苏氨酸、色氨酸、苯丙氨酸及蛋氨酸含量偏低而使谷类食品蛋白质营养价值低于动物性食品。而大豆含蛋白质高达36%～40%，氨基酸组成也比较合理，在体内的利用率较高，属于优质蛋白质，是非常好的蛋白质来源。

5.4.2 动物性蛋白质

动物性食物的蛋白质含量高于植物性食物，而且动物蛋白质的利用率也较高。绝大多数动物蛋白质的必需氨基酸的种类齐全，所组成的比例适合人体需要，但色氨酸含量普遍偏低。牛奶中蛋白质主要为酪蛋白，消化率为95%，鸡蛋蛋白质不但含有人体所需的各种氨基酸，而且组成模式与人体十分相近，生物学价值达95%以上。

为改善膳食蛋白质质量，在膳食中应保证有一定数量的优质蛋白质。一般要求动物性蛋白质和大豆蛋白质应占膳食蛋白质总量的30%~50%。此外，注意蛋白质互补，适当进行搭配非常重要。但是，蛋白质过多也不利于身体健康，会加重肾脏负担，不利于消化吸收。

5.5 蛋白质与人体健康的关系

5.5.1 蛋白质摄入量不足

(1) 蛋白质-能量营养不良

蛋白质-能量营养不良（protein-energy malnutrition，PEM）是一种因缺乏能量和蛋白质而引起的营养缺乏的一种临床综合征。多见于断乳期的婴幼儿，在经济落后、卫生条件较差的地区尤为多见，是危害小儿健康、导致死亡的主要原因之一。主要表现为两种类型：

① 营养消瘦型或消瘦型PEM，主要以能量供应不足为主。临床主要表现为患者生长发育缓慢，明显消瘦，体重减轻，肌肉萎缩，皮下脂肪减少或消失，无浮肿。

② 恶性营养不良或水肿型PEM，主要以蛋白质严重缺乏为主，多见于儿童的极度营养不良。临床主要表现为患者精神萎靡，反应冷淡，体重正常或减轻，下肢凹陷性浮肿，肝脾肿大。

(2) 儿童佝偻

许多处于生长期的孩子喜欢弯腰驼背，身体佝偻，仿佛永远不能站直。如果孩子无法经常保持直立的姿势，则有可能是肌肉中缺乏蛋白质。人体肌肉中的蛋白质为肌肉提供力量支持，如果缺乏，就会出现肌肉乏力，表现在儿童身上就是"站不直"。这时孩子就需要补充蛋白质。

(3) 骨质疏松

人体骨骼包括两部分：一部分是以钙、镁等矿物质为代表的无机物，它们主要维持人体骨骼的硬度；而另一部分则是以骨胶原蛋白为代表的有机物，它们主要维持人体骨骼的韧性。当人体缺乏蛋白质时，骨骼就会变得松脆易折。

5.5.2 蛋白质摄入量过多

虽然蛋白质对人体有着重要的作用，但摄入过多对人体有害无益。

① 增加肝肾的负担。当人体蛋白质的摄入量超过了机体的需要量时，它们并不能储存在体内，只能排出体外。但在排泄前，首先要通过肝脏的转化，再经肾脏从尿液中排出体外。这样不仅造成浪费，而且还增加了肝脏和肾脏的负担，特别是对肝、肾功能发育不全的婴幼儿，以及肝、肾功能逐渐退化的老年人，都会产生不利的影响。

② 摄入过多的动物蛋白，必然伴随摄入较多的动物性脂肪和胆固醇。动物性脂肪中饱和脂肪酸含量较高，饱和脂肪酸和胆固醇摄入过多会引发人体内脂质代谢的紊乱，导致高脂血症和高胆固醇症，进而会引起更加严重的动脉硬化性疾病，如冠心病等。

③ 摄入过多的蛋白质，造成含硫氨基酸摄入过多，反而加速骨骼中钙质的丢失，引起骨质疏松。

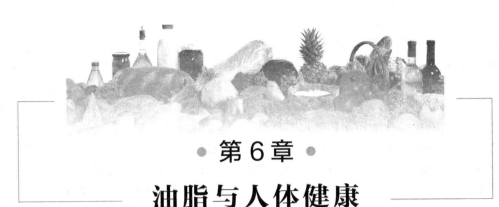

第 6 章

油脂与人体健康

本章导引

脂肪是机体重要的储能物质,当机体缺乏糖类能源时,脂肪则被动员为机体提供能量。然而,脂肪摄入过多,也易导致肥胖、"三高"等一系列健康问题。因此,日常生活中更要注意"过犹不及、物极必反"的道理,科学合理摄入脂肪,保持健康体质。

6.1 食物中的脂类

6.1.1 脂类的消化、吸收与转运

人每日摄入的脂类 95% 为甘油三酯,其余为磷脂(主要是卵磷脂)和固醇类(主要是胆固醇,植物性固醇 20%~25%)。口腔不分泌脂肪消化相关的酶,不能对脂肪进行消化。摄入的肉类、乳制品的脂类及植物油等以混合脂肪的形式进入胃肠道,在肠道中实现对脂肪的乳化和分解,并以乳糜微粒以及极低密度脂蛋白形式作为脂肪吸收的终产物在小肠黏膜细胞内出现。乳糜微粒的直径大概为 0.5~1nm,内含约 80% 的甘油三酯,约 10% 的磷脂,少量的蛋白质、胆固醇及其酯。除了乳糜微粒外,肠细胞还用甘油三酯合成极低密度脂蛋白,两者均为肠细胞分泌转运的主要脂蛋白。极低密度脂蛋白的磷脂含量较高,也可在肝脏中大量合成。来源于肠的极低密度脂蛋白比肝脏来源的酯化胆固醇含量高。

肠腔内胆固醇主要来自胆汁。脂肪在肠道的消化吸收过程非常迅速,大部分膳食脂肪在小肠上段的 100cm 处已完成吸收。

血液中的游离脂肪酸可来自脂肪组织的分解,也可来源于乳糜微粒中的甘油三酯。从脂肪组织释放的游离脂肪酸的量受机体组织对热量的需求而变动。在饱腹情况下,只有低浓度的游离脂肪酸存在于血液中,并与血浆白蛋白结合,而在进食后的吸收期,血浆中的游离脂肪酸浓度增加,并为组织提供能量。体力活动和饥饿也能引起血浆脂肪酸含量的升高。

6.1.2 油脂的营养价值

人们日常生活中离不开油脂,其营养价值与来源相关,但并非决定性因素。衡量油脂的好坏,不是看其来源于动物还是植物,关键在于它本身所含脂肪酸的种类及饱

和程度、消化利用率的高低、储存性能等。一般认为，植物油中大豆油、花生油、芝麻油、米糠油及动物脂肪中富含必需脂肪酸，营养价值较高。动物的脑、心、肝中含有丰富的磷脂和胆固醇。蛋黄中也含有较多的磷脂和胆固醇，且易于吸收，是婴幼儿脂类的良好来源。

其次与油脂的熔点有关。脂肪中不饱和脂肪酸含量越多熔点越低，消化率越高。植物油消化率几乎为100%，牛、羊脂肪消化率80%～90%。

脂溶性维生素存在于多数食物的脂肪中，以鲨鱼肝油中的含量为最多，奶油次之，猪油中几乎不含维生素A和维生素D。一些海产鱼类肝脏脂肪中维生素A和维生素D含量较高，植物油则富含维生素E，谷类胚中维生素E含量也较多，这些维生素都是人体维持健康所必需的。

6.2 脂类的生理功能

6.2.1 脂肪的生理功能

（1）提供热能

每克脂肪在体内氧化产热量约39.54kJ，为同质量糖类和蛋白质的2倍以上，是供给人体热能的重要来源。脂肪每天向人体提供的能量占能量总需求的20%～30%。

（2）储能

作为能源在体内储存是蛋白质和碳水化合物都难以实现的，蛋白质的作用主要在于生理功能调节方面而不是用于产能，而大量糖类的储存也是对机体极不利的。相反，储存能值较高的脂肪却是高效率的。安静状态下，空腹的成年人维持能量需要的25%来自游离脂肪酸，60%由内源储备的脂肪酸酯所提供，而来自葡萄糖代谢的仅占15%。

（3）保护机体，滋润皮肤

机体内含有的脂肪称为体脂，体脂是热的不良导体，能起隔热作用，对维持机体的正常体温起重要作用。同时，围绕在各器官周围的体脂像软垫一样，可以有效缓冲机械作用，对各脏器及关节组织起到保护和固定作用。体脂在皮下适量储存，可起到滋润皮肤、增加皮肤弹性和缓解衰老的作用。

（4）充当脂溶性维生素的溶剂

脂溶性维生素只有溶解在脂肪中才能被人体吸收利用。如果食物中长期缺乏脂肪的供给，会引起脂溶性维生素吸收不良，从而出现相应的缺乏症。如维生素A不足或缺乏时，人的暗适应时间延长，严重时会导致夜盲症。维生素D缺乏会导致婴幼儿期发生佝偻病，成人可发生骨软化症，特别是妊娠、哺乳期妇女，还会患有骨质疏松症、手足痉挛症。

6.2.2 其他脂类的生理功能

（1）胆固醇

胆固醇是人体不可缺少的一种营养物质，在人体内总量约为140g，其中大约1/4分布在脑及神经中，占脑组织的2%。肝、肾、肠、皮肤及脂肪等组织中含0.2%～0.5%，以肝最多。肾上腺和卵巢等含1%～5%。胆固醇以游离胆固醇和胆固醇酯的形式存在，其来源主要分为两部分，一部分来自动物性食品，如肉类、蛋类、动物内脏及水产类等；另一部分来自肝脏及肝外组织的合成，人体肝脏每天合成3000mg左右的胆固醇。正常人即使膳食中不含胆固醇，肝脏也能自行合成。胆固醇存在于人体每个细胞中，是构成细胞膜的重要组分，如果没有胆固醇，细胞的生长、分裂、更新等一系列生理过程均发生障碍。胆固醇还是脂蛋白组成成分，而脂蛋白与脂类和脂溶性维生素的吸收、运输、代谢及利用密切相关，胆固醇还是合成胆汁酸的原料，影响肠道内脂肪吸收。在神经系统中，胆固醇、神经磷脂和神经糖苷脂等共同组成神经髓鞘。此外，胆固醇是体内合成类固醇激素（肾上腺皮质激素、睾酮、孕酮等）和维生素 D_3 的原料。

(2) 磷脂

磷脂是除甘油三酯外，体内含量最多的脂类，具有多种形式，是脂蛋白与细胞膜的重要组成成分（图6.1）。甘油磷脂是一种重要的磷脂形式，是构成细胞膜的重要物质，主要存在于组织和血浆中，仅有少量存在于体脂库中，与体内的脂肪转运有关。

卵磷脂（磷脂酰胆碱）是构成细胞膜的主要成分，分子结构如图 6.2 所示，具有提高大脑功效、增强记忆力、降血脂和胆固醇、调节内分泌、缓解更年期综合征以及抗衰老和预防阿尔茨海默病的功能。

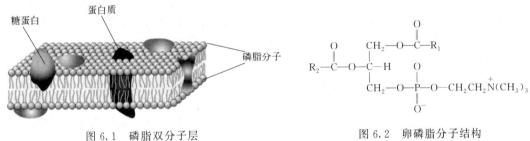

图 6.1　磷脂双分子层　　　　　　　图 6.2　卵磷脂分子结构

神经鞘磷脂，存在于神经鞘中，具有促进脑神经发育功能，在运动和认知行为中发挥重要作用。

(3) 糖脂

糖脂包括脑苷脂和神经节苷脂，是构成细胞膜所必需的。

(4) 蜡

蜡是脂肪酸与高级醇所形成的酯，广泛存在于果皮、树叶的表面及一些昆虫的分泌物中。在人类的正常食物中，蜡是不常见的。

6.3　脂类的合理膳食及其质量评价

6.3.1　脂肪的合理膳食

相关资料表明，不良的生活方式和营养过剩已经成为危害现代人们身体健康的头号杀手。很多慢性病与人们的不良生活方式密切相关，如高血压、冠心病和脑血栓等，膳食结构不合理是其主要原因。食物中的高胆固醇可引起肝内胆固醇升高，通过反馈抑制关键性酶而使肝脏内胆固醇合成减少，但肝外组织的合成作用没有降低，摄入高胆固醇食物会引起体内血浆胆固醇水平升高。植物性食物中的麦角固醇、豆固醇及谷固醇等能干扰胆固醇在肠道的吸收，膳食纤维素通过吸附胆汁酸促进肝内胆固醇合成胆汁酸，增加胆固醇的排出，从而发挥降低血浆胆固醇的作用。

营养学家推荐脂肪供能占总热能的比例为：成人为 20%～25%，儿童青少年为 25%～30%，必需脂肪酸占总热能的 2%，饱和脂肪酸、单不饱和脂肪酸、多不饱和脂肪酸的比例等于1∶1∶1为宜。动物脂肪含丰富的饱和脂肪酸，植物脂肪含丰富的多不饱和脂肪酸，两种脂肪均含有单不饱和脂肪酸，如猪、牛、羊的脂肪及花生油、芝麻油、茶籽油等含有40%以上的单不饱和脂肪酸。海水鱼是二十碳五烯酸（EPA）和二十二碳六烯酸（DHA）的良好来源，EPA和DHA有降低血清甘油三酯的作用。

综上所述，用植物油烹饪食物，从动物性食品中获得动物性脂肪，经常食用海鱼，注意控制脂肪摄取的总量与种类，是比较合理的饮食方式。

6.3.2 影响油脂质量的因素

必需脂肪酸（亚油酸和亚麻酸）是机体不能合成或合成量远不能满足需要的脂肪酸，必须从膳食中摄取。必需脂肪酸缺乏会引起生长迟缓、生殖障碍、皮肤损坏以及肝、肾、神经和视觉方面的各种疾病。因此，必需脂肪酸含量的高低是衡量油脂质量的重要因素。相对而言，植物性油脂因其必需脂肪酸含量高于动物性油脂，其营养价值也就相对较高。

脂类在食品加工、保存过程中可能伴有脂肪的水解、氧化、分解、聚合或其他的降解作用，导致脂肪的理化性质变化，在某些情况下可以降低能值，呈现一定的毒性和致癌性。影响油脂稳定性的因素有很多，如维生素E，它是天然抗氧化剂，使油脂不易氧化变质，有助于提高植物油脂的稳定性。

脂肪的消化率越高，营养价值越高。脂肪的消化率与熔点有关，脂肪的熔点接近或低于人体体温者的消化率高，可达97%～98%，而熔点在50℃以上者，消化率一般为80%～90%。通常熔点也与食物中的不饱和脂肪酸的种类和含量有关，含不饱和脂肪酸和短链脂肪酸越多，熔点越低，越容易被消化。

6.4 脂类与人体健康的关系

6.4.1 人体脂类的来源

人体中的脂类，一方面来自饮食中的脂类，另一方面来自自身的合成。在人们的日常膳食中，植物油和动物油都是主要的脂肪来源，内脏和蛋类中的胆固醇含量较高，且各种食物或多或少都含有一些磷脂。人体中的脂类合成以肝脏为主，脂肪组织和处于哺乳期的乳腺也是合成脂肪的主要场所，除必需脂肪酸由食物供给外，其他脂类均可在体内合成。几乎所有组织都具有合成磷脂和胆固醇的能力，在人体内有70%～80%的磷脂和胆固醇来自体内合成。食物中的脂类含量对自身的脂类合成有抑制作用。通常，人体对食物中脂类需要量很低，以满足必需脂肪酸——亚油酸和亚麻酸的供给量和保证脂溶性维生素A、维生素D、维生素K、维生素E的吸收量为最低限度。必需脂肪酸在食物中普遍存在，脂溶性维生素的吸收也并非此一条途径，所以在没有遗传原因的情况下，人体一般不会由于食物中脂类含量低而影响脂类正常的生理功能。有调查显示，印度的少数土著部落在烹调中不用任何的油脂，脂肪摄取总量约占总热量的2%，但并未发现相关脂类缺乏症。相反，过量的脂类摄入引起的脂类代谢失调，进而造成的脂肪、胆固醇在人体蓄积，成了危及人体健康的重要因素。

6.4.2 脂类代谢失调与人体疾病

当人体脂肪与胆固醇的摄入与合成大于转化与分解时，这种不平衡就会导致脂类代谢失调，常引起下列疾病。

(1) 肥胖症

神经系统的食欲中枢和内分泌系统失调,造成脂肪在体内积累过多,引发肥胖症。这与遗传因素有关,尤其是与食物中脂肪与糖类的过多摄入有关。肥胖是诱发糖尿病的重要因素,肥胖者还易患心血管疾病。

(2) 酮血症

酮血症是指血液中出现过多的酮体(乙酰乙酸、β-羟丁酸和丙酮)。严重时,患者的尿中出现酮体,呼吸有酮味,出现酸中毒。酮体是脂肪在肝脏中的氧化产物,当高脂低糖饮食时,脂肪酸成为主要的供能物质,肝脏产生的酮体和肝外组织利用酮体之间失去平衡,血液中就会出现酮体积累,发生酮血症。

(3) 高脂蛋白血症

高脂蛋白血症是血液中脂蛋白的含量过多而造成的(主要是乳糜微粒和 β-脂蛋白)。高脂饮食能引起血脂升高,而过高的血脂,易引发高血压、冠心病等疾病。

(4) 冠心病

血浆中胆固醇含量过多时,易沉积在大、中主动脉内膜上形成脂斑层,引起动脉粥样硬化。若心脏的冠状动脉发生粥样硬化,使管腔狭窄或阻塞导致心肌缺血,称为冠心病,严重时发生心肌梗死。血栓的发生也起因于动脉粥样硬化。食用过多的脂肪、胆固醇能引起血浆胆固醇浓度的升高。

(5) 脂肪肝

脂肪肝是脂肪在肝脏中过多堆积而造成的。当高脂肪膳食时,肝脏要把多余的脂肪合成脂蛋白,从而转运出肝脏,如肝功能不好或其他原因不能有效运出,就形成脂肪肝。长此以往,可使肝组织发生坏死,结缔组织增生,最后造成肝硬化。

上述疾病的发病率还随着脂类摄入量的加大而升高,尤其是心血管病的死亡率在全球最高,它们都与高脂饮食直接相关。因而为了人体健康,应该重视低脂膳食的选择。

6.4.3 低脂膳食策略

(1) 谷类是理想的主食

谷类中脂肪含量一般不超过2%,且富含亚油酸,亚油酸具有降低血液胆固醇水平和防止动脉粥样硬化的作用。谷物中淀粉含量达70%以上,是人类理想而较经济的热能来源。

(2) 植物脂肪优于动物脂肪

一般而言,植物性脂肪中含有较多的不饱和脂肪酸,可有效补充人体所需的必需脂肪酸,能有效促进卵磷脂合成,加速胆固醇排泄。如大豆油中含油酸32%～35%、亚油酸51%～60%、亚麻酸2%～10%、磷脂1.64%,有益于预防冠心病、高血压、动脉粥样硬化等疾病。动物脂肪中含有较多的饱和脂肪酸,可使血液胆固醇明显升高,食用过多的动物脂肪会增加冠心病的发病率。

(3) 水产品是营养价值很高的食品

水产类多以高蛋白质低脂肪为特征。如鱼类脂肪含量为1%～10%,且长链多不饱和脂肪酸含量高,故鱼类脂肪有一定的预防动脉粥样硬化和冠心病的作用。调查发现,渔民冠心病的发病率较低。常年食鱼的因纽特人是全球冠心病发病率最低的人群,糖尿病患者也较少。另外,鱼类肌肉分化程度低、肌纤维细、肉嫩、易消化,保健作用更好。海藻类也能预防多种疾病,可适当多食。

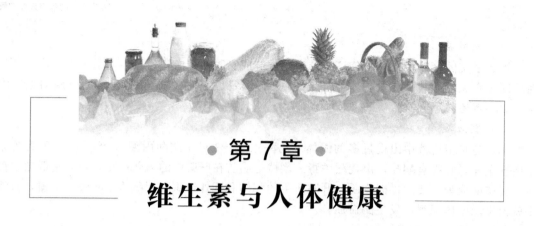

第 7 章
维生素与人体健康

> **本章导引**

维生素在身体内不能合成，或多数合成量不足，必须从食物中摄取补充。若长期缺乏任何一种维生素，都会危及健康甚至生命。维生素过量也容易造成健康危害，尤其是脂溶性维生素。这充分体现了度是事物质和量的统一，正确理解维生素的营养特点，掌握"适度"原则，防止"过"或"不及"。

7.1 维生素的分类及其生理功能

维生素是一类特殊的小分子化学物质，是维持人体正常代谢和功能所必需的一类营养素。

维生素的种类繁多，结构各异，理化性质和生理功能也各不相同，所以无法按化学结构和生理功能进行分类。按照在油脂和水中的溶解度不同，可将维生素分为两类：脂溶性维生素和水溶性维生素。

7.1.1 脂溶性维生素

脂溶性维生素包括维生素 A、维生素 D、维生素 E、维生素 K。

7.1.1.1 维生素 A

（1）维生素 A 的生理功能

① 维持正常的视觉功能　眼睛视网膜上的感光物质视紫红质，是由维生素 A 和视蛋白结合而成的，有维持弱光下视力的作用，能使人在暗处看清物体。若缺乏维生素 A 会造成视紫红质合成不足，引起夜盲症。此外，维生素 A 又被称为抗干眼病维生素。

② 维持上皮细胞组织健康　维生素 A 是细胞膜表面糖蛋白合成的重要物质。当缺乏维生素 A 时，糖蛋白合成受阻，呼吸道、消化道黏膜完整性遭到破坏，削弱了阻止细菌侵袭的天然屏障，使病原体易侵袭而发病。

③ 促进生长发育，维持正常免疫功能　维生素 A 可促进蛋白质的生物合成及骨骼细胞的分化，促进牙齿和骨骼的正常发育。维生素 A 具有类固醇激素的作用，影响细胞分化。

因此，维生素 A 对胎儿、幼儿的生长发育具有重要意义。缺乏维生素 A 会导致蛋白质的生物合成及体内细胞分化受阻，从而影响儿童的生长发育。

（2）维生素 A 的需要量与供给量

人体对维生素 A 的需要量取决于人的体重和生理状况，儿童生长发育时期，孕妇及哺乳期妇女具有特殊的生理状况，均需要较高的维生素 A。2023 年中国营养学会发布的我国居民维生素 A 推荐摄入量（RNI）：男性 18~49 岁为 770μgRAE（视黄醇活性当量）/d，50~64 岁为 750μgRAE/d，65~74 岁为 730μgRAE/d，75 岁以上为 710μgRAE/d；女性 18~64 岁为 660μgRAE/d，65~74 岁为 640μgRAE/d，75 岁以上为 600μgRAE/d；孕中、晚期在相应的年龄段增加 70μgRAE/d，乳母增加 600μgRAE/d。

（3）维生素 A 的食物来源

动物肝中维生素 A 含量特别丰富，奶油、鸡蛋、红薯中含量也高。胡萝卜、番茄、菠菜、莴笋等蔬菜中含 β-胡萝卜素，它是维生素 A 的前体，多食用蔬菜，同样可补充维生素 A。常见食物中维生素 A 和胡萝卜素含量如表 7.1、表 7.2 所示。

表 7.1　常见食物中总维生素 A 含量（以每 100g 可食部计）

食物名称	总维生素 A/μgRAE[①]	食物名称	总维生素 A/μgRAE[①]
猪肉（瘦）	44	猪肝	6502
牛肉（代表值，fat[②]9g）	3	羊肉（代表值，fat7g）	8
驴肉（瘦）	72	狗肉	12
鸡肉（代表值）	92	鸭肉	52
鸡肝	10414	鹅肝	6100
鹅肉	42	纯牛奶（代表值，全脂）	54
鸡蛋（代表值）	255	草鱼	11
白米虾	54	河蟹	389

① 1μg RAE 维生素 A＝1μg 视黄醇活性当量。
② fat 即脂肪。
注：引自杨月欣，2018。

表 7.2　常见食物中胡萝卜素含量（以每 100g 可食部计）

食物名称	胡萝卜素含量/μg	食物名称	胡萝卜素含量/μg
小麦麸皮	120	玉米（黄，干）	100
小米	100	胡萝卜（脱水）	17250
番茄	1149	菠菜（鲜）	2920
芹菜叶（鲜）	2930	荠菜（鲜）	2590
豆瓣菜（鲜）（西洋菜、水田芥）	9550	水芹菜	380

注：引自杨月欣，2018。

（4）维生素 A 缺乏症

维生素 A 是构成视觉细胞内感光物质的成分，因此，缺乏维生素 A 首先导致对弱光敏感度降低，暗适应延长，角膜干燥，重症者患有夜盲症。其次，维生素 A 是维持上皮组织细胞正常更新所必需的物质，其中以眼、呼吸道、消化道、尿道及生殖系统等影响最显著，因此，维生素 A 缺乏会导致皮肤干燥和粗糙，四肢出现毛囊角化性丘疹等。此外，维生素 A 能促进生长发育，当它缺乏时生殖功能衰退、骨骼生长不良、生长发育受阻。

7.1.1.2　维生素 D

（1）维生素 D 的生理功能

① 调节人体内钙和磷的代谢　维生素 D 是调节钙、磷代谢的主要物质。一方面促进小肠对钙吸收转运，使血钙浓度增加；另一方面促进肾小管对钙、磷的重吸收，使血磷浓度升高。

② 促进吸收利用，促进骨骼成长　维持血液中良好的磷酸盐水平和钙、磷间的良好平衡，对于骨骼的钙化十分重要。维生素 D 缺乏时，会严重影响钙磷代谢，临床表现为骨质软化和佝偻病，因此，维生素 D 又被称为抗佝偻病维生素。

(2) 维生素 D 的需要量与供给量

2023 年中国营养学会推荐维生素 D 摄入量为：65 岁以下以及孕中、晚期妇女和哺乳期妇女为 10μg/d，65 岁以上老年人为 15μg/d。一般成年人如果在容易接触日光的地方生活和工作，可通过太阳光的照射获得充足的维生素 D，而不必考虑由膳食供给维生素 D。当妇女怀孕或处于哺乳期时，由于对钙、磷的需要量增加，此时必须通过膳食补充维生素 D。

然而，维生素 D 过量也可引起中毒，表现为厌食、恶心、呕吐、腹泻、头痛、嗜睡、多尿、烦渴等。血清中钙磷过高，可引起软组织钙化，还容易造成结石症。

(3) 维生素 D 的食物来源

维生素 D 主要存在于海水鱼、动物肝脏、鱼肝油、蛋黄、牛肉等动物性食品中。晒干后的青菜，其他维生素可能被破坏，但维生素 D 含量很高。强化食品也是维生素 D 的来源。奶类含有少量的维生素 D，新鲜蔬菜、谷类及其制品和水果中含有少量的维生素 D 或几乎不含维生素 D。经常接受日照是维生素 D 良好的来源。成年人只要经常接触阳光，一般不会发生维生素 D 缺乏症。儿童和年轻人应每周保证 2~3 次的户外运动以满足对维生素 D 的需要，而老年人应在春、夏、秋季的早晨或下午多接触阳光，使维生素 D 满足身体的需要。

(4) 维生素 D 的缺乏症

维生素 D 缺乏主要引起佝偻病，临床表现为骨骼的改变、肌肉松弛以及非特异性精神症状，且出现维生素 D 缺乏性手足抽搐症。重症佝偻病可影响患者的消化系统、呼吸系统和免疫系统，同时对小儿的智力发育也存在影响。老年人因为皮肤合成、饮食摄入和胃肠道吸收功能减弱，又常常仅限于室内活动，皮肤合成维生素 D 减少，导致患佝偻病的风险加大。

7.1.1.3　维生素 E

(1) 维生素 E 的生理功能

① 抗氧化作用　维生素 E 是一种很强的抗氧化剂，可以保护细胞膜和细胞器的完整性和稳定性，使其免受过氧化物的损害，起到保护血管、心脏、乳房、眼睛、皮肤等和预防多种疾病的作用。

② 维持生育功能　维生素 E 与动物生育功能有关，所以称其为生育酚。临床上用于辅助治疗不育不孕症、习惯性流产和早产等，因此维生素 E 又被称为抗不育维生素。

③ 延缓衰老　维生素 E 可改善皮肤的弹性、延迟性腺萎缩、提高免疫力，在延缓衰老方面具有一定的作用。脂褐质俗称老年斑，是细胞内某些成分被氧化分解后的沉积物，补充维生素 E 可减少细胞中脂褐质的形成。

(2) 维生素 E 的需要量与供给量

一般认为 1 岁以下婴儿对维生素 E 的需要量(以 α-生育酚计)3~6mg/d，牛乳中的含量仅为母乳的 1/10~1/2，因此对人工喂养婴儿必须注意另行补充。此外，婴儿食品中常添加富含多不饱和脂肪酸的植物油，也需适量增加维生素 E。维生素 E 可抑制脂肪酸的氧化，从而减少脂过氧化物的形成，以及保护细胞免受自由基损害。2023 年中国营养学会推荐 15 岁以上人群以及孕妇推荐摄入量均为 14mg/d，乳母为 17mg/d。维生素 E 的需要量还受膳食中其他成分的影响，如饮酒、口服避孕药、阿司匹林等都会增加其需要量。

(3) 维生素 E 的食物来源

富含维生素 E 的食品有：麦胚油、棉籽油、玉米油、花生油、芝麻油、莴笋叶、瓜子、杏仁、核桃、花生酱、番茄酱等，柑橘皮中含量也很丰富。维生素 E 性质不稳定，容易被氧化，在储存与烹调过程中都有损失，加热时损失更大。

(4) 维生素 E 缺乏症

维生素 E 缺乏可引起生殖障碍，以及肌肉、肝脏、骨髓和神经功能异常。血浆中维生素 E 浓度降低会导致红细胞膜受损、红细胞寿命缩短以及溶血引起的轻度溶血性贫血。孕妇缺乏维生素 E 会导致胚胎发育缺陷以及骨骼肌萎缩。维生素 E 代谢遗传异常并伴有脂肪吸收不良的儿童会患有脊髓小脑病，具体表现在脊髓后柱、第三和第四脑神经核、周围神经等生长受到影响。成人已成熟的神经系统对维生素 E 缺乏比较耐受，一般 5~10 年后才会出现神经方面的异常，但儿童发育中的神经系统对维生素 E 缺乏敏感，因此在儿童日常饮食中需注意富含维生素 E 的食物摄入。

7.1.1.4　维生素 K

(1) 维生素 K 的生理功能

维生素 K 的主要功能是控制血液凝结，它是 4 种凝血蛋白（凝血酶原、转变加速因子前体、抗血友病因子和 Stuart-Prower 因子）在肝内合成必不可少的物质，因此又被称为凝血维生素。

(2) 维生素 K 的需要量与供给量

2023 年中国营养学会推荐的每日膳食中维生素 K 的参考摄入量为：0~0.5 岁，2μg/d；0.5~1 岁，10μg/d；1~3 岁，30μg/d；4~6 岁，40μg/d；7~8 岁，50μg/d；9~11 岁，60μg/d；12~14 岁，70μg/d；15~17 岁，75μg/d；18 岁以上成年人每日摄入量为 80μg。

(3) 维生素 K 的食物来源

人体中维生素 K 的来源有两个方面：一方面由肠道细菌合成，占 50%~60%；另一方面来自食物，占 40%~50%。维生素 K 广泛分布于植物性食物和动物性食物中，是动物、微生物的生长因子。

(4) 维生素 K 缺乏症

维生素 K 缺乏症的主要临床表现为皮肤瘀斑、瘀点、血肿，以及外科手术或穿刺部位渗血。婴儿还伴有其他生理缺陷，如脸、鼻、骨骼和手指的发育不良等。因此，维生素 K 缺乏引起的凝血障碍性疾病被称为小儿晚发性维生素 K 缺乏症，在新生儿和婴儿期较为常见。

7.1.2　水溶性维生素

水溶性维生素包括 B 族维生素和维生素 C 两大类。B 族维生素主要有维生素 B_1、维生素 B_2、维生素 B_6、维生素 B_5（泛酸）、维生素 H（生物素）、叶酸、维生素 B_3（维生素 PP）、维生素 B_{12} 等。

7.1.2.1　B 族维生素

7.1.2.1.1　维生素 B_1

维生素 B_1 又称硫胺素或抗脚气病维生素，是最早被分离出来的一种维生素。在酸性溶液中稳定,但在碱性条件下加热易被氧化破坏。如油炸面食,其加工过程中不但加碱,而且还经过高温油炸,使其维生素 B_1 几乎全被破坏。

(1) 维生素 B_1 的生理功能

① 促进糖类等新陈代谢　维生素 B_1 在肝脏被磷酸化为焦磷酸酯(辅羧化酶),参与体内 α-丙酮酸的脱羧反应,帮助消化、吸收。如果没有维生素 B_1,糖代谢受阻,一方面导致神经组织的供能不足,另一方面使糖代谢过程中产生的丙酮酸、乳酸在神经组织中堆积,易出现健忘、不安、易怒或忧郁等症状,严重时可产生手足腕下垂、下肢水肿和心力衰竭,临床上称为脚气病。

② 增进食欲与消化功能　维生素 B_1 可抑制胆碱酯酶的活性,使重要的神经传导递质乙酰胆碱不被破坏,从而保持神经的正常兴奋程度。当维生素 B_1 缺乏时,影响到神经传导系统,进一步影响到消化系统的功能,出现食欲缺乏、消化不良等症状。

(2) 维生素 B_1 的需要量与供给量

由于维生素 B_1 参与糖代谢,其需要量与机体热能总摄入量成正比,故维生素 B_1 的供给量标准按 0.5mg 或 4.18kJ(1kcal) 计。老人和儿童的维生素 B_1 需要量较成人高,每 4.18kJ(1kcal) 能量需要维生素 B_1 0.5～0.6mg。2023 年中国营养学会推荐维生素 B_1 的摄入量,成年男性为 1.4mg/d,女性为 1.2mg/d。维生素 B_1 可耐受最高摄入量为 50mg/d。高度脑力劳动者、高温、缺氧作业者的需要量增加,运动员的需要量较高,特别是从事耐力项目者应适当补充。

(3) 维生素 B_1 的食物来源

维生素 B_1 含量丰富的食物有米糠、麦麸、豆类、干果和硬壳果类、瘦肉及动物内脏,绿叶蔬菜中含量也较高。谷类硫胺素含量丰富,但随着碾磨的精加工程度增强而使硫胺素含量逐渐减少,所以长期吃精米、白面的人易患脚气病。烹调不当(如熬粥放碱),其食物中硫胺素损失率为 30%～40%。常见食物中维生素 B_1 的含量如表 7.3。

表 7.3　常见食物中维生素 B_1 含量(以每 100g 可食部计)

食物	维生素 B_1 含量/mg	食物	维生素 B_1 含量/mg	食物	维生素 B_1 含量/mg
小麦粉(标准粉)	0.46	干黄豆	0.41	猪瘦肉	0.54
稻米	0.15	芸豆	0.3	猪肝	0.21
小米	0.33	蚕豆	0.20	牛瘦肉	0.07
玉米面(白)	0.34	豌豆	0.49	羊瘦肉	0.15
花生仁(生)	0.72	毛豆	0.28	鸡蛋(红皮)	0.14
葵花籽仁	0.72	大白菜	0.04	鸡胸脯肉	0.07
西瓜子仁	0.20	苹果	0.03	鸭	0.11
腰果	0.24	辣椒	0.04	带鱼	0.03
菠萝	0.05	茄子	0.02	鲤鱼	0.05

注:引自杨月欣,2018。

(4) 维生素 B_1 缺乏症

因维生素 B_1 缺乏引起的脚气病一般分成以下 3 类。

① 干性脚气病　早期症状主要表现为烦躁不安、易激动、头痛。后期以多发性神经炎症状为主,如下肢倦怠、无力、感觉异常(针刺样、烧灼样疼痛)、肌肉无力、肌肉酸痛(腓肠肌为主)。还会出现上升性对称性周围神经炎,表现为肢端麻木,脚趾麻木且呈袜套状分布。同时会伴随有消化道症状,主要表现为食欲缺乏、恶心、呕吐、腹痛、腹泻或者便秘、腹胀。

② 湿性脚气病　以水肿和心脏症状为主。即缺乏维生素 B_1 而导致了心血管系统障碍,右心室扩大,出现水肿、心悸、气促、心率过速、心前区疼痛等症状,严重者表现为心力

衰竭。

③ 婴儿脚气病　多发生于2~5月龄的婴儿，且多是维生素B_1缺乏的母乳所喂养的婴儿，其发病突然、病情急。初期食欲不振、呕吐、兴奋、心跳快、呼吸急促和困难。严重时身体会出现青紫、心脏扩大、心力衰竭和强直性痉挛，这些症状出现后的1~2天患儿易突然死亡，抢救时间非常紧急。患脚气病的婴幼儿脚部略有浮肿，用手指压迫时，即出现一个凹陷，压力解除后，此凹陷不能立即消失。

7.1.2.1.2　维生素B_2

维生素B_2又称核黄素。在酸性和中性溶液中对热稳定，在碱性溶液中较易被破坏。游离型维生素B_2对光敏感，在紫外线照射下核黄素被降解为无活性作用的光黄素、光色素等。如牛奶被日光照射2h，其游离型维生素B_2将被破坏50%以上。在烹调肉类和各类食物时不宜加碱。食物中维生素B_2多以结合型存在，对光比较稳定。

(1) 维生素B_2的生理功能

核黄素是体内许多重要辅酶类的组成成分，这些酶能在体内物质代谢过程中传递氢离子，它还是蛋白质、糖、脂肪酸代谢和能量利用与组成所必需的物质，能促进生长发育，保护眼睛、皮肤的健康。

(2) 维生素B_2的需要量与供给量

维生素B_2的供给量与机体能量代谢及蛋白质的摄入量均有关系，机体热量需要量增大、生长加速、创伤修复期人群及孕妇、乳母的供给量都需要增加。

2023年中国营养学会发布的维生素B_2推荐摄入量（RNI），成年男性为1.4mg/d，女性为1.2mg/d，孕妇早、中、晚期分别为1.2mg/d、1.3mg/d、1.4mg/d，乳母为1.7mg/d。

(3) 维生素B_2的食物来源

维生素B_2的来源主要是动物性食品，尤其是动物内脏、蛋类及奶类，其次是豆类、新鲜蔬菜和水果，谷物和一般蔬菜含量较少（表7.3）。维生素B_2在食物加工时容易损失，一是由于热烫处理而溶于水中，二是由于光照使维生素B_2损失，如牛奶，所以维生素B_2较丰富的食品不易久存。常见食物中维生素B_2含量见表7.4。

表7.4　常见食物中维生素B_2（核黄素）含量（以每100g可食部计）

食物名称	维生素B_2含量/mg	食物名称	维生素B_2含量/mg
小米	0.10	苹果(代表值)	0.02
优糯米	0.03	草莓	0.03
玉米(黄,干)	0.13	桑椹(代表值)	0.06
小麦面条(干切面)	0.05	香蕉(红皮)	0.02
黄豆(大豆)	0.20	橙	0.04
绿豆(干)	0.11	杏	0.03
豌豆(带荚,鲜)	0.09	茄子(绿皮)	0.20
豆奶(豆乳)	0.06	猪肉(瘦)	0.13

注：引自杨月欣，2018。

(4) 维生素B_2缺乏症

维生素B_2缺乏症在一些发展中国家人群中患病率极高。常见的临床症状有阴囊皮炎、口角糜烂、脂溢性皮炎、结膜充血及怕光、流泪等。维生素B_2缺乏引起的皮肤、黏膜损伤的发生机制可能是因为核黄素缺乏可引起某些条件下的维生素 B_6 缺乏，两种维生素缺乏均可因影响皮肤胶原成熟过程而导致皮肤、黏膜受损。

7.1.2.1.3 维生素 B_6

维生素 B_6 有吡哆醇、吡哆醛和吡哆胺三种形式。吡哆醇主要存在于蔬菜产品中，而吡哆醛和吡哆胺主要存在于动物产品内。它们的结构和生理活性相似，在体内可以相互转变，并与磷酸结合在一起而存在。维生素 B_6 易溶于水及乙醇，易在空气、碱性环境和紫外线下被破坏分解。

(1) 维生素 B_6 的生理功能

维生素 B_6 的功能主要是作为辅酶，参与蛋白质、脂肪、碳水化合物的代谢。维生素 B_6 可能是 B 族维生素中最重要的一种。人体在缺少维生素 B_6 时，吃进去的蛋白质无法分解转化为人体自身的蛋白质，会导致抽筋、呕吐、惊厥等许多严重症状。缺少维生素 B_6 还会影响脂类代谢，从而出现动脉粥样硬化病变。

维生素 B_6 参与辅酶 A 的生物合成、抗体的形成以及 mRNA 的合成，并与核酸、内分泌腺和中枢神经系统的代谢有关，有助于脑和神经组织中的能量转化。

(2) 维生素 B_6 的需要量与供给量

人体对维生素 B_6 的需要量随体力活动及代谢增强而提高，孕妇、乳母需要量增多。2023 年中国营养学会发布的维生素 B_6 推荐摄入量，50 岁以下的成年人为 1.4mg/d，50 岁以上的成年人为 1.6mg/d，孕妇和乳母分别为 2.2mg/d 和 1.7mg/d。对于老年人而言，维生素 B_6 对同型半胱氨酸代谢十分重要，缺乏维生素 B_6 还会引起免疫功能缺陷，而维生素 B_6 也有助于老年人维持葡萄糖耐受性与正常认知功能。因此，老年人对维生素 B_6 的需求量比年轻人高，50 岁以上老年人维生素 B_6 推荐摄入量为 1.6mg/d。其他情况如服用异烟肼对维生素 B_6 有拮抗作用，需给予补充。

(3) 维生素 B_6 的食物来源

维生素 B_6 在食物中分布很广，含量较多的食物为白肉类（如鸡肉和鱼肉），其次为肝脏、豆类、蛋黄。另外，水果和蔬菜中也含量丰富。人体肠道内的细菌也能合成维生素 B_6，故人体很少发生维生素 B_6 缺乏症。

(4) 维生素 B_6 缺乏症

维生素 B_6 缺乏者原因之一是长期大量服用异烟肼，患者以四肢远端感觉丧失、无力和腱反射减弱为特点。通常缺乏该种维生素可表现为情绪抑郁、激动和意识混乱。婴儿缺乏维生素 B_6 可出现惊厥和癫痫发作，严重者引起智力衰退。腹泻、贫血和癫痫发作是婴儿和儿童维生素 B_6 缺乏的特征。此外，缺乏者可出现对称性皮炎、口角炎、尿道炎、贫血等症状。

7.1.2.1.4 维生素 B_5

维生素 B_5，又称泛酸，在自然界广泛存在。泛酸钙在水溶液中相当稳定，但会在 pH 值为 5～7 的水溶液中遇热而被破坏。

(1) 维生素 B_5 的生理功能

维生素 B_5 是辅酶 A 的组成部分，它与碳水化合物、脂肪和蛋白质代谢关系都很密切。其参与体内能量的制造，并控制脂肪的新陈代谢，而且是大脑和神经必需的营养物质，有助于体内抗压力激素的分泌，保持皮肤和头发的健康，对维持人体机体和中枢神经系统的正常发育，以及维持肾上腺功能具有重要作用。

(2) 维生素 B_5 的需要量与供给量

维生素 B_5 适宜摄入量：12 岁起至成年人为 5.0mg/d，孕妇为 6.0mg/d，乳母为 7.0mg/d。

(3) 维生素 B_5 的食物来源

一般在动物性食品中维生素 B_5 含量较为丰富，尤其是动物的肝、肾类中含量丰富。另外，花生和豆类中也含有不少。人体肠道细菌也能合成维生素 B_5，但其产量和人体对其利用量不详。

(4) 维生素 B_5 缺乏症

由于维生素 B_5 遍布于一切动植物中，在一般饮食中不易缺乏，但以玉米为主食的人群可能出现缺乏症，临床表现为头痛、疲劳、运动失调、感觉异常、肌肉痉挛以及消化功能紊乱。在一些人群中也可能出现心率过速和直立性低血压。维生素 B_5 缺乏时，肾上腺功能不全，且对胰岛素降血糖效应的敏感性增加。

7.1.2.1.5 维生素 H

维生素 H 也叫生物素，易溶于水，是含硫的无色无臭的结晶物。热稳定性高，一般烹调加工损失很少。生鸡蛋清中有一种抗生物素蛋白，可与生物素紧密结合而使生物素失去活性。因此，常吃生鸡蛋会引发皮肤炎症。

(1) 维生素 H 的生理功能

维生素 H 是羧化酶的辅基，与碳水化合物、脂肪、蛋白质代谢关系密切。脂肪酸的合成和一些氨基酸的转化都离不开生物素。

(2) 维生素 H 的需要量与供给量

成人维生素 H 的适宜摄入量为 40μg/d。

(3) 维生素 H 的食物来源

维生素 H 广泛分布在各种食物中，最理想来源是动物的肝和肾，其次是花生、鸡蛋、大米、小麦和牛奶。虽然蔬菜和水果含量不多，但人体肠道内的细菌能合成的生物素相对较多，故人体一般不易缺乏。

(4) 维生素 H 缺乏症

长期服用抗生素，或依赖营养注射，以及服用抗惊厥药物的人更容易出现维生素 H 缺乏症。此外，大量服用生鸡蛋清也可能出现维生素 H 缺乏，因生鸡蛋清含有抗生物素的卵清蛋白。缺乏症主要表现为皮肤症状，可见毛发变细、失去光泽、皮肤干燥、鳞片状皮炎、红色皮疹等。严重者的皮疹可延续到眼睛、鼻子和嘴周围。此外，伴有食欲减退、恶心、呕吐、舌乳头萎缩、黏膜变灰、高胆固醇血症及脑电图异常等，还会引起肌肉痛，产生抑郁等情绪变化。这些症状多发生在维生素 H 缺乏 10 周后。在 6 月龄以下的婴儿，可出现脂溢性皮炎。

7.1.2.1.6 叶酸

叶酸因在绿叶植物中含量丰富而得名，又称维生素 M，叶酸在中性和碱性溶液中对热稳定，易被酸和光所破坏。

(1) 叶酸的生理功能

膳食中的叶酸进入体内后在肝、肠壁、骨髓等组织中可被还原成四氢叶酸，四氢叶酸为多种酶的辅酶，主要功能是作为一碳单位的载体参加代谢，有促进红细胞成熟的作用，是细胞生长繁殖所必需的维生素。叶酸缺乏时，易造成巨幼细胞贫血。

如果孕妇缺乏叶酸，会影响胎儿的细胞分裂与增殖，造成神经管的发育不良，主要表现为无脑儿、脊柱裂、腭裂等。增补叶酸可以减少70%以上神经管畸形的发生。育龄妇女如果缺乏叶酸，可以在怀孕前3个月至孕期每天服用一粒叶酸增补剂（400μg）。

（2）叶酸的需要量与供给量

由于叶酸的重要性，特别是与出生缺陷、心血管疾病等密切相关，故叶酸的摄入越来越引起人们的重视。膳食叶酸推荐摄入量，15岁起至成年人为400μg/d，孕妇为600μg/d，乳母为550μg/d。大于18岁者可耐受最高摄入量为1000μg/d。

（3）叶酸的食物来源

含叶酸最丰富的食物是动物肝脏和小麦胚芽，其次是绿色蔬菜、酵母、肉、蛋、鱼、谷类，肠道细菌也可合成少量叶酸。长时间服用抗生素，可造成叶酸缺乏。加工和烹饪食物时，叶酸的损失率高达50%~90%，高温长时间烹饪和使用大量的水，叶酸的损失最大，甚至会全部损失掉。

（4）叶酸缺乏症

叶酸缺乏症临床表现为皮肤损害，主要集中在面部、躯干、四肢，出现鳞屑性丘疹和斑块，呈脂溢性皮炎样改变；暴露部位及掌跖处可见灰褐色色素沉着；可有唇炎、舌炎、舌充血，舌上有溃疡，丝状乳头和菌状乳头相继萎缩等。

叶酸缺乏可导致巨幼细胞贫血；孕妇缺乏叶酸还可导致胚胎发育迟缓、新生儿智力低下及神经管畸形或胎儿形体畸形；婴幼儿缺乏叶酸还可出现精神萎靡、发育迟缓等；老年人长期缺乏叶酸可引起智力退化性综合征。

7.1.2.1.7 维生素 B_3

维生素 B_3 又称维生素PP，维生素 B_3 的化学名为烟酸和烟酰胺（又叫尼克酸和尼克酰胺），这两种物质在体内可以相互转换。因有防治糙皮病的作用，又叫抗糙皮病维生素。烟酸在体内以烟酰胺的形式存在。对热、光、酸、碱稳定，在空气中也较稳定。

（1）维生素 B_3 生理功能

① 维生素 B_3 是辅酶的组成成分　维生素 B_3 在机体内转变为烟酰胺，后者是辅酶Ⅰ和辅酶Ⅱ的组成成分。辅酶Ⅰ和辅酶Ⅱ在碳水化合物、脂肪、蛋白质的能量释放方面起着重要的作用，在体内氧化还原反应中起着传递氢的作用，对维持机体正常的新陈代谢必不可少。体内缺乏烟酸将导致物质代谢过程发生障碍，引起糙皮病，其典型症状为皮炎、腹泻及痴呆。维生素 B_3 缺乏常与维生素 B_1、维生素 B_2 及其他营养素缺乏同时存在，故常伴有其他营养素缺乏症状。

② 维生素 B_3 可使血管扩张　维生素 B_3 可使血管扩张，皮肤发红发痒。大剂量尼克酸在固醇类化合物的合成中起着重要作用，可降低体内胆固醇水平。所以临床常用大剂量尼克酸治疗内耳眩晕症（梅尼埃病）、外周血管病（包括冻伤）、严重头痛和偏头痛、高胆固醇血症。

③ 维持神经组织的正常功能　维生素 B_3 对中枢及交感神经系统有保护作用。维生素 B_3 缺乏，将产生神经损害或精神紊乱。

（2）维生素 B_3 的需要量与供给量

因体内所需的维生素 B_3 部分是由色氨酸转变生成的，因此膳食中维生素 B_3 供给量多以烟酸当量（NE）表示。

烟酸当量 NE(mg)＝烟酸(mg)＋1/60 色氨酸(mg)

2023年中国营养学会推荐的每日膳食中烟酸的摄入量为，成年男性15mg NE，成年女性为12mg NE，孕妇12mg NE，乳母为16mg NE，可耐受最大摄入量35mg NE。

(3) 维生素 B_3 的食物来源

维生素 B_3 广泛存在于动植物组织中，尤其是花生仁和动物内脏含量丰富。动物性食品中以烟酰胺为主，植物性食物中存在的主要是烟酸，两者活性相同。玉米中的烟酸为结合型，不能被人体吸收利用，且玉米中色氨酸含量低，因此以玉米为主食地区的人，容易发生糙皮病。用碱处理玉米可释放出大量游离型维生素 B_3，在预防糙皮病中收到了良好的效果。另外，体内所需的维生素 B_3 一部分可由色氨酸转换而来，约60mg色氨酸可转换为1mg维生素 B_3。

(4) 维生素 B_3 缺乏症

维生素 B_3 缺乏症又称糙皮病，早期出现消化不良、食欲缺乏、腹泻、便秘、淡漠困倦、眩晕及失眠等症状，四肢有烧灼及麻木感；严重时皮肤开始出现红斑，有烧灼和瘙痒感，随之有渗液，形成疱疹及大疱，然后结痂，色素沉着，皮肤变得粗糙并有鳞屑；有口角炎，口腔黏膜、舌黏膜及齿龈肿胀，伴有溃疡和继发感染；如病情进一步发展可出现精神抑郁、幻视、幻听、精神错乱、肢体麻木、全身疼痛等症状，腱反射早期亢进，晚期消失。

7.1.2.1.8 维生素 B_{12}

维生素 B_{12} 又称钴胺素，是化学结构最复杂的一种维生素，也是唯一含有金属元素的维生素。在中性和弱酸性溶液中稳定，在强酸和强碱溶液中易被破坏。在有氧化剂、还原剂以及二价铁存在时易分解破坏。维生素 B_{12} 见光易分解，应避光保存。

(1) 维生素 B_{12} 的生理功能

维生素 B_{12} 在体内可促进红细胞的发育和成熟，维持机体正常的造血功能。维生素 B_{12} 缺乏时，血红蛋白含量减少，携氧能力差，易产生贫血。维生素 B_{12} 在体内可提高叶酸利用率，缺乏维生素 B_{12}，四氢叶酸功能不能发挥而失去生物活性。

维生素 B_{12} 还参与胆碱的合成。胆碱是磷脂的组成成分，而磷脂在肝中参与脂蛋白的形成，有助于从肝脏中移走脂肪。缺乏维生素 B_{12}，肝功能受到影响，易产生脂肪肝。因此肝病患者常以维生素 B_{12} 辅助治疗，预防脂肪肝的产生。

(2) 维生素 B_{12} 的需要量与供给量

生理情况下每日需要量很小，维生素 B_{12} 推荐摄入量：4～6岁为1.2μg/d，7～8岁为1.4μg/d，9～11岁为1.8μg/d，12～14岁为2.0μg/d，15～17岁为2.5μg/d，18岁以上成人为2.4μg/d，孕妇为2.9μg/d，乳母为3.2μg/d。

(3) 维生素 B_{12} 的食物来源

维生素 B_{12} 的食物来源主要是动物性食品，动物肝、心、肾，其次为肉、蛋、奶类。人体肠道细菌也可合成部分维生素 B_{12}。人体一般不会缺乏维生素 B_{12}，但胃功能失调患者，不能吸收此种维生素，可造成缺乏症。

(4) 维生素 B_{12} 的缺乏症

维生素 B_{12} 缺乏者可有广泛性对称性色素沉着，尤其是身体弯曲部位、手掌、足底、指甲及口腔等处。缺乏者毛发变为灰白，指甲可有色素沉着。出现巨幼细胞贫血症状，包括贫血面容、乏力、肝脾大，重症患者可有皮肤瘀点、瘀斑等。神经系统上出现神经障碍、脊髓变性、脱髓鞘和严重神经症状，甚至痴呆、昏迷和死亡。儿童维生素 B_{12} 缺乏可出现周围神经变性、脊髓亚急性联合变性，亦可有表情呆滞、智力倒退、对环境敏感性降低、肌张力减低、瘫痪等表现。

7.1.2.2　维生素 C

人类发现维生素 C 并用之防治坏血病，所以维生素 C 又称为抗坏血酸。维生素 C 具有较强的还原性，有酸味，易溶于水，易被氧化，遇热不稳定，在中性或微量金属离子（如铜离子、铁离子）存在时加速氧化分解。所以烹调蔬菜时，应采用短时间加热，避免使用铜锅。至今，维生素 C 是人类所知的用途最为广泛的治疗药物之一。

（1）维生素 C 的生理功能

① 参与氧化还原作用　维生素 C 是一种强还原剂，能使三价铁还原成二价铁，有利于铁的吸收和利用；可使氧化型谷胱甘肽还原成还原型谷胱甘肽，从而发挥其保护细胞膜的作用；维生素 C 还可以保护含巯基（—SH）酶的活性，保护维生素 A、维生素 E 及必需脂肪酸免受氧化，清除自由基和化学物质对机体的危害。

② 促进胶原蛋白的合成，具有抗坏血酸的作用　胶原是骨、结缔组织、血管的重要成分，胶原交联成胶原纤维才能将细胞连接在一起。维生素 C 作为还原剂促进蛋白质中某些氨基酸羟基化后才能形成胶原正常的三级结构。若维生素 C 缺乏，会造成毛细血管破裂、出血、牙齿松动、骨骼脆弱易折断、伤口不易愈合等。严重缺乏时会导致坏血病。

③ 提高应激能力　维生素 C 可参与甲状腺素、肾上腺皮质激素和 5-羟色胺等物质的合成与释放，可提高人的应激能力和对寒冷的耐受力。

④ 降低血中胆固醇的水平　维生素 C 是胆固醇 7α-羟化酶的辅酶，催化肝脏内胆固醇转变成为胆汁酸，从而降低血中胆固醇含量；维生素 C 可促进胆固醇排出，防止胆固醇在动脉内壁沉积，从而达到预防动脉粥样硬化的功效。

⑤ 增强机体抵抗力　维生素 C 能刺激机体产生干扰素，增强抗病毒能力，预防感冒；它还有改善和保护心脏的作用；另外，维生素 C 有阻断亚硝胺合成的作用，在食用香肠和腌肉制品时服用一定量的维生素 C 对预防癌症的发生有益。

（2）维生素 C 的需要量与供给量

人体维生素 C 每日摄入量为 10mg，这是最低需要量，可预防坏血病。2023 年中国营养学会推荐摄入量（RNI）为成人 100mg/d。不适当地大量食用维生素 C 可造成维生素 C 依赖症。如骤然停服大剂量维生素 C，体内代谢仍停留在高水平，便会较快地将储存量用光。所以若停服维生素 C 或降低剂量时，应当逐渐地减少，使机体有个适应过程。如果一次性摄入维生素 C 为 2500～5000mg，甚至更高时，可能会导致红细胞大量破裂，出现溶血等严重现象。

（3）维生素 C 的食物来源

维生素 C 主要来源于新鲜蔬菜和水果。动物性食品中仅肝和肾含有一定数量的维生素 C。维生素 C 含量较丰富的食物有橘子、土豆、红薯以及绿色和黄色蔬菜。酸枣、浆果、甜瓜、辣椒、胡椒、石榴、菠萝、甘蓝、龙须菜等维生素 C 的含量也较高（表 7.5）。新鲜蔬菜储存过久会破坏维生素 C，合理保存和烹调蔬菜，有益于保护和利用维生素 C。常见食物中维生素 C 含量见表 7.5。

表 7.5 常见食物中维生素 C 含量（以每 100g 可食部计）

食物名称	维生素 C 含量/mg	食物名称	维生素 C 含量/mg
蚕豆(煮)	19.8	豌豆(煮)	14.0
白萝卜(鲜)	19.0	胡萝卜(黄)	16.0
豆角(鲜,白)	39.0	豇豆(长)	18.0
辣椒(红,小)	144.0	黄瓜(鲜)	9.0
苦瓜(鲜)	56.0	大蒜(白皮,鲜)	7.0
大白菜(代表值)	37.5	芥菜(大叶,鲜)	72.0
菠菜(鲜)	32.0	西蓝花(鲜)	56.0
香菜(鲜)	48.0	芦笋茎	8.0

注：引自杨月欣，2018。

(4) 维生素 C 缺乏症

维生素 C 缺乏时羟脯氨酸和硫酸软骨素盐减少，可使胶原纤维的形成发生障碍，影响结缔组织形成。毛细血管内皮细胞间缺乏黏结物质，以致毛细血管脆性及血管壁渗透性增加，可以使皮肤、黏膜、骨膜下、关节腔及肌肉内出血。维生素 C 缺乏使得成骨受到抑制，软骨内的骨化发生障碍，骨组织形成受阻，干骺端骨质脆弱，容易发生骨折和骨骺分离，甚至发生骨萎缩。

维生素 C 缺乏容易导致齿龈充血、水肿，齿龈乳头增生，肉芽组织生长，以致逐渐坏死。维生素 C 是叶酸的还原剂，缺乏维生素 C 时，叶酸不能生成具有代谢活性的四氢叶酸，导致巨幼细胞贫血。此外，维生素 C 在小肠和血液内能促进和保持铁离子以还原形式存在，直接影响铁的吸收和转运。维生素 C 能动员血管壁内胆固醇转变成胆酸，减少胆固醇在血管壁内的沉着。维生素 C 缺乏时，加重动脉粥样硬化。

7.2 类维生素物质

机体内存在一些物质，它们具有的生物活性物质类似维生素，但不是真正的维生素类，通常称它们为类维生素物质。类维生素包括生物类黄酮（维生素 P）、肉毒碱（维生素 Bt）、辅酶 Q（泛醌）、肌醇、维生素 B_{17}（苦杏仁苷）、硫辛酸、对氨基苯甲酸（PABA）、维生素 B_{15}（潘氨酸）和牛磺酸等。

① 维生素前体　本身没有维生素的营养功能，但和某一维生素在化学结构上有联系，在一定条件下可转化为该维生素，因此在食物中含有一定比例的维生素前体，可以代替一部分该维生素的供给。已发现的维生素前体物质有 4 种：胡萝卜素是维生素 A 的前体，植物中的麦角固醇是维生素 D 的前体，而人体自身合成的 7-脱氢胆固醇也能在光照条件下转变为维生素 D，色氨酸可以在体内转化为烟酸。

② 非人体所必需　这一类物质似乎有一定的生理功能，但实际上并非维持人体正常功能所必需的，如果食物中不供给，不会影响健康，亦无缺乏症出现，故它们不符合营养物质的基本定义。例如，生物类黄酮往往与维生素 C 相伴存在，能够增强维生素 C 的生理功能，但单独存在时并不显示一定的功能。

③ 人体能够合成　属于这一类的物质很多。肉毒碱，曾被称为维生素 Bt，最初从肉类食物中分离得到，是与脂肪代谢和生物氧化有关的一种辅酶，人体肝脏能够合成全部需要的肉毒碱。肌醇是一种小分子物质，与葡萄糖关系密切，实验证明是动物和细菌的必需营养因子，人体细胞能够合成肌醇，是一种代谢中间产物，不应看作 B 族维生素。硫辛酸具有许多 B 族维生素的作用，以辅酶形式参与人体的能量代谢，然而人体能够合成。

7.2.1 生物类黄酮

生物类黄酮即维生素P，是植物次级代谢产物，它们并非单一的化合物，而是多种具有类似结构和活性物质的总称，因多呈黄色而被称为生物类黄酮。目前，很多抗氧化剂和自由基消除剂都是黄酮类化合物。例如，茶叶中的多酚类化合物和银杏提取物等。

（1）生物类黄酮生理功能

① 清除自由基和抗氧化作用　黄酮是植物性食物中最具有抗氧化作用的成分之一。例如从茶叶中提取的茶多酚具有很强的抗氧化作用，含有黄酮类化合物的食物有较长的贮存期。

② 对重金属有螯合作用　黄酮能够与有毒金属结合，并将它们排出体外。因此在重金属污染环境中生活工作的人服用黄酮类化合物可预防重金属中毒。

③ 与维生素C的协同作用　维生素C是水溶性维生素，它很不稳定，易被氧化破坏。黄酮能稳定和加强维生素C的作用，促进维生素C在体内的积蓄。

④ 调节免疫力的作用　黄酮类化合物能增强机体的非特异性免疫功能和体液免疫功能。如大豆异黄酮能增强实验小鼠巨噬细胞的吞噬能力；还有助于提高体液免疫，增强B细胞介导的免疫反应；对体液免疫过程中致敏B淋巴细胞的形成和抗体的产生都有促进作用。

⑤ 微生物抑制剂　生物黄酮对革兰氏阳性菌、阴性菌均有抑制作用，对病毒（如流感病毒、肠炎病毒）也有抑制作用。因此它有很强的抗感染和抗炎作用。

（2）生物类黄酮的食物来源

生物类黄酮存在于蔬菜、水果及其他植物中，动物不能合成生物类黄酮。生物类黄酮含量丰富的食物有蔷薇果、柑橘、柠檬、杏、樱桃、葡萄、青椒、洋葱、番茄、甘蓝等果蔬。

7.2.2 硫辛酸

硫辛酸是一种既具有水溶性又具有脂溶性的两性分子，在人体内可自行合成。尽管它不是维生素，却具有同B族维生素一样的生物活性。

（1）硫辛酸的生理功能

作为一种辅酶，在丙酮酸转变为乙酰辅酶A的碳水化合物代谢反应中起到重要作用。此外硫辛酸还具有清除自由基和活性氧、螯合金属离子、再生（还原）其他的抗氧化剂、延缓衰老、抗肝损伤、降血脂等作用。

（2）硫辛酸的食物来源

硫辛酸在自然界广泛分布，动物肝脏和酵母细胞中含量尤为丰富，健康人群可从猪肝等食物补充该营养。少量存在于马铃薯、菠菜及肉类中。在食物中硫辛酸常和维生素B_1同时存在。人体可以合成硫辛酸，尚未发现人类有硫辛酸的缺乏症。

7.2.3 肉毒碱

肉毒碱又称维生素Bt，肉毒碱与水溶性维生素相似，易溶于水且很易被人体吸收。

（1）肉毒碱的生理功能

肉毒碱是人体中一种必需的辅酶成分，能够促进脂肪酸的代谢，作为载体以脂酰肉碱形式将长链脂肪酸从线粒体膜外运送到膜内。在脂肪的氧化中起重要作用，在线粒体内将脂肪代谢并转化为能量，同时它还参与其他酰基的运输、排出，以免除机体内酰基积累而造成的代谢毒性，并有利于一些支链氨基酸的正常代谢。

正常情况下，人体可以自行合成肉毒碱，当代谢异常时，会导致肉毒碱缺乏症。我国已将左旋肉碱列入营养强化剂，如果体内有充足的铁、硫胺素、维生素 B_6、赖氨酸、蛋氨酸及维生素 C，肉毒碱不会缺乏。

(2) 肉毒碱的食物来源

肉毒碱在动物性食物中含量高，在植物性食物中含量相对低一些。其食物来源主要有：鸡肉、兔肉、肝、心、牛奶、干酪、小麦芽、甘蓝、花生、花椰菜和小麦等。

7.2.4 对氨基苯甲酸（PABA）

对氨基苯甲酸（PABA）是苯甲酸的苯环上的对位（4-位）被氨基取代后形成的化合物。在酵母、肝脏、麸皮、麦芽中含量较高，是由莽草酸途径经分支酸合成的。对氨基苯甲酸为无色针状晶体，在空气中或光照下变为浅黄色。

(1) 对氨基苯甲酸的生理功能

对氨基苯甲酸为叶酸的主要组成部分。它对体内蛋白质的分解和利用，以及血红细胞的形成都起到一定的作用。对氨基苯甲酸可以提高泛酸的利用率，也可作为磺胺类药物的拮抗剂，扭转磺胺类药物的抗菌作用。另外，对氨基苯甲酸可以帮助减少脱发或白发。在防晒霜中加入对氨基苯甲酸可防治日晒病。

(2) 对氨基苯甲酸的食物来源

对氨基苯甲酸广泛存在于食物中，鱼、大豆、花生、牛肝、糙米、小麦、蛋、麦芽和蜜糖等中含量丰富。人体自己也能够合成对氨基苯甲酸。

7.2.5 肌醇

肌醇是一种具甜味的水溶性透明结晶体，耐酸、耐碱、耐热。肌醇与胆碱一样对脂肪有亲和性，可以促进机体产生磷脂，有助于将肝脏脂肪转运到细胞。

(1) 肌醇的生理功能

肌醇可以促进肝脏和其他组织中脂肪代谢，降低血浆胆固醇含量；与胆碱结合，预防动脉粥样硬化及保护心脏；烟酸肌醇酯是降血脂药物，与维生素 E 同用可治疗因退行性血管疾病引起的神经损伤；肌醇也用于治疗慢性肝炎等疾病。

(2) 肌醇的食物来源

肌醇广泛存在于所有动物性和植物性食物中，肾、脑、肝、心、酵母、麦芽、柑橘类水果及蜜糖中含量丰富。瘦肉、水果、豆类、牛奶及蔬菜也是其良好来源。人体细胞内也可以自行合成。

7.2.6 辅酶 Q_{10}

辅酶 Q 又称泛醌，一共有 10 种。在人体内只有第 10 种，即辅酶 Q_{10}。它是强烈的抗氧化剂，能帮助循环系统，刺激免疫系统，并能抗衰老。缺乏辅酶 Q_{10} 可导致糖尿病和肌肉萎缩。辅酶 Q_{10} 可预防心血管疾病，降低心脏病的死亡率。富含辅酶 Q_{10} 的食物有海鱼（如金枪鱼和沙丁鱼）、牛肉、菠菜和花生等。

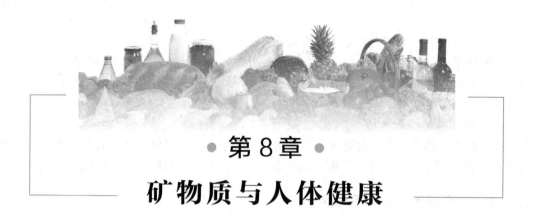

第 8 章
矿物质与人体健康

本章导引

矿物质又称无机盐，是维持机体代谢的重要物质，缺少任何一种都会使机体代谢失调，危及人体健康。

8.1 食物中的矿物质

8.1.1 矿物质的来源

矿物质在机体中发挥重要的生理功能，但不能由机体直接产生，生命体所需矿物质必须直接或间接从土壤或水中吸收利用。微生物与植物在矿物质的同化中发挥着重要作用。例如矿物质钴必须经过微生物处理，合成人体所需的维生素 B_{12} 才可进一步为人类吸收利用，一旦肠道微生物功能紊乱，则会影响维生素 B_{12} 的正常供给，需要额外补充。土壤中溶解后的矿物质可以被植物利用，进而为草食动物或人类所利用。

许多矿物质均是人体所必需的，一旦缺乏则会引起生理功能障碍，即产生相应的缺乏症。必需矿物质的判定标准主要有以下几个方面：①在健康动物体内的含量相对稳定；②在机体内有明确的生理功能，常常通过参与体内酶的组成影响酶的活性，或通过形成体内的生物活性物质发挥作用；③缺乏时则会出现一定的缺乏症，表现出特异的病理学变化，一旦补足该矿物质，相应的病理症状消失；④缺乏症和补足消失的现象具有可重现性。随着研究的逐渐深入，必需矿物质，特别是必需微量元素的种类也在逐渐增加。

通常情况下人类的正常饮食基本可以提供机体所需的全部矿物质，但部分地区可出现某个或某些矿物质的缺乏。通过合理的饮食可以避免矿物质的缺乏，针对不同的地区可适当增加一些富含某种或某些矿物质的食物。

8.1.2 矿物质的吸收和利用

食物中的矿物质多以复合物的形式存在，其含量的多少是影响人类营养的一个因素，但对人类而言更为重要的是被人体吸收利用矿物质的含量。例如蛋壳中含有大量的钙，但主要是以碳酸钙的形式存在，难以被机体吸收，而葡萄糖酸钙则易被机体消化吸收，具有更好的营养价值。

人类对矿物质消化吸收的特点大致如下：

① 矿物质的吸收利用率主要受到相应矿物质源的溶解性的制约。通常情况下矿物质的吸收多以溶解后的离子态形式吸收，若食物中含有的矿物质源易于溶解，则吸收利用率增加，反之则较低。

② 矿物元素吸收利用与人体内该元素的含量密切相关。随着人类自身的进化，在矿物质的吸收利用方面已形成一个相对完善的调节机制，当人体内缺乏某一种元素时则会提高食物中该元素的消化吸收利用率，同时发挥体内的调节作用抑制体内该元素的排泄作用，以保证机体内该元素的含量稳定，进而保证其生理功能的正常发挥。反之，若机体内该元素相对较多时则会抑制食物中该元素的消化利用。

③ 矿物质的吸收利用还受到年龄的影响，通常婴幼儿＞儿童＞中、青年人＞老年人。

④ 除钠、钾、氯、碘等矿物质外，大多数矿物质的吸收利用率较低。

⑤ 矿物质的吸收还受到食物中其他营养物质的影响。例如元素间多存在相互干扰作用，人们发现二价的矿物离子间多存在拮抗作用。食物中的植酸可与矿物质（如钙、锌、铜等）形成难溶的复合物进而影响它们的消化吸收。同时植物中的磷多以难溶的植酸磷形式存在，严重影响植物中磷的吸收利用。

8.2 常量元素及其生理功能

人体内的常量元素主要包括钠、钾、氯、钙、磷、镁和硫等，在人体中发挥着重要作用。

8.2.1 钠、钾、氯

8.2.1.1 含量与分布

钠主要分布于人体内的软组织和体液中，少量存在于骨中，在组织中主要分布于细胞外。成人体内钠含量大约为1g/kg，约占体重的0.15%。体内钠主要存在于细胞外液，占总体钠的44%～50%，骨骼中含量占40%～47%，细胞内液含量较低，仅占9%～10%。

钾主要分布于肌肉和神经细胞内，在人体内约含有175g钾，但在细胞外仅有3g左右的钾。

氯在细胞内外均有，成人体内氯化物的含量约为1.56g/kg，新生儿稍高些，约为2.0g/kg。

8.2.1.2 摄入与排泄

大部分钠主要以氯化钠的形式被吸收。氯化钠中钠约占40%，即食入1g的氯化钠相当于采食了0.4g的钠和0.6g的氯。对于人类而言，食物中缺钠时会导致严重的后果，但通常情况下人类饮食中很少缺钠，一方面是除食物本身常含有一定量的氯化钠外，在食物中还添加一些食盐以增强食物的味道。有时也将食盐用于延长食物的保存期，例如用食盐腌制咸菜。另一方面，钠的消化吸收利用率高。钠在进入肠道后可以通过被动运输快速透过上皮细胞转至血液中。当低浓度的氯化钠进入肠道后，内源分泌到肠道中的钠大部分被重新吸收利用。成人每日肠道中氯化钠吸收总量约44g，它包括摄入食物中含有的和胃肠道自身分泌的两部分。世界卫生组织规定每日食物中摄入的氯化钠应在5g以下，但研究发现在日摄入量达15.1g时仍未出现吸收限制，说明肠道对钠的吸收利用能力很强。

通常情况下人体中钠以汗液和尿液形式排出体外，且成人每日随尿液排出钠的量

100~140mmol，但严重腹泻时可以导致钠通过胃肠道大量流失。肠道内的氯在肠道消化吸收后经血液和淋巴液运输到组织中利用，其中在胃里以胃酸的形式分泌。进入机体内的钾主要通过扩散吸收，排泄则是通过细胞的分泌或滤过作用实现的，只有少量钾经胃肠道代谢在粪便中排出。整体而言，钠、钾、氯的排泄方式很相近。

8.2.1.3 生理功能

钠、钾、氯的生理功能主要包括以下几个方面。

（1）维持渗透压稳定

细胞外的钠与细胞内的钾相互作用，相互制约，相对稳定的比例是维持渗透压稳定的重要因素。

（2）维持机体酸碱平衡

酸碱平衡即体内液体（细胞内液和细胞外液）的pH值稳定，它在维持机体正常生理功能和细胞代谢方面发挥着重要作用，因而体液需要相对稳定的pH值。钠在肾脏中重吸收时可与氢离子交换，以排出体内多余的酸性物质。

（3）调节血压

血压指的是血液循环时对血管壁产生的压力，通常是指对主动脉血管壁产生的压力。钠可以通过调节细胞外液中的水分含量调节血压。主要存在于细胞外液中的钠可影响细胞外液渗透压，钠多则外流的水量增加。此外，钠钾比例在维持血压稳定中具有重要作用，当钠钾比值偏高时则血压升高。

此外，钠、钾、氯还在电解质平衡、肌肉神经传导冲动等方面发挥着重要的功能。

8.2.2 钙

8.2.2.1 含量与分布

钙是体内含量最为丰富的矿物质，占成人体重的1.5%~2.0%，主要以钙盐的形式集中于骨骼和牙齿中，只有极小部分以游离形式分布在体液和软组织中。血清中钙的含量比较恒定，其成分包括离子钙、蛋白质结合钙、柠檬酸钙、磷酸钙等多种形式，其中离子钙和蛋白质结合钙是血清钙的两种主要形式。

8.2.2.2 摄入与排泄

钙主要在十二指肠与空肠通过主动转运被吸收，当摄入钙的量较高时也可通过被动扩散为机体利用。在主动转运过程中，1,25-二羟胆钙化醇发挥重要作用，但在以被动扩散方式吸收时则主要取决于肠腔内钙的浓度。钙的吸收利用与其在肠道内的形态密切相关，食物中的钙大多需要转换成游离的离子钙后被吸收。在吸收后通过血液转运到机体各个组织器官发挥其生理功能。

钙的排泄主要通过肠道和泌尿系统进行，其中80%~90%的钙经肠道排出，10%~20%的钙通过肾脏排出体外。机体主要通过甲状旁腺素、降钙素和1,25-二羟胆钙化醇调节钙的摄入与排泄，以维持体内钙环境的稳定。当体内钙含量下降时，则甲状旁腺素分泌增加，降低降钙素的分泌，减少体内钙的排出，同时通过增加1,25-二羟胆钙化醇提高肠道对钙的消化吸收。反之，当体内钙含量升高时，则增加钙的排出，抑制钙的吸收利用。

8.2.2.3 生理功能

（1）构成骨骼和牙齿

钙是人体骨骼与牙齿的重要组成部分，起支持和保护作用。在骨骼中钙主要以羟基磷灰石的形式存在。与牙齿不同，骨骼终生处于动员与重建的动态平衡之中，是人体内最大的钙储备库。在婴幼儿时期出现钙不足时可导致佝偻症，在成年后则可导致骨质疏松。由于人体对钙的吸收利用随着年龄的增长而下降，老年人易患骨质疏松症。

（2）维持正常生理状态

钙离子是人体内一种重要的二价阳离子，可调节神经递质释放，钙离子进入细胞内触发肌肉收缩。钙离子参与血液凝固，只有钙离子存在的条件下，血液才能使可溶性纤维蛋白原转变成纤维蛋白，出现正常的血液凝固。

8.2.3 磷

8.2.3.1 含量与分布

磷在自然界主要以白磷和红磷两种形式存在。磷是人体中必需的矿物元素，也是生理功能最为丰富的一种元素，是所有细胞中核酸和细胞膜组成的必需物质。磷也是人体内含量较为丰富的一种矿物质。通常人体内磷的含量为 $11\sim14\text{mg/kg}$，主要以羟基磷灰石的形式存在于骨骼和牙齿中，含量可达整个机体磷含量的 85%。另外，磷还可以磷脂、磷蛋白等形式存在于组织中，体内只有极少量的磷以无机盐或其离子形式存在。

8.2.3.2 摄入与排泄

磷在人体内的吸收有主动运输和被动扩散两种方式。在主动运输过程中，1,25-二羟胆钙化醇可以促进磷的吸收利用。磷的吸收部位主要在小肠，特别是小肠中段。肠道和肾脏是机体磷的主要调节器官。肾小管的重吸收和肾小球的滤过作用对磷的排泄具有重要调控作用，导致肾排出磷的水平可在滤过量的 0.1%～20% 范围变动。此外，甲状旁腺素可以抑制肾小管对磷的重吸收，增加肾脏磷的排出。

8.2.3.3 生理功能

在所有矿物质中磷的生物学功能最多，大体可分为以下几个方面。

（1）构成骨骼与牙齿

与钙一起以羟基磷灰石的形式构成骨骼和牙齿。人体骨骼中磷的含量为机体磷含量的 80%～85%，大约是钙含量的一半。

（2）细胞的重要组成成分

磷以磷脂、磷蛋白等形式参与细胞膜及细胞器膜的磷脂双分子层的构成。磷还是 DNA、RNA 和一些酶的结构成分。

（3）参与体内能量的代谢

磷是人体供能物质的主要成分，例如它参与 ATP 和磷酸肌酸的组成。在碳水化合物和脂肪代谢过程中以 NADPH、CoA 和 NAD^+ 等形式发挥作用。

（4）调节酸碱平衡

体液中磷酸盐的种类和数量在酸碱平衡中具有重要作用。例如血液中磷酸氢二钠和磷酸二氢钠两种形式磷酸盐的数量是调节酸碱平衡的一个重要机制。

8.2.4 镁

8.2.4.1 含量与分布

镁是人体所必不可少的一种常量元素。在地球上镁的含量位列第四，仅次于铁、氧和硅。成年人体中镁的含量为20~28g，是仅次于钙的二价阳离子，其中50%~60%的镁存在于骨骼中，40%~50%的镁存在于软骨骼中。另外，小部分镁分布在细胞中，在细胞外液中的镁极少，不足总量的1%。血清中镁主要以自由离子的形式存在，另有约15%的镁与阴离子结合，还有约30%的镁与蛋白质结合。细胞内的镁主要与ATP结合，其比例可达90%，胞内游离的镁较为少见，其比例不足5%。

8.2.4.2 摄入与排泄

食物中镁的吸收方式有主动转运和被动吸收两种，其吸收部位主要在空肠和回肠。通常镁的吸收利用率约为30%，其吸收利用率与多种因素密切相关，包括镁的形式、肠腔内镁的含量与机体需要量的比值、年龄、食物的种类等，导致最终人体对镁的吸收利用率在20%~70%之间变化。磷酸对镁的吸收利用有一定的抑制作用，其机制可能是磷酸与镁结合后降低了镁的溶解性。

人体内的镁可经粪便和尿液排出体外。肾脏是镁排泄的主要器官，经肾脏排出体外的镁是摄入量的1/3~1/2。人体还可通过肠液、胆汁、胰液等的分泌将镁排泄入肠腔，分泌至肠腔内的镁除少量被人体重新吸收外，大部分的镁随粪便排出体外。此外，少量的镁还可随汗液直接排出体外。

8.2.4.3 生理功能

（1）镁是酶的活化因子或直接参与酶的组成

镁是多种酶的激活剂，参与物质代谢，如丙酮酸脱氢酶、己糖激酶的活性均和镁有关。镁还可调节肽酶、脂肪酸合成酶等活性，影响氨基酸和脂肪酸等营养物质的消化与吸收。当镁离子浓度下降时可抑制DNA的合成，抑制细胞生长，降低免疫球蛋白含量。

（2）维持体内酸碱平衡，调节肌肉兴奋性

镁离子也是细胞内液的一种阳离子，可与钠离子、钙离子、钾离子等离子一起维持体内的酸碱平衡。同时镁与钙相互制约调节神经肌肉的兴奋性。当镁离子含量急剧下降时，会消除镁与钙之间结合细胞同一位点的竞争，进而导致细胞内钙离子的含量升高，可引起肌肉抽搐等症状。

8.2.5 硫

硫在体内含量为0.15%，大部分的硫以有机物的形式存在于肌肉组织中，另外头发、指甲中也含有硫，体液中有少量的硫酸盐。硫的吸收相对高效，无机硫和有机硫形式均可被机体吸收，但目前多认为无机硫在进入人体后很难转化成有机硫，因而在人与动物营养中均认为人体所需的硫多是以有机硫的形式被消化吸收利用。有机硫的消化吸收方式主要是以含硫氨基酸的消化吸收模式进行的，其主要吸收部位是小肠。体内的硫可经粪、尿两种途径排出体外。硫的生物学功能主要是参与碳水化合物及蛋白质的代谢。对于人类来说很少发现硫缺乏的相关报道，但在动物上缺硫时表现出动物消瘦，角、蹄、毛等生长缓慢。

8.3 微量元素及其生理功能

8.3.1 铁

8.3.1.1 含量与分布

铁是地球上第四个常见元素，仅次于氧、硅、铝，是目前人类研究最多的人体所必需的一种微量元素。成年男子的体内含铁量约为 4g，女子约为 2.5g，人体的平均铁含量约为体重的 0.004%。体内铁可分为功能性铁（发挥代谢或酶促等功能）和储备性铁（处于储备和转运状态的铁）两种，前者所占比例较大，约占到机体内总铁含量的 70%，其主要存在于肌红蛋白和血红蛋白之中，后者主要存在于体内的铁蛋白和含铁血黄素之中。铁蛋白和含铁血黄素主要分布于人体内的肝脏、网状内皮细胞和骨髓之中。

8.3.1.2 摄入与排泄

铁在肠道内的吸收是通过主动吸收和易化扩散两种方式，其被机体吸收的主要形式是三价铁的无机物或有机物。食物中的铁在进入胃内之后可在胃酸的作用下溶出，但也有部分以有机物的形式为机体利用，例如血红素铁。血红素铁主要来自动物性食品，如肉类的血红蛋白和肌红蛋白。在人类的食物当中血红素铁所占的比例相对较少，但它的吸收利用率较高。非血红素铁在食物中所占比例较大，一般超过摄入铁总量的 85%，但其吸收利用率仅为血红素铁的 30%~50%。同时肠道铁的吸收利用率还受到机体铁的需要量和肠道铁含量的影响。通常肠道内的铁含量越高，其相对吸收利用率越低，但机体吸收铁的总量有所提高。食物中的有机酸、部分氨基酸和单糖可促进铁的吸收，但其他阳离子如铜和锌却对其吸收利用有一定干扰作用。铁主要通过脱落黏膜和胆汁、肠液分泌入肠腔，未被肠道重新吸收的铁随粪便排出体外。此外，汗液排出和皮肤细胞脱落也会导致少量机体铁的损耗，由尿液排出的铁较少。对于成年女子而言，会因每月经周期里失血而造成铁损耗。

8.3.1.3 生理功能

（1）参与体内氧的运输

铁组成卟啉辅基构成血红蛋白和肌红蛋白，进而调节体内氧的运输。一方面血液中的血红蛋白在氧分压较高的肺部与氧结合，形成氧合血红蛋白，然后运输到组织毛细血管时由于氧分压较低而将氧合血红蛋白解离成血红蛋白和氧，进而将氧释放至组织中，完成体内氧由肺部向全身组织的运输。而肌红蛋白具有肌肉中转运和少量储备氧的功能，以满足肌肉收缩时肌肉对氧的需求。

（2）参与体内物质的代谢

在体内广泛存在含铁的酶，其中包括一系列的还原酶、过氧化物酶等。铁在机体内有二价和三价两种常见形式，在体内两种价态的铁很容易通过电子的得失进行相互转化。二价或三价铁离子是参与碳水化合物代谢的多种酶所必不可少的活化因子。在线粒体呼吸链能量传递过程中的细胞色素都是以血红素为活性中心的含铁蛋白，因卟啉环上的侧链不同而分成不同的血红素，如细胞色素 a、细胞色素 c 等，通过其中的二价铁和三价铁的转化达到电子传递的目的。

（3）预防机体感染

游离的铁可以和体内或食物（特别是乳中）的乳铁蛋白结合，抑制大肠埃希菌，促进乳酸菌生长，进而改善肠道菌群，具有提高机体免疫、预防感染的功能。

8.3.2 铜

8.3.2.1 含量与分布

铜是动植物生长所必需的一种微量元素。铜在人体内含量很少，人体平均含铜量1~2mg/kg。虽然体内铜含量随着年龄、铜的营养供给情况有一定的差别，但整体而言体内约有一半的铜存在于肌肉之中。肝脏是主要的铜贮存器官，脑中的含铜量也较高。腺体中的含铜量一般较低，如垂体、甲状腺、胸腺等含铜量相对较低。

8.3.2.2 摄入与排泄

食物中的铜在肠道内以主动转运和被动运输两种方式被人体消化吸收。通常在食物含铜量高的情况下肠道以被动扩散吸收为主，但在食物含铜量不足时则以主动吸收的方式为主。铜的吸收部位集中在小肠，少量在胃内吸收。铜的吸收利用率较低，在5%~10%之间，但其吸收利用率受到多种因素的影响，例如年龄、体内铜含量及需要量等。在食物组成方面，铜的吸收利用率受到锌、硫、钼等因素的影响。食物中存在硫时，可与铜离子结合形成硫化铜，而在锌存在的条件下所形成的硫化铜则更稳定、更难溶解，从而进一步降低铜的吸收利用率。此外，在吸收利用方面铜还可能与铁离子、钙离子等阳离子具有拮抗作用。吸收后的铜可与血液中的部分氨基酸和蛋白质结合，如白蛋白和铜转运蛋白，将其运输到相应的组织器官。其中血液中大部分的铜被转运至肝脏，再进一步形成铜蓝蛋白进行贮存或转运到其他部位发挥作用。体内铜主要经过胆汁和肠液排入肠腔，大部分再随粪便排出体外，肾脏的排铜量较少。

8.3.2.3 生理功能

（1）体内多种酶的辅基

铜是人体内多种酶的辅基，其中较为重要的一类是体内抗氧化酶系统的辅基。例如铜是超氧化物歧化酶的辅基，是体内抗氧化体系中的重要组成成分。铜还是胺类氧化酶的辅基，参与氨基酸代谢和组织胺的消除。

（2）维持铁的代谢，利于红细胞的成熟及血红蛋白的合成

血红蛋白中的铁是三价铁，而食物中的铁是二价铁，二价铁要转化成三价铁，有赖于含铜的活性物质——血浆铜蓝蛋白的氧化作用。如果体内缺铜，血浆铜蓝蛋白的浓度势必降低，从而导致铁的转化困难而诱发贫血。

（3）促进结缔组织的形成

铜主要是通过赖氨酰氧化酶促进结缔组织中胶原蛋白和弹性蛋白的交联，是形成强壮、韧性的结缔组织所需的。因此，在皮肤和骨骼形成、骨矿化、心脏和血管系统的结缔组织完善中起重要作用。

（4）维护中枢神经系统的健康

铜在神经系统中起着多种作用。细胞色素氧化酶能促进髓鞘的形成。在脑组织中多巴胺-β-羟化酶催化多巴胺转变成神经递质肾上腺素过程中起重要作用，且该酶与儿茶酚胺的生物合成有关。缺铜可导致脑组织萎缩、灰质和白质变性、神经元减少、精神发育停滞、运动障碍等。

8.3.3 锌

8.3.3.1 含量与分布

锌是比较活泼的一种金属元素，在自然界中并不以单质金属存在，而是以其稳定的化合物形式存在。锌普遍存在于动植物体内，成人体内含锌 2~3g。锌广泛分布于机体的各个组织、体液及分泌物中，其中肌肉中的含锌量较多，占人体总锌量的 60% 以上，骨骼中的锌约占机体总锌量的 28.5%。肝脏、胰腺、脑和雄性生殖器官中含锌量也较高。此外，头发、皮肤和指甲也含有部分锌。按单位干物质浓度计算眼角膜中锌的浓度最高。在细胞中，30%~40% 的锌位于细胞核内，约 50% 的锌在细胞液和细胞器中。

8.3.3.2 摄入与排泄

锌的吸收部位在小肠，特别是十二指肠与空肠，回肠也可吸收少量的锌，但胃与大肠几乎不吸收锌。小肠对锌的吸收存在被动扩散和转运蛋白介导的双重过程。在整个过程中首先是小肠上皮细胞从肠腔中摄取锌，再经过细胞内载体及细胞器间的相互作用进而再转入血液中与血浆白蛋白等结合，通过血液循环转运到各组织器官。肠腔中有多种因素影响锌的吸收，常见的因素有机体的生理状态、营养素含量和肠道内 pH 值等。通常情况下离子态的锌吸收利用率较高，特别是与某些氨基酸配位后形成有机锌更容易被机体吸收。肠道内的 pH 值近中性时锌更易形成配位形式的有机锌，但目前关于有机锌的吸收利用仍不十分清楚。肝脏是锌代谢的主要器官，周转速度快，毛发中的锌基本不存在分解代谢。体内的锌主要经粪便排出体外，在正常情况下约有 90% 的锌均由粪便排出，此外锌也可通过尿液、汗液、皮肤、毛发脱落等少量排出。

8.3.3.3 生理功能

锌是生命体必不可少的一种微量元素，是体内多种酶的重要组成部分，在体内发挥着重要的生理功能。

(1) 维持机体的正常发育

儿童缺锌可影响生长发育，许多发展中国家或地区仍然受到缺锌的影响，多可通过额外添加锌源补充剂，例如常用的氧化锌、葡萄糖酸锌等无机和有机锌源。在妊娠期缺锌，还可引起胎儿发育受阻甚至流产等后果。

(2) 促进组织修复，维持皮肤健康

锌在组织修复中发挥着重要作用，一旦缺锌可导致组织创伤愈合缓慢。在动物饲养时常在日粮中添加高剂量的锌以促进肠道黏膜损伤的修复，在手术后也可外用一些含锌的药膏以促进术后创伤的愈合。锌在皮肤角质化过程中发挥重要作用，缺锌后可导致皮肤粗糙、角质化不全等现象。锌在促进组织愈合方面可能与胶原合成加速有关。

(3) 促进食欲，参与营养物质代谢

缺锌可以导致人与动物食欲下降。在动物上的研究发现额外补锌时可增加动物采食量。同时体内的多种物质代谢相关酶的活性均与锌密切相关。例如，羧肽酶、乳酸脱氢酶、碳酸酐酶、碱性磷酸酶可影响机体内能量等代谢。此外，锌还参与到体内蛋白质的合成与分解代谢过程之中。

(4) 参与精子的生成

缺锌时可导致雄性动物睾丸发育受阻，例如可导致附睾及前列腺发育的减慢、精小管萎缩。在正常生理条件下精子成熟之前也需要有大量锌进入精子内。

8.3.4 碘

8.3.4.1 含量与分布

碘是比较重要的人体所必需的矿物质,由于其在自然界中的总体含量较低,除了在海水中部分可富集碘的生物体(如海带、海藻及部分贝壳)中含量较高外,在岩石和土壤中的含量均较低。在人体中通常成人的含碘量在15~20mg,主要存在于甲状腺中,以甲状腺激素(四碘甲腺原氨酸T4和三碘甲腺原氨酸T3)为主要形式存在,还有少量的碘酪酸。此外,在血液中也有碘存在,且以无机碘和有机碘两种形式存在。血浆中无机碘的含量在0.08~0.60μg/L,这也是反映人体碘状态的一个重要指标,当血浆中的碘含量低于0.08μg/L时认为人体内碘含量不足。血液中的有机碘主要存在于与血浆蛋白结合的甲状腺激素中。

8.3.4.2 摄入与排泄

食物中的碘多在肠道中转化为碘负离子的状态,进而为机体吸收利用。肠道内的碘吸收利用率较高,几乎完全可为机体吸收。此外,肺、皮肤和黏膜也可摄入微量的碘。碘在进入血液以后与血液中的球蛋白结合运输。在血液中运输到组织器官中进一步对碘进行浓缩,其中浓缩器官是甲状腺,这也是机体合成甲状腺激素的唯一器官。体内的碘在代谢过程中主要经肾脏排出体外,少量经胆汁分泌入肠腔,未被重吸收的碘随粪便排出体外。此外,少量的碘可经汗液、呼吸排出。哺乳期乳汁中也排出部分碘,乳中的碘含量在7~14μg/L。

8.3.4.3 生理功能

碘在人体的生理功能主要是作为合成甲状腺激素的原料,因而碘的生理功能与甲状腺激素的生理功能密切相关,其可参与能量代谢,通过促进DNA和蛋白质等的合成促进生长发育,参与神经元的迁移、分化等。一旦原料不足则会导致甲状腺激素的缺乏,此时甲状腺则会通过甲状腺增生以代为补偿饮食中碘的不足,从而出现甲状腺肿,也即"大脖子病"。我国针对部分地区碘缺乏的情况允许在食盐中加入碘酸钾以补足碘缺乏。在长期食用加碘盐时易出现碘过量,而导致碘致甲状腺功能亢进症的患病率增加。我国河北、山东部分地区居民也曾因饮用深层高碘水导致碘过量。

8.3.5 硒

8.3.5.1 含量与分布

硒是动物和人体中必需的微量元素之一。由于硒的需要量很低,且在较低的水平即可表现出很强的毒性,因而到20世纪后半叶才意识到硒在机体中具有重要的生理功能。硒在人体中的含量为14~21mg,主要分布在肌肉中,尤其是心肌中含量较高。人体内的硒主要与蛋白质结合。

8.3.5.2 摄入与排泄

硒主要在十二指肠被吸收,此外在空肠和回肠中也稍有吸收。硒的具体吸收方式与肠腔中硒的形式密切相关,通常认为硒代蛋氨酸中的硒为主动吸收,其吸收机制可能与蛋氨酸密切相关,而亚硒酸钠中的硒则为被动吸收,但硒酸钠的吸收方式目前还不确定,主动吸收与被动吸收均在报道中可见。硒主要经由肾排出体外,尿液中的排硒量占总排硒量的60%～70%。

8.3.5.3 生理功能

硒的生物学功能与维生素E的功能相似，在抗氧化中发挥着重要作用。研究发现缺硒时可降低谷胱甘肽的抗氧化能力，同时它还可与维生素E在免疫系统中发挥重要作用，一定程度上缓解机体重金属中毒。硒还是Ⅰ型碘化甲腺原氨酸脱碘酶的重要组成部分，参与甲状腺激素的形成。

硒缺乏与克山病有关，主要病变是心肌实质变性、坏死和纤维化交织在一起，心脏扩张，心室壁不增厚，附壁血栓常见，光镜下可见心肌变性坏死，并引起大骨节病和白内障。

8.3.6 其他微量元素

8.3.6.1 锰

锰分布于全身各个组织器官，但含量较少，总量在10～20mg之间，骨骼、肝脏、肾脏和胰腺的锰含量相对较高。食物中的锰主要在小肠被吸收，吸收后的锰可与血液中的蛋白质结合，再被转运至肝脏，经过一定的转化处理再转到其他组织被机体利用。锰与体内多种酶的活性密切相关，也可参与部分酶的组成，在体内抗氧化功能方面发挥着重要作用，同时参与多种营养物质的代谢。

8.3.6.2 氟

氟主要分布于人体的骨骼、牙齿、指甲等部位，牙釉质中的氟含量特别高。整体而言，在成人体内氟的总量约为2.9g。氟可在胃、肠道经被动扩散吸收，此外空气中的氟也可经皮肤吸收，吸收后的氟在血液中以离子形式运输。体内的氟主要经肾脏排出体外，其次还可经粪便和汗液排出。氟在人体内的主要生理功能是增强骨骼和牙齿的稳定性。氟可取代牙齿中的羟基磷灰石中的羟基从而形成更加坚硬、不易被酸腐蚀的氟磷灰石。在骨骼中适量的氟有利于钙、磷的利用，加速骨骼沉积。

8.3.6.3 铬

人体的铬含量较低，成年人体内铬的总量仅约为6mg，其含量随着年龄的增长逐渐降低。无机铬在人体内的吸收率较低，多数不足2%，但有机铬的吸收利用率可提高至10%～25%。体内的铬主要由肾脏排出。铬在人体内与多种营养物质的代谢有关，尤其与糖、脂代谢密切相关。铬的活性形式多认为是三价的铬离子，其可能是胰岛素的辅助因子，有利于糖尿病人的辅助治疗。

8.3.6.4 钴

钴是人体中所必需的一种微量元素，通常人体中钴的总量约为1.1mg，其含量受年龄的影响较小。目前通常认为肠道微生物与钴的吸收利用密切相关。体内钴可经肾、粪便排出，但两者谁是主要的排泄方式尚有争议。此外，汗液也可排出少量的钴。钴是维生素B_{12}中重要的微量元素，其功能与维生素B_{12}的功能相似。

8.4 矿物质与人体健康

矿物质在人体中的含量虽然很少，但其是人体组织器官的重要组成部分，参与了体内

50%以上酶的组成或影响其活性，影响营养物质的代谢和转运，在人体生理功能中发挥着重要作用，与人类健康密切相关。矿物质是人体不可或缺的一类重要营养元素，但其含量也不可过多，过多的矿物质也会对人体造成极大的危害，甚至导致死亡。

8.4.1 矿物质与地方性疾病的相关性

地方性疾病产生的原因较多，其中一个重要因素就是当地土壤、饮水或空气中缺乏或含有过量的某种或某些矿物质，如克山病、地方性甲状腺肿。

克山病又称为地方性心肌病，主要是由于食物中缺硒产生心脏扩大、心律失常等症状的心肌病，由于首次在我国黑龙江省克山县发现而得名。该病在新西兰、芬兰等国家也有发生。现在对于克山病的防治方法主要还是补硒，通常可以通过食补，多食用富含硒的食物，例如牛肉、鸡胸肉、鸡蛋、燕麦片等。对于严重缺硒的可以通过在食物中额外添加硒源，但由于硒具有较强的毒性作用，在额外添加硒源时应对其剂量及硒源给予足够的重视。研究发现采用补硒的防治方法可以将克山病的发病率从13%降低至0.02%。另外，在我国湖北恩施地区也曾报道过因硒含量过高而引起了地方性的硒中毒，其主要症状为毛发脱落、指甲损伤甚至脱落，神经系统也有一定的损伤。

甲状腺肿，是对甲状腺体积显著性增加的一种描述，其产生的原因有很多，包括碘的过量或不足、药物产生的副作用等，但广为人知的是缺碘所引起的地方性甲状腺肿，也被称为"大脖子病"，该疾病在全世界广泛存在，特别是在第三世界国家之中。甲状腺肿具有区域性，发病率较高的地区是安第斯山脉、阿尔卑斯山脉、喜马拉雅山脉等生活水平低下的边远山区。在我国除了沿海地区，多个省（区、市）均有缺碘性地方性甲状腺肿现象的出现，但以西南、西北和东北山区发病率较高，因而在1995年我国宣布施行全国食用添加有碘酸钾的食盐（碘盐）的政策。该举措使我国地方性甲状腺肿的患病率大大降低。碘盐的使用在我国预防碘缺乏问题中发挥了重大作用，但是长期过量食用碘盐也存在一定的副作用。例如，碘过量可引起甲状腺肿和高碘性甲状腺功能亢进症（甲亢）。因而在碘盐的食用方面还应当以各个地区碘含量和个人饮食情况具体而定。

氟斑牙和氟骨症均是由于氟过量中毒导致的。由于氟极易为机体吸收利用，一旦食物或饮水中氟含量超标则会对机体造成损伤。氟在进入胃中后可形成氢氟酸，对胃黏膜也能产生一定程度的伤害。

8.4.2 矿物质与年龄的相关性

矿物质的吸收和利用与年龄有密切的关系，因而矿物质也与不同年龄的人群健康密切相关，需要引起高度关注。如钙元素与婴幼儿、老年人健康的关系。婴儿对钙的吸收率较高，通常高于50%，儿童时期约为40%，成年人仅有20%，在40岁以后钙的吸收率更低。此外，骨钙作为体内的钙池，其更新速率也因年龄而不同，在1岁前每年的更新速率为100%，以后稍微下降，但到儿童期其更新速率仅为10%左右。婴幼儿时期生长发育快，骨钙沉积量大量增强，因而钙不足时会导致新骨骼结构异常，常伴有维生素D不足或功能障碍、生长发育受阻等现象，进而可导致佝偻病的出现。在成年后，特别是老年人，因钙吸收利用率下降，骨钙流失增加，进而引起骨骼结构异常，易发生骨折等现象，即为骨质疏松症。骨质疏松症的预防方法主要是增加饮食中钙的摄入量，严重者可辅以激素等治疗措施。

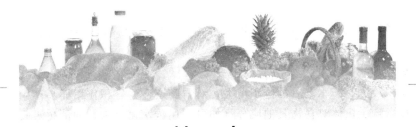

第 9 章
膳食纤维与人体健康

> **本章导引**

膳食纤维具有重要的生理作用。如促进人体胃肠道蠕动，防止便秘；清除体内垃圾，减少有害物质在体内蓄积；减缓营养物质吸收，起到减肥作用等。

9.1 食物中的膳食纤维

9.1.1 膳食纤维的定义

2011 年，美国谷物化学家学会（American Association of Cereal Chemists，AACC）提出了膳食纤维的定义：指在小肠中不能够被消化吸收，而在大肠中可以部分或全部发酵的可食的植物成分、碳水化合物和类似物质的总和，包括纤维素、半纤维素、果胶、树胶、角质、蜡质、木质素等。

9.1.2 膳食纤维的理化特性

（1）持水性

膳食纤维的化学结构中含有很多亲水基团，因此，具有很强的持水性。具体的持水能力视纤维的来源以及分析方法的不同而不同，变化范围大致在自身质量的 1.5～25 倍之间。

（2）与阳离子的结合与交换

膳食纤维的化学结构中包含一些羧基和羟基类侧链基团，呈现一个弱碱性阳离子交换树脂的作用，可与阳离子，特别是有机阳离子进行可逆的交换。膳食纤维对阳离子的作用是可逆性的交换，它不是单纯结合而减少机体对离子的吸收，而是通过改变离子的瞬间浓度，起到稀释作用，并延长它们的转换时间，从而对消化道的 pH 值、渗透压及氧化还原电位产生影响，产生一个更缓冲的环境以益于消化吸收。

（3）对有机分子的螯合吸附作用

由于膳食纤维表面带有很多活性基团，可以螯合吸附胆固醇、胆汁酸之类的有机分子，从而抑制人体的吸收，这是膳食纤维能够影响体内固醇类物质代谢的重要原因。同时，膳食纤维还能吸附肠道内的有毒物质（内源性有毒物）、化学药品和有毒医药品等，并促使其排出体外。

(4) 容积作用

纤维的体积较大，缚水之后的体积更大，对胃肠道产生容积作用而易产生饱腹感。同时因纤维的存在影响了机体对食物其他成分（如可利用碳水化合物）的消化吸收，使人不易产生饥饿感。

(5) 改变消化系统中的菌群

肠道系统中流动的肠液和寄生菌群对食物的蠕动和消化有重要作用。肠道内纤维含量多时会诱导出大量好气菌群来代替原来存在的厌气菌，这些好气菌很少会产生致癌物。厌气菌能产生较多的致癌性毒物，膳食纤维能促进肠蠕动、促进排便，进而将这些毒物排出体外，对预防结肠癌有一定的裨益。

9.1.3 膳食纤维的分类

膳食纤维是一种不能被人体消化吸收的多糖类碳水化合物和木质素，这类物质品种繁多，分类方法也有多种，可根据其物理化学性质、生理功能、分析方法、应用范围、来源等进行分类。

9.1.3.1 按水溶性特征分类

按其水溶性特征分为水溶性膳食纤维和非水溶性膳食纤维两大类。

(1) 水溶性膳食纤维

水溶性膳食纤维主要是：①植物细胞壁内的储存物质和分泌物；②部分半纤维素；③部分微生物多糖；④合成类多糖，如果胶、魔芋葡甘露聚糖、瓜尔胶、阿拉伯糖等。

水溶性膳食纤维主要成分为葡甘露聚糖，其能量很低，吸水性强，来源于果胶、树胶、藻胶、魔芋等，存在于自然界的非纤维性物质中。其他常见食物，如大麦、豆类、胡萝卜、柑橘、亚麻、燕麦和麦糠等食物中都含有丰富的水溶性膳食纤维。

(2) 非水溶性膳食纤维

非水溶性膳食纤维主要是：①纤维素；②半纤维素；③木质素；④抗性淀粉；⑤一些不可消化的寡糖；⑥美拉德反应的产物；⑦虾蟹等表皮中所含的甲壳素；⑧植物细胞壁的蜡质与角质；⑨不消化的细胞壁。纤维素、半纤维素和木质素存在于植物细胞壁中。

非水溶性纤维的最佳来源是全谷类粮食，如麦麸、麦片、全麦粉、糙米、燕麦等全谷类食物以及豆类、蔬菜、水果等。

9.1.3.2 按化学结构分类

按其化学结构不同可分为纤维素、半纤维素、木质素、果胶、树胶、甲壳素、海藻多糖、抗性淀粉等八类。

(1) 纤维素

葡萄糖的 β-(1,4) 聚合长链多糖，分子量从数万到数百万不等，占植物细胞壁干重的 30%～50%，为植物性食物纤维的主要成分，也是第一个被分离纯化的膳食纤维组分。不能被人体胃肠道内酶消化的纤维素，具有亲水性，在肠道中起吸收水分的作用。不溶于水，对稀酸、稀碱也稳定，在浓酸和 200℃ 高温的条件下分解成葡萄糖。因其本身结构的高度致密化甚至结晶化,以及在肠道内停留时间有限,肠道菌群对其发酵利用率也很低。但纤维素仍是膳食纤维制品市场的主角。

(2) 半纤维素

半纤维素是植物细胞壁纤维素之外的另一大类 β-(1,4) 多糖分子的统称。在植物细胞壁中含量仅次于纤维素,约为 30%,是肠道细菌或瘤胃细菌发酵最主要的底物。在人的大肠内半纤维素比纤维素更易于被细菌分解。半纤维素中的某些成分具有可溶性,在谷类中可溶的半纤维素称为戊聚糖。半纤维素大部分是不溶性的,但也能起到一定的生理作用。根据主链单元构成,半纤维素可分为 5 大类:木葡聚糖、木聚糖、甘露聚糖、葡甘露聚糖和葡聚糖。

(3) 木质素

木质素是苯基类丙烷的聚合物,具有复杂的三维结构,存在于细胞壁中,难以与纤维素分离,不能被消化,故在膳食纤维中包括了木质素。在膳食纤维中只有木质素不属于糖类。

(4) 果胶

果胶是植物细胞之间的黏结物,呈无定形形态,存在于水果和蔬菜的软组织中,主要成分是多聚半乳糖醛酸类大分子,可在热溶液中溶解,在酸性溶液中遇热形成胶态。果胶具有与离子结合的能力。

(5) 树胶

树胶主要成分是葡糖醛酸、半乳糖、阿拉伯糖及甘露糖所组成的多糖。可分散于水中,具有黏性,在食品加工行业中起到增稠剂的作用。

(6) 甲壳素

甲壳素是结构多糖,存在于低等无脊椎动物,特别是节肢动物虾、蟹壳中,亦存在于酵母、真菌、藻类细胞壁中。

(7) 海藻多糖

海藻多糖是一类多组分的混合物。海藻多糖就来源可分为红藻多糖、褐藻多糖、绿藻多糖和蓝藻多糖 4 大类。红藻多糖的组成单糖中普遍含有半乳糖及其衍生物,有的还含有少量的葡萄糖和木糖。褐藻多糖普遍含岩藻聚糖,其主要组成单糖是 α-L-岩藻糖。绿藻多糖普遍含有树胶醛糖、半乳糖和鼠李糖。目前对蓝藻多糖的研究较少,主要以螺旋藻多糖为代表。

(8) 抗性淀粉

抗性淀粉又称抗酶解淀粉,抗性淀粉的化学结构能被淀粉酶水解,但物理结构却阻碍淀粉酶接触,因而难消化,在小肠中不能被酶解,但在人的结肠中可以与挥发性脂肪酸起发酵反应。一些天然食品中均含有抗性淀粉,如土豆、谷类,尤其是玉米。此外,也包括改性淀粉和淀粉经过加热后又经冷却的淀粉(老化淀粉)。

9.1.3.3 按来源差异分类

按其来源差异可分为谷物类纤维、豆类纤维、水果纤维、蔬菜纤维、生化合成或转化类纤维。

(1) 谷物类纤维

谷物类纤维主要指一些常见谷物的纤维,如小麦纤维、燕麦纤维、玉米纤维和米糠纤维等。

（2）豆类纤维

豆类纤维主要包括大豆纤维、豌豆纤维以及瓜尔豆胶和刺槐豆胶等。

（3）水果纤维

水果纤维一般用于高纤维果汁、果冻以及其他果味饮料中，有果渣纤维、果皮纤维、全果纤维和果胶等。

（4）蔬菜纤维

蔬菜纤维主要是甜菜纤维、胡萝卜纤维、竹笋纤维、茭白纤维以及各种各样的蔬菜粉等。

（5）生化合成或转化类纤维

生化合成或转化类纤维主要是改性纤维、抗性糊精、水解瓜尔胶、微晶纤维素和聚葡萄糖等，以及真菌类纤维、海洋类纤维，还有一些黏质和树胶。

9.1.4 富含膳食纤维的食物种类

9.1.4.1 谷物类

（1）燕麦

燕麦富含膳食纤维，包括 β-葡聚糖、戊聚糖、抗性淀粉以及膳食纤维多酚复合物等。燕麦 β-葡聚糖是一种均一黏性多糖，其分子量和在不同食物中存在的形式会影响黏度和饱腹感，从而影响胃肠道食物的消化和反馈机制。

（2）青稞

青稞是禾本科大麦属的一种禾谷类作物，它有着"三高""两低"的特点，即高蛋白质、高纤维素、高维生素、低脂肪、低糖。青稞纤维含量很高，是普通小麦的 15 倍左右，可溶性纤维和总纤维含量均高于其他谷类作物。西藏青稞所含 β-葡聚糖在 $3.66\%\sim8.62\%$ 之间，高于目前所有谷类作物。β-葡聚糖在改善人体健康、促进合理膳食方面具有重要作用。

（3）大米

大米又称"稻米"，分为籼米、粳米、糯米三种。大米是我国居民的主要食粮之一。稻谷加工后形成糙米、留胚米和精米。糙米是稻谷除去外壳的全谷粒，由皮层、胚乳和胚三部分组成，包含了其全部的营养素，属于全谷物食品，富含脂肪、纤维素、矿物质和维生素等营养成分。

（4）小麦

小麦是单子叶植物，是在世界各地广泛种植的禾本科植物，小麦的颖果是人类的主食之一。小麦麸皮是膳食纤维的重要来源之一，麦麸除含有丰富的膳食纤维外，还含有淀粉、蛋白质、脂肪、矿物质、维生素、植酸等，直接食用时口感粗糙、苦涩。通过多酶工艺可以去除小麦麸皮中多余的淀粉、蛋白质、脂肪以及植酸等非纤维成分，提高其膳食纤维生物活性，消除粗糙感，去除杂质和异味。

（5）薏米

薏米又称薏苡仁、苡仁、六谷子，为禾本科植物薏苡的种仁。薏米富含多种活性成分，如由鼠李糖、阿拉伯糖、木糖、半乳糖、半乳糖醛酸、葡糖醛酸等组成的酸性多糖。

9.1.4.2 根茎类

（1）芋头

芋头又名芋芳，口感细软，绵甜香糯，营养价值近似于土豆，不含龙葵素，易于消化，是一种很好的碱性食物。芋头含有一种天然的多糖类植物胶体，能帮助消化，有止泻的作用，又具有与膳食纤维类似的功能，能润肠通便。

（2）山药

山药的主要活性成分是黏蛋白、薯蓣皂苷、胆碱、植物甾醇、必需氨基酸、低聚糖和尿囊素等。山药淀粉含量丰富，淀粉含量（干基）为60%～85%，直链淀粉含量19.98%～36.00%，是加工制备抗性淀粉的良好来源。抗性淀粉具有降低血糖、调节血脂和促进肠道益生菌生长繁殖等生理功能，抗性淀粉更容易被人体大肠中的微生物发酵，从而可以促进肠道有益菌的生长和繁殖。

（3）洋姜

洋姜又名菊芋，其地下块茎富含淀粉、菊糖等果糖多聚物，可以煮食或熬粥、腌制咸菜、晒制洋姜干。洋姜中丰富的多糖，提炼后具有特殊的保健作用，加工成的菊芋粉作为一种天然功能性食用多糖，具有类似水溶性膳食纤维和生物活性前体的生理功能。

（4）藕

藕含有淀粉、蛋白质、天冬酰胺、维生素C以及氧化酶成分，含糖量也高。藕中含有黏液蛋白和膳食纤维，能与人体内胆酸盐、食物中胆固醇及甘油三酯结合，使其从粪便中排出，从而减少脂类的吸收。因此，藕粉具有消食止泻、开胃清热、滋补养性的功效。藕含丰富的维生素C及矿物质，有益于心脏，促进新陈代谢。藕粉生产过程中产生的大量藕渣含有30%以上的膳食纤维，通过亚临界水萃取、酶化学法等方法能够提取和利用藕渣膳食纤维中的水溶性膳食纤维，生产各类功能性膳食产品。

（5）马铃薯

马铃薯块茎可供食用，是全球第四大重要的粮食作物。近几年，中国启动马铃薯主粮化战略，推进把马铃薯加工成馒头、面条、米粉等主食，是继稻米、小麦、玉米外的又一主粮。马铃薯蛋白质营养价值高，含有多种维生素和无机盐，以及丰富的膳食纤维。马铃薯含有丰富的钾盐，属于碱性食品，是非常好的高钾低钠食品。另外，马铃薯还含有胡萝卜素和抗坏血酸。

（6）红薯

红薯原名番薯，又称地瓜，富含蛋白质、淀粉、果胶、纤维素、氨基酸、维生素及多种矿物质，营养价值很高。红薯中大量的膳食纤维在肠道内无法被消化吸收，能刺激肠道、增强肠道蠕动、通便排毒，对老年性便秘有辅助疗效。红心红薯含糖量相对较高，含有较多的维生素A、大量的可溶性膳食纤维、丰富的蛋白质等。红薯也是一种理想的减肥食品，相同质量的红薯热量只有大米的1/3，而且富含的纤维素和果糖具有阻止糖分转化为脂肪的特殊功能。

9.1.4.3 果实类

（1）木瓜

木瓜的膳食纤维含量较多，尤其是含有丰富的果胶，能促进肠胃蠕动，可以减少废物在体内囤积，含有的木瓜酵素也可以预防消化不良，分解蛋白质和脂肪。药用木瓜鲜果中含有较多的单宁和有机酸，糖含量相对较低，使其口感酸涩，不宜生食。但其果实富含维生素。木瓜中酸类成分包括苹果酸、柠檬酸、酒石酸等，这些有机酸都具有纯正的酸味，经过适当稀释并辅以一定的甜味物质如蔗糖或蜂蜜后，可制成风味独特的产品。

（2）苹果

苹果性味温和，含有丰富的碳水化合物、维生素、膳食纤维和微量元素等，苹果酸可帮助代谢体内的热量，果实中的钾能与人体过剩的钠盐结合，有利于排尿。苹果是碱性食品，吃苹果可迅速中和体内过多的酸性物质产生的酸及鱼、肉、蛋等成酸性食物在体内产生的酸性代谢产物，增强体力和抗病能力。

（3）山楂

山楂又名山里果、山里红，健脾开胃、消食化滞、活血化痰，山楂含有的果酸和膳食纤维能促进胃液分泌，帮助消化。

常见食物中不溶性膳食纤维的含量见本书第1章表1.7。

9.2 水溶性膳食纤维

9.2.1 水溶性膳食纤维的定义

水溶性膳食纤维是一种可溶性膳食纤维，其能量很低，但吸水性强。水溶性膳食纤维主要特性是能够溶解于水中，具有黏性，能在肠道中大量吸收水分，使粪便保持柔软状态。同时，它能有效使肠道中的有益菌活化，促进有益菌大量繁殖，创造肠道的健康生态。

9.2.2 水溶性膳食纤维的主要成分

水溶性膳食纤维广泛存在于各类植物果实、根和茎中，其主要成分有聚葡萄糖、低脂果胶、高脂果胶、苹果果胶、柚皮果胶、蓝莓果胶、菠萝果胶、低聚果糖、低聚异麦芽糖、低聚木糖、大豆低聚糖、琼脂粉、羧甲基纤维素等。

9.2.3 常见的水溶性膳食纤维

9.2.3.1 聚葡萄糖

聚葡萄糖为白色或类白色固体颗粒，易溶于水，溶解度70%，10%水溶液的pH值为2.5~7.0，无特殊味，是一种具有保健功能性的食品组分。聚葡萄糖具有以下五种生理功能。

（1）热量低，预防肥胖

聚葡萄糖是随机聚合的产物，糖苷键种类多，分子结构复杂，难以生物降解。聚葡萄糖经过胃和小肠时不被吸收，约30%被大肠内微生物发酵，生成挥发性脂肪酸和CO_2等，约60%从粪便中排出，产生的热量只有蔗糖的25%、脂肪的11%。聚葡萄糖的发热量极低，很少能转化为脂肪。

（2）调整肠胃功能，促进营养物质的吸收

聚葡萄糖作为一种水溶性膳食纤维，可以缩短食物在胃内的排空时间，促进消化液的分泌，有利于营养物质的吸收和消化，同时降低结肠的压力，减少肠内有害物质和肠壁接触的时间,并促使它们排出体外。故聚葡萄糖可有效改善肠道功能,促进排便,缓解便秘,预防痔疮,缓和有害物质所导致的中毒和腹泻。

(3) 调节肠道菌群平衡

聚葡萄糖是有效的益生元,被摄入人体后,在胃肠道上半部分并不被消化,到了胃肠道的下半部分被发酵,促进了肠道有益菌(双歧杆菌、乳杆菌)的繁殖,从而抑制有害菌如梭状芽孢杆菌和拟杆菌的繁殖。同时,聚葡萄糖被有益菌发酵产生短链脂肪酸,如丁酸等,降低了肠道 pH 值,可以帮助抵抗感染。

(4) 降低血糖反应

一方面,聚葡萄糖本身的相对血糖反应只有 5~7(葡萄糖为 100),另一方面,聚葡萄糖能改善机体末端组织对胰岛素的敏感性,降低对胰岛素的要求,抑制胰岛素的分泌,阻碍对糖的吸收,且聚葡萄糖本身不被吸收,从而降低血糖水平,因此适于糖尿病患者食用。

(5) 促进矿物质的吸收

聚葡萄糖在肠道中被发酵产生的短链脂肪酸能使肠道的环境酸化,酸化环境则促进了钙、铁等矿物质的吸收。

9.2.3.2 果胶

天然果胶类物质以原果胶、果胶、果胶酸的形态广泛存在于植物的果实、根、茎、叶中,是细胞壁的一种组成成分,它们伴随纤维素而存在,构成相邻细胞中间层黏结物,使植物组织细胞紧紧黏结在一起。原果胶是不溶于水的物质,但可在酸、碱、盐等化学试剂及酶的作用下,加水分解转变成水溶性果胶。

果胶的组成有同质多糖和杂多糖两种类型。同质多糖型果胶,如 D-半乳聚糖、L-阿拉伯聚糖和 D-半乳糖醛酸聚糖等;杂多糖果胶最常见,是由半乳糖醛酸聚糖、半乳聚糖和阿拉伯聚糖以不同比例组成的,通常称为果胶酸。不同来源的果胶,其比例也各有差异。部分甲酯化的果胶酸称为果胶酯酸。不同的蔬菜、水果口感有区别,主要是由它们含有的果胶含量以及果胶分子的差异决定的。柑橘、柠檬、柚子等果皮中约含 30% 的果胶,是果胶的较丰富来源。

果胶的生理功能包括:降低血清胆固醇、血糖含量,激活巨噬细胞,增殖脾细胞,增强抗补体活性,抑制透明质酸酶和组胺的释放、内毒素诱导的炎症反应。

9.2.3.3 低聚果糖

低聚果糖是一种天然活性物质。甜度为蔗糖的 0.3~0.6 倍。既保持了蔗糖的纯正甜味,又比蔗糖口感清爽。低聚果糖具有如下生理功能。

(1) 为双歧杆菌等有益菌所利用

低聚果糖对肠道中有益菌群如双歧杆菌、乳杆菌等有选择性促增殖作用,使有益菌群在肠道中占有优势,可抑制外源致病菌和肠内固有腐败细菌如沙门菌等的生长繁殖,减少肠内腐败物质的产生和积累,促进肠道蠕动,防止便秘和腹泻。

(2) 预防和改善心血管疾病

低聚果糖能有效降低血清胆固醇、甘油三酯、游离脂肪酸的数量,对于因血脂高而引起的高血压、动脉硬化等有改善作用。

(3) 促进人体对矿物质的吸收

低聚果糖在大肠内被细菌发酵生成 L-乳酸,可以溶解钙、镁、铁等矿物盐,促进人体对矿物质的吸收。

（4）减肥作用

由于低聚果糖不能被人体直接消化吸收，只能被肠道细菌吸收利用，故其热量值低，不易导致肥胖，间接起到减肥作用。

（5）防龋齿作用

低聚果糖不能被口腔细菌（突变链球菌）利用生成不溶性葡聚糖，不会为口腔微生物沉积、产酸和腐蚀提供场所，因此可以预防龋齿。

9.2.3.4 低聚异麦芽糖

低聚异麦芽糖又称为异麦芽低聚糖、异麦芽寡糖、分枝低聚糖等。它是淀粉糖的一种，主要成分是葡萄糖分子间以 α-1,6 糖苷键结合的异麦芽糖、潘糖、异麦芽三糖及四糖以上的低聚糖。

低聚异麦芽糖在自然界中作为支链淀粉或多糖的组成部分，具有以下生理功能。

① 低聚异麦芽糖难以被消化酶消化，甜度低、热量低，基本上不增加血糖血脂。

② 低聚异麦芽糖不会被胃和小肠吸收，而是直接进入大肠，被双歧杆菌优先利用，助其大量繁殖，系为双歧杆菌增殖因子，从而能抑制有害菌生长，促使肠道内微生态良性循环。

③ 具有异麦芽糖残基的低聚异麦芽糖与蔗糖结合食用时会强烈抑制不溶性葡聚糖合成，从而阻止齿垢形成，使蛀牙菌不能在牙齿上附着生长繁殖。因此，低聚异麦芽糖在以蔗糖为原料的食品中，具有防龋齿作用。

④ 由于低聚麦芽糖分子质量低、非黏性、溶于水，有一定甜味，不破坏食品质地和风味，不影响对矿物质和维生素吸收，因此常作为加工食品和饮料的食品添加剂。

9.2.4 富含水溶性膳食纤维的食物

水溶性膳食纤维主要存在于植物类的果实、根和茎中，如燕麦、魔芋和海带、麒麟菜等藻类。赤道红藻、麒麟菜均是优质的水溶性膳食纤维功能食品，膳食纤维可达87%。一些植物中提取的水溶性膳食纤维含量高达98%，如柑橘、苹果、香蕉、柠檬、石榴等水果和洋白菜、甜菜、洋葱、苜蓿、豌豆、蚕豆等蔬菜。常见食物中水溶性膳食纤维含量见表9.1。

表9.1 常见食物中水溶性膳食纤维含量　　　　　单位：g/kg

名称	水溶性膳食纤维	名称	水溶性膳食纤维
玉米（干）	15.4	青椒	28.3
小米	23.2	苦瓜	22.7
黑米	21.2	韭黄	20.4
黑豆（干）	110.0	芹菜	24.7
黄豆（干）	103.0	空心菜	26.1
绿豆（干）	99.8	苋菜	25.7
芸豆（干）	81.0	甘蓝	22.4
红薯	30.2	香蕉	13.7

注：引自 阴文娅，黄承钰，冯靓. 2004.

9.3 膳食纤维的生理功能

水溶性膳食纤维和非水溶性膳食纤维在生理功能上既有相同之处，也有不同之处，其不同之处在于：

水溶性膳食纤维能量很低、吸水性强，有降血脂和降血糖的作用及良好的通便作用；在胃肠道内和淀粉等碳水化合物交织在一起，并延缓淀粉的吸收，故可以起到降低餐后血糖的作用。

非水溶性膳食纤维对人体的作用首先在于促进胃肠道蠕动，加快食物通过胃肠道，减少吸收；在大肠中吸收水分从而软化大便，可以起到预防便秘的作用。

9.3.1 对消化道功能的影响

膳食纤维具有缓泻作用，能够刺激肠道的蠕动，减少肠内容物通过的时间，使粪便较快地经过肠道。增加粪便体积的膳食纤维（以非水溶性膳食纤维为主）是阻止肠道细菌微生态破坏、保持远端小肠和盲肠形态正常及降低细菌移位的重要物质，因此膳食纤维能很好地调理肠道功能。另外，膳食纤维的通便作用，可降低肛门周围的压力，使血流通畅，从而起预防痔疮的作用。

9.3.2 有助于减肥

膳食纤维尤其是可溶性膳食纤维，可以减缓食物由胃进入肠道的速度，并起到吸水作用。一般肥胖人群大都与食物中热能摄入增加或体力活动减少有关。而提高膳食中膳食纤维含量，可使摄入的热能减少，在肠道内营养的消化吸收也下降，最终使体内脂肪消耗而起减肥作用。膳食纤维遇水膨胀 200~250 倍，既可以使人产生轻微的饱腹感，减少过多热量的吸收，又可以包裹多余糖分和油脂随同肠道内的沉积废物一同排出体外，达到减肥、排毒的效果。

9.3.3 改善口腔及牙齿功能

增加膳食中的纤维素，自然增加了使用口腔肌肉、牙齿咀嚼的机会，长期坚持则会使口腔得到保健，功能得以改善。

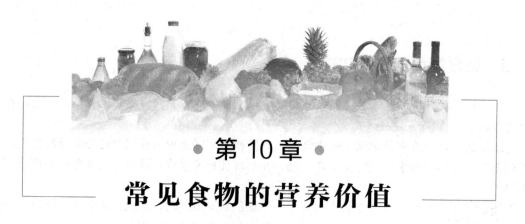

第 10 章
常见食物的营养价值

本章导引

不同的食物含有不同的营养元素，消费者应根据自身营养需求选择不同的食物，达到均衡营养，确保健康安全。

10.1 谷类食物的营养价值

10.1.1 谷类食物的分类和特点

谷类是稻谷、小麦、玉米、高粱米及多种杂粮等的总称，谷类食物一般是植物的种子，能够提供人类生活所必需的营养素。谷类的种类很多，主要有稻谷、小麦、玉米、高粱、大麦、荞麦等。我国居民平常吃的主要是大米和面粉，分别是来自稻谷和小麦的加工产物。粮谷类可分为细粮和粗粮，我国居民吃得最多的细粮是大米、小麦，粗粮或杂粮主要是玉米、小米、高粱、荞麦、燕麦等。

10.1.2 谷类食物的结构和营养素分布

10.1.2.1 结构

谷类种子除了形态大小不一以外，其他结构基本上都是相似的，一般由种皮（糊粉层在种子皮层的最内层）、胚乳和胚芽三个主要部分组成。三个部分的质量分别占到谷类质量的 1%～15%，83%～87% 和 2%～3%（图 10.1）。

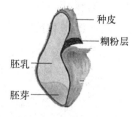

图 10.1　谷类种子结构

10.1.2.2 营养素分布

（1）种皮

种皮主要由纤维素和半纤维素等组成，含有比较高的灰分，通常难以被人体所消化，因此营养价值较低。

（2）糊粉层

糊粉层介于谷皮和胚乳之间，里面含有较多的磷和丰富的 B 族维生素，以及无机矿物质。但由于糊粉层离种皮较近,因此在加工时容易和种皮同时被脱离。

(3) 胚乳

胚乳是谷类种子最主要的部分,含有大量的碳水化合物和一定量的蛋白质。

(4) 胚芽

胚芽含量最少,位于谷粒的一端,含有比较丰富的蛋白质、脂肪、无机盐、B族维生素和维生素E。由于位于顶端,且为延长后续谷物的储存时间,因而在加工时与胚乳分离而被去除掉。

10.1.3 谷类食物的营养成分

(1) 蛋白质

大部分的谷类食物所含的蛋白质都在10%以下。谷类所含的蛋白质质量较差,主要是因为其赖氨酸含量相对较低,因此为提高其生物学效价,可以通过和豆类食物搭配食用来达到互补的作用。

(2) 碳水化合物

谷类的碳水化合物主要是淀粉,含量70%~80%,其余的20%~30%是糊精、戊聚糖、葡萄糖和果糖等。淀粉又分为直链淀粉和支链淀粉两种。直链淀粉经熬煮不易成糊,冷却后呈凝胶体,且易溶于水并为人体所消化,其大分子结构上葡萄糖分子排列整齐;支链淀粉易成糊且黏性较大,但冷却后不能呈凝胶体,结构上葡萄糖分子排列不整齐,不易溶于水且不易消化。通常大米的品质与直链淀粉含量相关,直链淀粉含量一般12%~33%,数值越小,米饭的柔韧度、弹性越好,反之直链淀粉含量越高则越差。糯米当中含比较多的支链淀粉,因此糯米及其制品需注意食用适量,食用过多不易消化,尤其是对于婴幼儿、儿童和消化功能较低的老人、病人等。

(3) 脂类

谷类食物中脂类含量一般为1%~4%,大米和小麦为1%~2%,玉米和小米可达4%。谷类当中的这些脂肪主要集中在糊粉层和胚芽里面,也包含少量的磷脂、糖脂等,在加工的时候也比较容易丢失掉。谷类中的脂肪酸大多属于必需脂肪酸,如小麦、大麦、小米、玉米中的亚油酸均占脂肪酸总量的40%~60%,因此以谷物为来源的油脂具有较高的食用价值。

(4) 矿物质

谷类食物中矿物质含量一般为1.5%~3%,主要存在于谷皮和糊粉层当中。在谷类食物中的矿物质主要是钙和磷,但是这种钙和磷大多数都是以不溶性的植酸盐形式存在的,消化吸收较差,所以对于婴幼儿、儿童、青少年和老人,如需补钙,不应把谷类食物作为钙的主要来源。

(5) 维生素

平常膳食中的B族维生素主要是从谷类食物中来的,因此谷类食物是人类膳食中B族维生素的重要来源,包括维生素B_1、维生素B_2、维生素B_3(烟酸)、维生素B_6和维生素B_5(泛酸)等。它们主要分布于糊粉层和胚芽部,因此谷类在加工时的精度越高,胚芽、糊粉层损失就越多,进而导致维生素的损失也就越多。

10.1.4 加工和烹调方式对谷类营养价值的影响

(1) 出米或出粉率对谷类营养价值的影响

谷类的蛋白质、脂肪、无机盐、维生素大部分存在于谷粒的周围和胚芽当中,因此如果出米或出粉率低（加工精细），细糊粉层和胚芽的损失就比较多，进而导致了营养素的损失比较多，特别是 B 族维生素损失更加明显。相反，出米和出粉率高，虽然矿物质和维生素得以保留，但纤维素、植酸的含量也随之提高，因此在某种程度上降低了谷物的消化吸收率（表 10.1）。

表 10.1 不同出粉率小麦粉的营养成分

出粉率/%	粗蛋白/%	粗脂肪/%	碳水化合物/%	粗纤维/%	灰分/%	B 族维生素/(mg/100g)	维生素 E/(mg/100g)
100	9.7	1.9	84.8	2.0	1.6	5.7	3.5
93	9.5	1.8	86.0	1.4	1.3	2.5	3.3
88	9.2	1.7	87.2	0.8	1.1	1.8	3.1
80	8.8	1.4	88.6	0.5	0.7	1.1	2.5
70	8.3	1.2	89.8	0.3	0.5	1.0	1.9
60	8.2	1.0	90.1	0.2	0.4	0.8	1.7

注：引自丁文平，2008。

（2）烹调方式对谷类营养价值的影响

大米要进行淘洗，淘洗次数、浸泡时间、用水量、淘洗水的温度等对谷类中的水溶性维生素和无机盐的含量影响较大。过多的淘洗次数和过长的浸泡时间会导致谷物中的水溶性维生素和无机盐大量流失。其他烹调方式，如油煎、蒸煮、炒、炸等对谷类中维生素影响也很大，尤其是 B 族维生素对温度较为敏感（表 10.2）。如面点经油炸后维生素 B_1 几乎损失殆尽，维生素 B_2、烟酸等也丢失较严重。所以如果要保持谷类食物中 B 族维生素丢失少，就要尽量少用油炸方式。

表 10.2 烹调方法对 B 族维生素含量的影响

样品类型	添加物	烹饪方法	面粉/样品比例	维生素 B_1 含量/(mg/100g)	维生素 B_1 损失率/%	维生素 B_2 含量/(mg/100g)	维生素 B_2 损失率/%
饼		烙	1∶1.33	0.285	3.69	0.058	14.71
油条	泡打粉	油炸	1∶1.46	0.104	64.75	0.021	69.12
麻花	泡打粉	油炸	1∶1.27	0.023	92.2		
面条		水煮	1∶2.60	0.237	19.60	0.066	2.94

注：引自郝丽萍，何燕，姜泽春，等.2000。

10.2 水果和蔬菜类的营养

10.2.1 水果

10.2.1.1 碳水化合物

水果中的碳水化合物主要是糖、膳食纤维与果胶。仁果类如苹果、梨以果糖为主，葡萄糖和蔗糖次之；浆果类如葡萄、草莓、猕猴桃等主要含葡萄糖、果糖等；核果类如桃、杏等以蔗糖为主。水果未成熟时，碳水化合物多以淀粉为主，随其成熟逐渐转化为其他糖。随着糖含量的上升，水果中糖与有机酸的比例也发生改变。因此，成熟的水果，其酸度常较低，而甜度增高。水果中的膳食纤维成分，一般以果胶为主。天然果胶类物质以原果胶、果胶、果胶酸的形态广泛存在于植物的果实、根、茎、叶中，是细胞壁的一种组成成分，它们伴随纤维素而存在，构成相邻细胞中间层黏结物，使植物组织细胞紧紧黏结在一起。原果胶不溶于水呈现坚硬状态，成熟果实中的部分果胶在有机酸及酶的作用下分解为水溶性果胶，因而果实变软，而后期水果的过度成熟则造成果胶酸含量升高。不同的水果口感有区别，主要是由它们含有的果胶含量以及果胶分子量大小的差异决定的。柑橘、柠檬、柚子等果皮中约含30%果胶，是果胶最丰富的来源。

10.2.1.2 蛋白质

水果中的蛋白质主要为酶蛋白，包括果胶酶、酚氧化酶、蛋白酶等，对水果的品质影响较大。少数水果蛋白质含量稍高，如菠萝蜜0.2%、梅子0.9%、樱桃1.1%。水果酶中的酚氧化酶能够催化黑色素形成导致褐变。水果加工中常采用热烫法、添加亚硫酸盐或二氧化硫、调整pH值、添加螯合剂或隔绝氧气等方法来抑制水果中的酶促褐变反应。

10.2.1.3 脂肪

水果属于低脂食品。但少数水果脂肪含量较高，如无花果4.3%，桑葚（干）含脂肪6.1%。鳄梨中的脂肪酸主要是不饱和脂肪酸，其中油酸约占脂肪含量的47.2%，因此适量摄入鳄梨有利于心血管健康。

10.2.1.4 维生素和矿物质

水果最重要的营养特征在于它们是人体维生素的重要食物来源，基本上含有除维生素D和维生素B_{12}之外的各种维生素，特别是维生素C和胡萝卜素含量较高。按鲜果计算，每100g水果中（可食部计），酸枣维生素C的含量居首位，高达900mg，其次是鲜枣243mg，苹果、梨、桃中维生素C含量较低。水果不同部位的维生素C含量也有所差异，苹果靠近外皮的果肉部分维生素C含量较高，瓜类靠近种子部位的维生素C含量较高。水果中的B族维生素含量一般不高，红色和黄色水果（如山楂、橘、杏）中胡萝卜素含量较高。

水果同时也是矿物质（如钙、钾、钠、镁等）的重要来源，尤其是钾元素含量丰富，通常每100g鲜果中钾元素含量在80～400mg之间。不同水果间矿物质含量差别很大，如核果类的核桃钙含量很高，可达葡萄的6倍左右，草莓的铁含量较高，达1.8mg，约为苹果的6倍。

常见水果中维生素和矿物质含量见表10.3。

表10.3 常见水果中维生素和矿物质含量（以100g可食部计）

食物名称	维生素C/mg	维生素B_1/mg	维生素B_2/mg	维生素B_3/mg	胡萝卜素/μg	Ca/mg	P/mg	K/mg	Na/mg	Mg/mg	Fe/mg	Zn/mg	Se/μg	Cu/mg	Mn/mg
苹果（代表值）	3.0	0.02	0.02	0.20	50	4	7	83	1.3	4	0.3	0.04	0.10	0.07	0.03
梨（代表值）	5.0	0.03	0.03	0.20	20	7	14	85	1.7	8	0.4	0.10	0.29	0.10	0.03
桃（代表值）	10.0	0.01	0.02	0.30	20	6	11	127	1.7	8	0.3	0.14	0.47	0.06	0.07
枣（鲜）	243.0	0.06	0.09	0.90	240	22	23	375	1.2	25	1.2	1.52	0.80	0.06	0.32
葡萄（代表值）	4.0	0.03	0.03	0.25	40	9	13	127	1.9	7	0.4	0.16	0.11	0.18	0.04
草莓	47.0	0.02	0.03	0.30	30	18	27	131	4.2	12	1.8	0.14	0.70	0.01	0.49
酸枣	900.0	0.01	0.02	0.90	—	435	95	84	3.8	96	6.6	0.68	1.30	0.34	0.86

续表

食物名称	维生素C/mg	维生素B_1/mg	维生素B_2/mg	维生素B_3/mg	胡萝卜素/μg	Ca/mg	P/mg	K/mg	Na/mg	Mg/mg	Fe/mg	Zn/mg	Se/μg	Cu/mg	Mn/mg
枣（鲜）	243.0	0.06	0.09	0.90	240	22	23	375	1.2	25	1.2	1.52	0.80	0.06	0.32
大山楂	53.0	0.02	0.02	0.40	100	52	24	299	5.4	19	0.9	0.28	1.22	0.11	0.24
橘（金橘）	35.0	0.04	0.03	0.30	370	56	20	144	3.0	20	1.0	0.21	0.62	0.07	0.25
杏	4.0	0.02	0.03	0.60	450	14	15	226	2.3	11	0.6	0.20	0.20	0.11	0.06
核桃（干）	1.0	0.15	0.14	0.90	30	56	294	385	6.4	131	2.7	2.17	4.62	1.17	3.44
橙	33.0	0.04	0.04	0.30	160	20	22	159	1.2	14	0.4	0.14	0.31	0.03	0.05
杧果（抹猛果、望果）	23.0	0.01	0.04	0.30	897	-	11	138	2.8	14	0.2	0.09	1.44	0.06	0.20
樱桃	10.0	0.01	0.02	0.06	210	11	27	232	8.0	12	0.4	0.23	0.21	0.10	0.07

注：引自杨月欣，2018。

10.2.1.5 有机酸及其他

水果中含有各种有机酸，如苹果酸、柠檬酸、酒石酸、琥珀酸、延胡索酸等。琥珀酸和延胡索酸多数存在于未成熟的水果中。此外一些水果中还含有少量的草酸、水杨酸和奎尼酸等。有机酸的存在是水果具有酸味的原因，有利于水果中抗坏血酸的稳定性。对人体而言，有机酸具有增进人体食欲、开胃和促进消化的作用，并且具有螯合和还原作用，促进多种矿物质的吸收，同时还可以起到杀菌以及提供部分能量的作用。

除上述常见营养成分外，水果中存在的油状挥发性化合物，包括醇、酯、醛、酮等物质构成了其独特的香气来源。

10.2.2 蔬菜

蔬菜是人们生活中必不可少的食物，含有多种营养素，是无机盐和维生素的主要来源，尤其是在膳食中缺少牛奶和水果时，蔬菜就显得格外重要。

10.2.2.1 碳水化合物及膳食纤维

大部分蔬菜的碳水化合物含量较低，仅为2%～6%，淀粉含量极少。叶菜类的膳食纤维多以纤维素、半纤维素等为主，通常含量为1.0%～2.2%。有些蔬菜富含果胶，如花椰菜等。纤维素含量少的部位肉质软嫩，反之则肉质粗糙。纤维素、半纤维素、木质素、果胶等物质结合在一起，决定着蔬菜的质地、硬度、脆度、口感等品质指标。根茎类蔬菜的碳水化合物含量较高，如葛（鲜）36.1%、藕11.5%，其碳水化合物主要以淀粉为主，因而成为各种粉丝、粉条制品的原料。

菌菇类蔬菜不仅含有一般植物所含的单糖、双糖和多糖，而且还含有一些其他植物少有的糖类，如氨基糖、糖醇、糖酸和糖蛋白等。海带、紫菜、裙带菜等海藻中的膳食纤维主要是可溶性的海藻多糖，如褐藻胶、红藻胶、琼胶等，由木糖、醇醛酸、硫酸盐和蛋白质等物质构成。经研究发现，海藻多糖具有抗辐射、抗氧化以及增强免疫力等作用。

瓜茄类蔬菜主要有冬瓜、丝瓜、南瓜、苦瓜、黄瓜、葫芦瓜、番茄、茄子、辣椒等，其膳食纤维含量低于叶菜类蔬菜,更易于消化吸收。鲜豆类蔬菜主要有毛豆、扁豆、蚕豆、绿豆、豌豆、豇豆等,其碳水化合物含量高于叶菜类,但淀粉含量低于根茎类;其次,鲜豆类蔬菜含有少量的低聚糖,如棉籽糖、水苏糖和毛蕊花糖等,因其能够促进益生菌的生长而被称为益生元,并且对降低血脂、降低胆固醇和增强免疫力具有一定功效。

10.2.2.2 蛋白质和脂肪

总体上看,蔬菜的蛋白质含量较低,新鲜蔬菜蛋白质含量通常在3%以下,还含有氨基酸、肽类等含氮化合物。鲜豆类、菌类和深绿色叶菜蛋白质含量较高,如西蓝花蛋白质含量可高达3.5%,鲜豇豆蛋白质含量为2.2%,蘑菇为2.7%,小油菜为1.3%。因此,上述蔬菜是素食主义者理想的蛋白质来源。某些蔬菜,如菠菜、豌豆苗、豇豆、韭菜、菌类等赖氨酸比较丰富,含硫氨基酸为限制性氨基酸,可与谷类蛋白质营养互补。

植物的油脂多集中在种子部位,根、茎、叶等其他部位的脂肪含量极低。通常蔬菜的脂肪含量低于1%,属于典型的低能量食品。

10.2.2.3 维生素和矿物质

和水果一样,蔬菜最重要的营养价值除提供膳食纤维外,还为人类膳食结构中提供了主要的维生素和矿物质来源。蔬菜富含人体所需的多种维生素,包括维生素C、维生素A、维生素E、维生素K、生物素、叶酸以及维生素B_1、维生素B_2、维生素B_6等,但不含有维生素D和维生素B_{12}。蔬菜中的维生素C含量与蔬菜颜色本身无关,典型的红辣椒中维生素C含量高达144mg/100g,而胡萝卜中维生素C含量仅为13mg/100g。此外大多数蔬菜维生素C含量在10~100mg/100g。野生蔬菜如马兰、枸杞菜、香椿芽等维生素E的含量在0.7~3.0mg/100g,是含维生素E最高的一类蔬菜。深色蔬菜含有较高的β-胡萝卜素和维生素A,枸杞菜、胡萝卜、香椿、马兰及小红辣椒等蔬菜所含维生素A高于其他种类蔬菜。表10.4、表10.5分别为几种常见蔬菜的维生素和矿物质含量。

表10.4 常见蔬菜维生素含量(以每100g可食部计)

名称	维生素C /mg	总维生素A /μg RAE	总维生素E /mg	维生素B_1 /mg	维生素B_2 /mg	烟酸 /mg
黄瓜(鲜)	9.0	8	0.46	0.02	0.03	0.2
猴头菇(罐装)	4.0	0	0.46	0.01	0.04	0.2
花椰菜(白色)	32.0	1	Tr	0.04	0.04	0.32
胡萝卜	13.0	344	0.41	0.04	0.03	0.6
韭芽	15.0	22	0.34	0.03	0.05	0.7
西葫芦	6.0	3	0.34	0.01	0.03	0.2
芹菜茎	8.0	28	1.32	0.02	0.06	0.4
大葱	3.0	5	Tr	0.03	0.05	0.5
荠菜(鲜)	5.0	48	0.27	0.02	0.02	1.8
蒜头	7.0	3	1.07	0.04	0.06	0.6
扁豆	13.0	13	0.24	0.04	0.07	0.9
白萝卜(鲜)	19.0	Tr	Tr	0.02	0.01	0.14
小红辣椒	144.0	116	0.44	0.03	0.04	0.8
番茄(鲜)	14.0	31	0.42	0.03	0.01	0.49
娃娃菜	12.0	4	Tr	0.04	0.03	0.61

续表

名称	维生素 C /mg	总维生素 A /μg RAE	总维生素 E /mg	维生素 B_1 /mg	维生素 B_2 /mg	烟酸 /mg
香椿芽（鲜）	40.0	117	0.99	0.07	0.12	0.9
茭白	5.0	5	0.99	0.02	0.03	0.5
枸杞菜	58.0	592	2.99	0.08	0.32	1.3
马兰	26.0	340	0.72	0.06	0.13	0.8

注："Tr"表示微量或未检出。
引自杨月欣，2018。

不同蔬菜中各矿物质含量存在较大差异，一般而言，各种蔬菜中均含有钙、钾、钠、镁、铁、锌、铜、锰等矿物质，其含量大致排序为：钾＞钙＞钠＞镁＞铁＞锌＞锰＞铜。硒元素较为特殊，仅部分蔬菜中含有，其中在蒜头中含量较高，为 3μg/100g。分析数据表明，紫皮大蒜硒含量约为普通大蒜的一倍，因此是典型的富硒食品。近年来发现硒元素具有很强的抗氧化功能，因而含硒类蔬菜较适合免疫力低下的特定人群食用。菠菜、韭菜、南瓜、苋菜等也是获得硒元素的良好来源。蔬菜中钾元素含量普遍较高，为 150～700mg/100g。菠菜中钾、锌含量较高，苋菜（鲜）中的钙、铁含量最高，分别是 187mg/100g 和 5.4mg/100g。芹菜茎中钠的含量较高，达到 159mg/100g。由于镁元素是叶绿素的重要组成成分，因此在叶菜类食物中镁元素的含量较高，而根茎类蔬菜中镁元素含量较低。茭白中的矿物质含量较低，尤其是钙含量仅 4mg/100g。总体上看，深色蔬菜矿物质含量大于浅色蔬菜，而深色蔬菜又以菠菜最佳，不仅矿物质种类丰富，含量也高，但由于菠菜中含有较高含量的草酸和植酸，这两种物质会螯合金属离子形成不溶性沉淀。因此，生食菠菜会大大降低矿物质的吸收利用度，经开水焯后草酸含量会大大降低。此外，没有一种蔬菜的矿物质组成及含量是完美的，因此，合理搭配不同蔬菜饮食是维持矿物质摄入平衡的重要途径。

表 10.5 常见蔬菜中维生素和矿物质含量（以每 100g 可食部计）

食物名称	维生素 C/mg	维生素 B_1/mg	维生素 B_2/mg	维生素 B_3/mg	胡萝卜素/μg	Ca/mg	P/mg	K/mg	Na/mg	Mg/mg	Fe/mg	Zn/mg	Se/μg	Cu/mg	Mn/mg
菠菜（鲜）	32.0	0.04	0.11	0.60	2920	66	47	311	85.2	58	2.9	0.85	0.97	0.10	0.66
苋菜（绿、鲜）	47.0	0.03	0.12	0.80	2110	187	59	207	32.4	119	5.4	0.80	0.52	0.13	0.78
茭白（鲜）	5.0	0.01	0.19	0.50	30	4	36	209	5.8	8	0.4	0.33	0.45	0.06	0.49
芹菜茎	8.0	0.02	0.06	0.40	340	80	38	206	159.0	18	1.2	0.24	0.57	0.09	0.16
香菜（鲜）	48.0	0.04	0.14	2.20	1160	101	49	272	48.5	33	2.9	0.45	0.53	0.21	0.28
山药（鲜）	5.0	0.05	0.02	0.30	20	16	34	213	18.6	20	0.3	0.27	0.55	0.24	0.12

注：引自杨月欣，2018。

10.3 坚果类的营养价值

坚果是指开花植物成熟后的子房，隐身于坚硬外壳之中的单粒种子，含有极少的水分，包括瓜子、花生、杏仁、腰果、核桃、开心果等。坚果号称植物的精华部分，营养丰富，蛋白质、脂肪、矿物质和维生素含量均较高，在人体生长发育、增强体质等方面有良好的效果。

10.3.1 碳水化合物

含油类坚果碳水化合物含量较少，以淀粉和纤维素为主，而芡实米（干）、莲子（干）、板栗（鲜）等属于高淀粉类坚果，其碳水化合物含量依次为79.6%、67.2%和42.2%。大多数坚果膳食纤维含量在5%以下，但胡麻子、杏仁和黑芝麻中膳食纤维含量较高，可分别达到29.59%、18.5%和14%。

10.3.2 蛋白质

坚果的蛋白质含量虽不及大豆，但大部分比粮谷类高。如南瓜子仁（熟，白瓜子）为26.6%、西瓜子仁（熟，黑瓜子）为29.0%、花生仁（烤）为26.4%。不同品种的坚果中氨基酸组成和含量差异较大，且第一限制性氨基酸（指在蛋白质或饲料中，含量最低的必需氨基酸）也有所不同。澳洲坚果果仁富含17种氨基酸，其中含有人体必需氨基酸7种，不含色氨酸，必需氨基酸占氨基酸总量的27.86%。其氨基酸构成以脂肪族氨基酸（甘氨酸、谷氨酸、丙氨酸、亮氨酸、天冬氨酸等）为主，芳香族氨基酸（苯丙氨酸、酪氨酸）和杂环氨基酸（组氨酸）较少。核桃中蛋氨酸、半胱氨酸和赖氨酸含量均较低，成为限制性氨基酸，个别品种的核桃缬氨酸也是限制性氨基酸。腰果（熟）的赖氨酸为第一限制性氨基酸，但谷氨酸和精氨酸含量非常高，分别为5.16%和2.59%，因此风味较好。油脂含量较高的葵花籽仁中蛋氨酸和半胱氨酸含量丰富，但赖氨酸含量较低，成为第一限制性氨基酸，此外，色氨酸低于联合国粮农组织/世界卫生组织（FAO/WHO）推荐的儿童需要标准。淀粉型坚果芡实虽蛋白质总量不高，但其必需氨基酸总量高达40%，远高于标准必需氨基酸模式，除赖氨酸和苏氨酸含量稍低外，总体上氨基酸组成较为平衡。

10.3.3 脂肪

大多数坚果类食品油脂含量较高，达30%以上，松子仁甚至高达70%，杏仁、南瓜子仁、芝麻、腰果等油脂含量为40%~55%。因此，上述坚果能量相当高，不宜大量食用，以免引起消化不良或增重。油脂含量在一定程度上影响了坚果的营养素密度，在评价坚果营养价值时需重点考虑其能量因素。对于淀粉类坚果而言，其脂肪含量较低，干莲子脂肪含量为2%，白果、板栗、芡实的脂肪含量均在1%以下。

坚果中的脂肪酸主要以油酸和亚油酸等不饱和脂肪酸为主，其中，腰果、榛子、杏仁、夏威夷果、山核桃中的油酸含量均在60%以上，大核桃仁与白瓜子中的亚油酸含量较高，可达50%~60%，核桃仁的α-亚麻酸含量较高，可达9%左右。大多数坚果中的亚麻酸、棕榈酸和硬脂酸的含量较低，总和在20%以下。由于油酸、亚油酸和α-亚麻酸对人体中的高密度脂蛋白和高密度脂蛋白胆固醇的水平有直接影响，摄入过多的ω-6系列多不饱和脂肪酸（如亚油酸）对冠心病、高血压等心血管疾病的患者有不良影响，而ω-9不饱和脂肪酸（如油酸）和ω-3系列多不饱和脂肪酸（如α-亚麻酸）有降低上述疾病风险的可能。科学家建议，α-亚麻酸的人均每日摄入量应为2.2g，亚油酸的人均每日最高摄入量为6.7g。因此，在日常饮食中，坚果类休闲食品的摄入应以考虑总体脂肪和脂肪酸摄入为依据。

10.3.4 维生素和矿物质

总体上看，与蔬菜水果相比，坚果B族维生素含量较高，通常可达蔬菜水果的数倍乃至数十倍，如葵花籽仁中的维生素B_1含量可达1.89mg/100g，是苹果、桃子等的90多倍，葡萄的60多倍。杏仁中的维生素B_2含量高达0.56mg/100g。坚果中维生素A、胡萝卜素和维生素C含量通常比蔬菜和水果低，有些如葵花籽仁、杏仁等甚至检测不出含量。对于维生素E而言，油脂型坚果其含量显著高于淀粉型坚果，如葵花籽仁和芝麻中的维生素E含量高达79.09mg/100g和38.28mg/100g，而芡实中的维生素E甚至无法检测出（表10.6）。

相对于蔬菜水果而言，总体上坚果的矿物质含量较为丰富，且含量较高，是补充矿物质的良好食物来源。芝麻子（白）的钙含量可高达620mg/100g，大约是鲜枣（22mg/100g）的28倍。杏仁、榛子等也是高钙植物性食物。坚果中的铁和锌含量普遍比蔬菜水果高出数倍乃至数十倍，芝麻中铁含量高达14.1mg/100g，是菠菜（2.9mg/100g）的4倍多，苹果（0.3mg/100g）的40多倍，而其锌（4.21mg/100g）含量则是菠菜（0.85mg/100g）的4倍多。此外，坚果还是补硒的绝佳食物，其抗氧化功能强大，而很多蔬菜和水果甚至无法检测出硒含量（表10.7）。

表10.6 坚果类食品中维生素含量（以100g可食部计）

食物名称	维生素A/μg	胡萝卜素/μg	维生素B_1/mg	维生素B_2/mg	尼克酸/mg	维生素C/mg	维生素E/mg
松子仁	2	10	0.19	0.25	4	0	32.79
葵花籽仁	0	0	1.89	0.16	4.5	Tr	79.09
杏仁	0	0	0.08	0.56	0	26	18.53
花生仁(炒)	0	0	0.12	0.1	18.9	Tr	14.97
芝麻(白)	0	0	0.36	0.26	3.8	0	38.28
榛子(熟)	0	0	0.17	0.11	1	0	22.81
腰果(熟)	4	49	0.24	0.13	1.3	0	6.7
核桃(干)	3	30	0.15	0.14	0.9	1	43.21
西瓜子	0	0	0.03	0.05	3.2	0	2.71
莲子(干)	0	0	0.16	0.08	4.2	5	2.71
栗子(熟)	20	240	0.19	0.13	1.2	36	0
芡实米(干)	0	0	0.3	0.09	0.4	0	0

注：引自杨月欣，2018。

表10.7 坚果类食品中矿物质的含量（以100g可食部计）

食物名称	钙/mg	磷/mg	钾/mg	钠/mg	镁/mg	铁/mg	锌/mg	硒/μg	铜/mg	锰/mg
松子仁	78	569	502	10.1	116	4.3	4.61	0.74	0.95	6.01
葵花籽仁	115	604	547	5	287	2.9	0.5	5.78	0.56	1.07
杏仁	97	27	106	8.3	178	2.2	4.3	15.65	0.8	0.77
花生仁(炒)	284	315	674	445.1	176	6.9	2.82	7.1	0.89	1.9
芝麻(白)	620	513	266	32.2	202	14.1	4.21	4.06	1.41	1.17
榛子(炒)	815	423	686	153	502	5.1	3.75	2.4	2	18.47
腰果(熟)	19	693	680	35.7	595	7.4	5.3	10.93	2.57	1.19
核桃(干)	56	294	385	6.4	131	2.7	2.17	4.62	1.17	3.44
西瓜子	392	868	516	133.7	18	4.4	5.88	6.2	1.91	1.45
莲子(干)	97	550	846	5.1	242	3.6	2.78	3.36	1.33	8.23
栗子(熟)	15	91	0	0	0	1.7	0	0	0	0
芡实米(干)	37	56	60	28.4	16	0.5	1.24	6.03	0.63	1.51

注：引自杨月欣，2018。

10.4 豆类及豆制品的营养价值

豆类泛指所有能产生豆荚的豆科植物，豆类的品种很多，主要有大豆、蚕豆、绿豆、豌豆、红豆、黑豆等。根据豆类的营养素种类和数量可将它们分为两大类：一类是以大豆为代表的高蛋白质、高脂肪豆类，另一类则是以碳水化合物含量高为特征的豆类，如绿豆、红豆等。

10.4.1 碳水化合物

常见豆类中碳水化合物含量一般在55%～70%，其中淀粉占40%～60%。大多豆类淀粉以直链淀粉为主，可以代替粮食，如红豆、蚕豆、豌豆等；而绿豆中所含的支链淀粉较高，一般在20%～30%；大豆则几乎没有淀粉的成分。豆类中膳食纤维的可溶性部分与不可溶性部分比例均衡，低聚糖还能够促进双歧杆菌的增殖，减少有害菌和有毒发酵产物的产生，具有改善血清脂质、防止腹泻、增强免疫力等功效。

10.4.2 蛋白质

豆类的蛋白质含量通常在20%～40%，显著高于其他植物蛋白质资源，部分品种甚至高于肉和鸡蛋。豆类蛋白质可称为全价蛋白质，其氨基酸组成与世界卫生组织（WHO）提出的优质蛋白质氨基酸组成模式相比只有含硫氨基酸含量稍低，是理想的蛋白质来源。豆类中还含有人体所需的多种必需氨基酸，尤其是谷类食物中含量很少的赖氨酸、精氨酸、缬氨酸、异亮氨酸，在大豆中含量却很丰富。此外，豆类中蛋白质获取成本较低，经济效益较高，获取同等质量蛋白质的成本远低于猪肉、牛肉、鸡肉、鸡蛋等。因此，许多国家将豆类作为获取蛋白质和其他营养素的重要来源。

大豆蛋白质含量为35%～40%，是粮谷的3～5倍，也高于牛肉的含量，组分相对集中，主要是球蛋白，而清蛋白和非水溶性蛋白质含量较低，仅占5%左右。蚕豆和豌豆的球蛋白含量比大豆的低，而清蛋白和非水溶性蛋白质含量高达20%，明显高于大豆蛋白。

10.4.3 脂肪

除大豆之外，一般豆类的脂肪含量不高，主要有亚油酸、亚麻酸、油酸及软脂酸，其中不饱和脂肪酸含量较高。大豆中脂肪含量较为丰富，达16.0%左右，含有豆蔻酸、棕榈酸、硬脂酸等3种饱和脂肪酸及油酸、亚油酸和亚麻酸等不饱和脂肪酸，其中饱和脂肪酸占19.2%，不饱和脂肪酸占80.8%，且亚油酸含量达50%以上，油酸达30%以上。大豆中还含有较多的磷脂，占脂肪含量的2%～3%。

10.4.4 维生素

豆类中含有丰富的维生素，其含量比小麦高10倍。大豆中含有维生素A、B族维生素、维生素C、维生素D和较高的维生素E；各种B族维生素含量都较高，尤其是维生素B_1含量丰富，每100g中含有0.41mg，含有维生素B_2 0.20mg，因此大豆被视为维生素B_1的重要来源。黄豆中还含有少量的胡萝卜素。绿豆等其他淀粉性豆类的B族维生素含量都比较高，与大豆相当，扁豆等鲜豆类中的B族维生素和维生素C的含量也比较高。

10.4.5 矿物质

豆类中均含有丰富的矿物质，尤其是大豆。其中的钙含量高于普通谷类食品，铁、锰、锌、铜、硒等微量元素的含量也较高。但需要注意的是大豆的矿物质生物利用率较低，如铁的生物利用率仅3%左右。此外豆类还是一类高钾、高镁、低钠的成碱性食品。

10.4.6 抗营养因子

常见豆类中均不同程度地含有一些抗营养因子，如单宁、植酸、蛋白酶抑制剂等，会影响营养物质的吸收而降低其营养价值。大豆中含有胰蛋白酶抑制剂、大豆凝集素、大豆球蛋白、β-伴大豆球蛋白、抗维生素因子、单宁等多种抗营养因子。其中胰蛋白酶抑制剂是大豆中主要的抗营养因子，胰蛋白酶抑制剂一方面阻碍肠道内蛋白酶的作用而降低蛋白质消化率，引起恶心、呕吐等中毒症状；另一方面胰蛋白酶抑制剂还作用于胰腺本身，刺激胰腺分泌过多的胰酶，造成胰腺分泌的内源性必需氨基酸缺乏，引起消化吸收功能失调或紊乱，严重时出现腹泻、抑制机体生长和造成胰脏肿大等现象。

10.4.7 豆制品的营养价值

豆制品是由豆类制作成的食物，种类繁多。日常吃的豆腐、豆干、豆浆、腐乳、绿豆粥、绿豆沙、红豆粥、豆豉、豆酱及酱油均由豆类加工制成。这些制品一般都含有高蛋白质、脂肪，丰富的碳水化合物、维生素等，为消费者提供日常所需的营养物质（表10.8）。

（1）豆腐

豆腐不仅保存了大豆中原有的营养成分，还去掉了大豆中的胰蛋白酶抑制物、胀气因子等对人体有害的物质，同时它还含有较高的钙盐和镁盐，且富含蛋白质，相比大豆更容易吸收。但其中的水溶性维生素硫胺素、核黄素和尼克酸的含量下降，维生素B_{12}几乎全部流失，铁的含量和生物利用率也不及肉类。干豆腐的蛋白质含量相当于牛肉，达20%左右，水豆腐的蛋白质含量在5%~8%之间。

（2）豆浆和豆奶

豆浆和豆奶的蛋白质含量接近牛乳，腐竹蛋白质含量达45%~50%。

（3）大豆油

大豆油中含棕榈酸7%~10%、硬脂酸2%~5%、花生酸1%~3%、油酸30%~33%、亚油酸50%~60%、亚麻酸5%~9%。其脂肪酸构成较好，含有丰富的亚油酸，还含有较多的维生素E、维生素D以及丰富的卵磷脂。另外，大豆油的人体消化吸收率高达98%，是一种营养价值很高的优良食用油。

表10.8 豆制品中各类营养物质含量（以100g可食部计）

营养成分	豆腐	豆浆	腐竹	豆腐干	豆奶	红豆沙(去皮)	绿豆面
蛋白质/g	6.6	3.0	44.6	19.6	2.4	4.5	20.8
脂肪/g	5.3	1.6	21.7	35.2	1.5	0.1	0.7
碳水化合物/g	3.4	1.2	22.3	11.4	1.8	57.1	65.8
膳食纤维/g	0	0	1	0	Tr	1.8	5.8
视黄醇当量/μg	0	0	0	0	0	0	0

续表

营养成分	豆腐	豆浆	腐竹	豆腐干	豆奶	红豆沙(去皮)	绿豆面
硫胺素/mg	0.06	0.02	0.13	0.02	0.02	0.02	0.45
核黄素/mg	0.02	0.02	0.07	0.08	0.06	0.02	0.12
维生素C/mg	0	Tr	0	Tr	0	Tr	0
维生素E/mg	2.71	1.06	27.84	29.63	4.5	2.69	0
钙/mg	78	5	77	352	23	19	134
磷/mg	82	42	284	408	35	65	304
钾/mg	118	117	553	153	92	21	1055
钠/mg	5.6	3.7	26.5	690.2	3.2	26.3	3.3
镁/mg	41	15	71	109	7	7	0
铁/mg	1.2	0.4	16.5	4.8	0.6	1.1	8.1
锌/mg	0.57	0.28	3.69	1.77	0.24	0.6	2.68
硒/mg	1.5	Tr	6.65	3.2	0.73	0.41	10.58
锰/mg	0.12	0.16	2.55	0.92	0.11	0.22	0

注:"Tr"表示微量或未检出。
引自杨月欣,2018。

10.5 肉类的营养价值

从广义上讲,肉指畜禽胴体。胴体是指畜禽屠宰后除去毛、皮、头、蹄、内脏(猪保留板油和肾脏,牛、羊等毛皮动物还要除去皮)后的部分,因带骨又称为带骨肉或白条肉。从狭义上讲,肉是指胴体的可食部分,即除去骨的胴体,又称为净肉。

肉(胴体)是由肌肉组织、脂肪组织、结缔组织和骨骼组织四部分组成的,其组成比例大致为:肌肉组织50%～60%,脂肪组织15%～20%,结缔组织9%～13%,骨骼组织5%～20%。

各种畜禽肉都含有水分、蛋白质、脂肪、碳水化合物、矿物质、维生素。一般碳水化合物含量极少,不含淀粉、粗纤维等植物性成分。其营养成分的含量依动物的种类、性别、年龄、营养与健康状况、部位等不同而差异较大,可见表10.9和表10.10。

表10.9 各种畜禽肉的化学组成

名称	水分/%	蛋白质/%	脂肪/%	碳水化合物/%	能量/(kcal/100g)
牛肉	69.8	20	8.7	0.5	160
羊肉	72.5	18.5	6.5	1.6	139
猪肥肉	8.8	2.4	88.6	0	807
猪瘦肉	71	20.3	6.2	1.5	71
马肉	74.1	20.1	4.6	0.1	122
兔肉	76.2	19.7	2.2	0.9	102
鸡肉	70.5	20.3	6.7	0.9	145
鸭肉	63.9	15.5	19.7	0.2	240

注:引自杨月欣,2019。

表10.10 猪肉各部位的化学组成

名称	水分/%	蛋白质/%	脂肪/%	碳水化合物/%	能量/(kcal/100g)
腿肉	67.6	17.9	12.8	0.8	190
里脊	74.7	19.6	7.9	0	150
后肘	57.6	17	28	0	320

续表

名称	水分/%	蛋白质/%	脂肪/%	碳水化合物/%	能量/(kcal/100g)
肋条	31.1	9.3	59	0	568
前肘	56.2	17.3	22.9	0	287
后臀尖	54	14.6	30.8	0	336

注：引自杨月欣，2019。

10.5.1 畜肉

畜肉通常指猪、牛、羊、马的肉，其营养价值高，是人体膳食的重要组成部分。常见畜肉的主要营养素含量见表10.11。

10.5.1.1 蛋白质

畜肉含蛋白质一般为15%～25%，主要为肌肉蛋白质、肌浆蛋白质和结缔组织蛋白质。通常牛、羊肉的蛋白质含量高于猪肉，兔肉含蛋白质最多，而脂肪含量最少。蛋白质含量最高的部位是脊背的瘦肉，蛋白质含量高达22%，里脊肉鲜嫩，水分含量较多，奶脯肉蛋白质含量最少，而脂肪含量较高。畜肉蛋白质品质好，氨基酸组成符合人体的理想氨基酸模式，为完全蛋白质，因而营养价值高。结缔组织中所含的胶原蛋白和弹性蛋白缺乏色氨酸和蛋氨酸等必需氨基酸，故结缔组织含量越多的部分营养价值越低。

表10.11 常见畜肉的主要营养素含量（以100g可食部计）

畜肉种类	蛋白质/g	脂肪/g	硫胺素/mg	核黄素/mg	尼克酸/mg	视黄醇/μg	铁/mg
猪肉（肥）	2.4	88.6	0.08	0.05	0.9	29	1
猪肉（肋条肉）	9.3	59	0.09	0.04	2.4	10	1
猪肝	19.2	4.7	0.22	2.02	10.11	6502	23.2
牛肉（后腿）	20.9	2.0	0.04	0.14	6.1	3	3.3
羊肉（后腿）	19.5	3.4	0.05	0.19	6	8	2.7
兔肉	19.7	2.2	0.11	0.1	5.8	26	2.0

注：引自杨月欣，2019。

10.5.1.2 脂肪

从胴体获得的脂肪称为生脂肪，生脂肪熔炼提出的脂肪称为油。猪肉脂肪含量高于牛肉、羊肉，但动物的肥瘦程度使肉的脂肪含量差异很大。脊背肉含脂肪较少，而猪肋、腹肉的脂肪含量较高。动物脂肪主要成分为甘油三酯（三脂肪酸甘油酯），占96%～98%，还有少量的磷脂和胆固醇脂。畜肉脂肪酸以饱和脂肪酸含量较多，磷脂和胆固醇脂也是构成细胞的特殊成分，它对肉类制品的质量、颜色、气味具有重要意义。

10.5.1.3 矿物质

畜肉矿物质含量为1%左右，分布上内脏＞瘦肉＞肥肉。畜肉中的钙含量较低，仅为70～110mg/kg，磷为1270～1700mg/kg，铁为62～250mg/kg。畜肉是锌、铁、铜、锰等多种微量元素的良好来源，猪、牛肾脏中的硒含量较高。以铁为例，畜肉中的铁为血红素铁，其在人体的吸收效率大大高于植物中的非血红素铁。此外，由于氨基酸小肽等与矿物质结合后可提高人体对肉中矿物质的吸收率，因此相较于植物而言，畜肉是良好的矿物质食物来源。

10.5.1.4 碳水化合物

畜肉碳水化合物含量很低,一般为0.3%~0.9%,以糖原形式存在。动物被宰杀后的保存过程中由于酶的分解作用,糖原含量下降,乳酸含量上升,pH值逐渐下降,对畜肉的风味和贮存有利。

10.5.1.5 维生素

畜肉肌肉组织中维生素A和维生素D含量少,主要集中在肝脏部位,如猪肝中维生素A和维生素D含量分别为2~4mg/100g和5mg/100g。肉类中的B族维生素较高,但不同品种家畜和同一家畜的不同部位肉中B族维生素的含量差别较大,总体而言,猪肉中维生素B_1的含量较牛、羊肉高,如牛肋肉的维生素B_1含量仅为猪里脊肉的几十分之一。就品种而言,马肉中的维生素B_2含量较其他家畜肉高,牛肉中的叶酸含量比猪肉高,烟酸含量在各家畜品种间差距不大。

10.5.2 禽肉

禽类食品通常指鸡、鸭、鹅等家禽肉,禽肉所含营养成分与畜肉接近,是一类营养价值很高的食品。

10.5.2.1 蛋白质

禽肉一般含蛋白质17%~23%,属优质蛋白质。一般禽肉较畜肉有较多的柔软的结缔组织,且均匀地分布在肌肉组织中,故禽肉较畜肉更细嫩,并容易消化。

10.5.2.2 脂肪

禽肉中脂肪含量不一,一般含脂肪7%左右。鸡肉含脂肪较低,如鸡胸脯肉仅含脂肪3%,但肥的鸭、鹅脂肪含量可高达40%,如北京填鸭脂肪含量可达41%。禽肉脂肪含有丰富的亚油酸,其含量约占脂肪总量的20%,禽肉脂肪的营养价值高于畜肉脂肪。

10.5.2.3 矿物质

禽肉中钙、磷、铁等的含量均高于畜肉,微量元素锌也略高于畜肉,硒的含量明显高于畜肉。

10.5.2.4 维生素

禽肉含丰富的维生素,B族维生素含量与畜肉相近,其中烟酸含量较高,为40~80mg/kg。维生素E为900~4000μg/kg,禽肉内脏富含维生素A和核黄素。

10.6 乳及乳制品的营养价值

在所有动物源乳类中,被人类利用历史最悠久,也是消耗量最大的莫过于牛乳。乳类中主要含有水分、乳蛋白、乳脂、乳糖、维生素、矿物质以及生物活性物质。

10.6.1 牛乳中的蛋白质

牛乳的成分随牛的品种、哺乳期、饲喂饲料的不同而有所差异,但市售鲜奶的脂肪和蛋白质含量是固定的。牛乳的蛋白质含量为3%~4%,其中80%以上为酪蛋白,其他主要为乳清蛋白。

酪蛋白是一种耐热蛋白质,但可以在酸性条件下沉淀,容易被人体消化吸收,并能与谷类蛋白质发生营养互补作用。酪蛋白是乳中含量最高的蛋白质,具有预防骨质疏松与佝偻病、促进动物体外受精、调节血压、治疗缺铁性贫血与缺镁性神经炎等多种生理功效,尤其是其具有促进常量元素(Ca、Mg)与微量元素(Fe、Zn、Cu、Se)等高效吸收的功能特性,使其具有"矿物质载体"的美誉。它可以和金属离子,特别是钙离子结合形成可溶性复合物,一方面有效避免了钙在小肠中性或微碱性环境中形成沉淀,另一方面还可在没有维生素D参与的条件下使钙被肠壁细胞吸收,所以是最有效的促钙吸收因子之一。

乳清蛋白是指溶解分散在乳清中的蛋白质,占乳蛋白质的18%~20%,可分为热稳定和热不稳定乳清蛋白两部分。乳清液在pH 4.6~4.7煮沸20min时,发生沉淀的一类蛋白质是热不稳定的乳清蛋白,主要包括乳白蛋白和乳球蛋白;而不沉淀的蛋白质属于热稳定蛋白,这类蛋白约占乳清蛋白质的19%。在中性乳清中加饱和硫酸铵或饱和硫酸镁盐析时,呈溶解状态而不析出的蛋白质为乳白蛋白,能析出而不呈溶解状态的则属于乳球蛋白。

10.6.2 牛乳中的脂肪

牛乳中的脂肪含量为2.8%~4.0%,以微脂肪球的形式存在,呈较好的乳化状态,容易消化。牛乳中的脂类主要是甘油三酯,其中饱和脂肪酸占95%以上。人乳中含有DHA、EPA等多不饱和脂肪酸,但牛乳中几乎不含有,因此,牛乳不能完全替代人乳。此外,由于牛是反刍动物,乳脂中短链脂肪酸如丁酸、己酸等含量较高,使得牛乳具有特殊风味。

10.6.3 牛乳中的乳糖

乳糖几乎是牛乳中唯一的碳水化合物。乳糖容易被婴儿消化吸收,而且具备蔗糖、葡萄糖等没有的特殊优点,如促进钙、铁、锌等矿物质的吸收,提高其生物利用率;促进肠内乳酸菌,特别是双歧杆菌的繁殖,改善人体微生态平衡;促进肠细菌合成B族维生素。

10.6.4 牛乳中的维生素

牛乳是各种维生素的优良来源。它含有几乎所有的脂溶性和水溶性维生素,可以提供相当数量维生素B_{12}、维生素A、维生素B_6和泛酸。牛乳中的尼克酸含量不高,但由于牛乳蛋白质中的色氨酸含量高,可以帮助人体合成尼克酸。牛乳中还含有少量的维生素C和维生素D。牛乳的淡黄色来自类胡萝卜素和核黄素,其中胡萝卜素的含量受饲料和季节的影响,青饲料多时含量增加。

10.6.5　牛乳中的矿物质

牛乳中含丰富的矿物质，是动物性食品中唯一呈碱性的食品。牛乳中的钙80%以酪蛋白酸钙复合物的形式存在，其他矿物质也主要以蛋白质结合的形式存在。牛乳中的钙、磷不仅含量高而且比例合适，并有维生素D、乳糖等促进吸收因子，吸收利用率高，因此牛乳是膳食中钙的最佳来源。

牛奶与酸奶的营养价值对比如表10.12所示。

表10.12　牛奶与酸奶的营养价值对比表（以100g可食部计）

营养成分	牛奶		酸奶		
	全脂	脱脂	全脂	低脂	脱脂
水/g	87.6	91	86	85.8	85.5
蛋白质/g	3.3	3.5	2.8	2.7	3.3
脂肪/g	3.6	0.3	2.6	1.9	0.4
碳水化合物/g	4.9	4.6	12.9	9	10
钙/mg	107	116	128	81	146
钠/mg	63.7	127.3	37.7	13	27.7
铁/mg	0.3	0.3	0.3	0	0.1
视黄醇/μg	54	37	23	32	0
维生素 B_1/μg	0.03	0.03	0.03	0.02	0.02
维生素 B_2/μg	0.12	0.16	0.12	0.13	0.1
尼克酸/μg	0.11	0.07	0.09	0.1	0.1
维生素 E/μg	0.13	0.05	0.12	0.13	0
胆固醇/μg	17	4	8	12	18

注：引自杨月欣，2019。

10.6.6　各种乳制品的营养价值

10.6.6.1　含乳饮料

含乳饮料的乳含量必须达到30%以上，蛋白质、脂肪含量均需大于1%。消费习惯的多样化，促使了巧克力乳、咖啡乳及添加纯果汁的乳饮料的生产，比如针对女士的芦荟奶、针对儿童营养智力开发的核桃奶等。强化维生素和Ca、Fe、Zn等元素的乳品也有广阔的市场空间，比如AD钙奶等，从色泽、风味、营养上满足了人们的需求。

10.6.6.2　酸奶

酸奶是牛乳经过乳酸发酵制成的食品。乳酸菌的繁殖消耗了牛乳中的乳糖成分，解决了"乳糖不耐受"的问题，而保留了牛乳中的其他所有营养成分。通过发酵，蛋白质被部分水解，并产生活性肽类。乳酸菌的繁殖也提高了维生素 B_{12} 和叶酸的含量。酸奶中含有的活性乳酸菌还具有整肠作用。

10.6.6.3　乳酪

乳酪是牛乳经过发酵、凝乳、去除乳清、加盐压榨、后熟等处理后得到的产品。除部分乳清蛋白和水溶性维生素随乳清流失外，其他营养素都得到保留和浓缩。经后熟发酵，蛋白质和脂肪部分分解，提高了消化吸收率，并产生乳酪特有的风味。有的维生素经细菌发酵而增强。乳酪中蛋白质、维生素 A、B 族维生素和钙等营养素的含量十分丰富，并含较多脂肪，能量较高。如 100g 干酪中含蛋白质 25.7g、脂肪 23.5g、核黄素 0.91mg、钙 799mg。

10.6.6.4 牛乳粉

全脂牛乳粉是鲜牛乳经过浓缩除去 70%～80% 水分后，再滚筒干燥或喷雾干燥而成的。牛乳粉是蛋白质和钙的良好来源。甜奶粉中添加了 20% 左右的蔗糖，脱脂奶粉中除去了大部分脂肪。

10.7 蛋类的营养价值

禽蛋类有许多种，如鸡蛋、鸭蛋、鹌鹑蛋、鹅蛋、鸽蛋、火鸡蛋和鸵鸟蛋等，以鸡蛋为代表。各种蛋的结构与营养价值基本相似。鸡蛋的蛋黄和蛋清分别占可食部分的 1/3 和 2/3，蛋黄集中了鸡蛋中的大部分矿物质、维生素和脂肪。

10.7.1 蛋白质

鸡蛋中蛋白质含量为 11%～13%，略低于瘦肉，但质量优异。鸡蛋的蛋白质不仅分布在蛋清部分，也分布在蛋黄部分。鸡蛋蛋清部分含蛋白质 11.0%，而蛋黄部分含 17.5%，每枚鸡蛋平均可为人体提供约 6g 蛋白质。鸡蛋中蛋白质的数量和质量基本恒定，受投喂饲料和养殖环境影响较小。

鸡蛋蛋白质为优质蛋白质的代表，是各类食物蛋白质中生物价值最高的一种（表 10.13）。鸡蛋可提供极为丰富的必需氨基酸，其组成比例非常适合人体需要，其生物效价可达 94%，为天然食品中最理想的优质蛋白质来源，在进行各种食物蛋白质营养质量评价时，常以全蛋蛋白质作为参考蛋白质。

表 10.13 鸡蛋蛋白质与其他食物蛋白质质量比较

食物蛋白质	蛋白质生物价(BV)/%	蛋白质效率比值(PER)/%	蛋白质净利用率(NPU)/%
全蛋	100	3.8	94
牛奶	91	3.1	82
酪蛋白	77	2.9	76
乳清蛋白	104	3.6	92
牛肉	80	2.9	73
马铃薯	71	-	-
大豆蛋白	74	2.1	61
稻米蛋白	59	2.0	57

注：引自葛可佑，2004。

鸡蛋清中含有卵黏蛋白，具有抑制胰蛋白酶活性的作用。生物素结合蛋白可形成极难分解的复合物，使人体不能吸收鸡蛋中的生物素。生鸡蛋的消化吸收率很低，仅为 50% 左右，因此，鸡蛋不宜生吃。当鸡蛋烹调后可使鸡蛋中的各种抗营养因素完全失活，消化率达 96%。

10.7.2 脂肪

蛋类的脂肪含量在 11%～15%，98% 的脂肪存在于蛋黄中，蛋清中几乎没有脂肪。蛋黄中的脂肪几乎全部以与蛋白质结合的良好乳化形式存在，因而消化吸收率高。

鸡蛋中的固醇含量较高，其中90%以上为胆固醇，仅有少量植物固醇。每个鸡蛋中含胆固醇约200mg，全部存在于蛋黄当中。蛋黄中含有15%的卵磷脂，具有预防动脉粥样硬化的作用。同时蛋黄中还含有能降低血脂的甜菜碱，故而鸡蛋中胆固醇对人体血液中胆固醇的影响尚不确定。卵磷脂也是脑细胞所必需的养分，神经外层的髓磷脂，也需要卵磷脂作原料，因此，蛋黄是很好的补脑、增强记忆、预防痴呆的食物。

10.7.3 维生素

蛋类的维生素含量较高，且品种较为完全，包括所有的B族维生素、维生素A、维生素D、维生素E、维生素K和微量的维生素C。其中维生素A、维生素D、硫胺素、核黄素、维生素B_6、维生素B_{12}等较为丰富，最为突出的是维生素A与核黄素。一枚鸡蛋约可满足成年女子一日维生素B_2推荐量的13%，维生素A推荐量的22%。绝大部分的维生素A、维生素D、维生素E和维生素B_1都存在于蛋黄当中。

蛋黄的颜色来自核黄素、胡萝卜素和叶黄素，蛋黄中的类胡萝卜素中有50%左右来自叶黄素和玉米黄素，可以补充视网膜黄斑中所含的色素，并具有较高的抗氧化能力，对于预防老年性眼病和心血管疾病有一定益处。

10.7.4 矿物质

蛋类中的矿物质有磷、镁、钙、硫、铁、锌、氟等，主要存在于蛋黄部分，蛋清部分除钾元素外，矿物质含量较低。蛋黄中含矿物质1.0%~1.5%，其中磷最为丰富，占60%以上，钙占13%左右。钙元素主要以碳酸钙的形式存在于蛋壳中。

蛋黄是多种矿物质的良好来源，包括铁、硫、镁、钾、钠等。蛋类所含铁元素较高，但以非血红素铁形式存在。由于卵黄磷蛋白对铁的吸收具有干扰作用，故而蛋黄中铁的生物利用率较低，仅为3%左右。

各种蛋类的主要营养素含量如表10.14所示。

表10.14 各种蛋类主要营养素含量（以100g可食部计）

营养成分	鸡蛋	鸭蛋	鹅蛋	鹌鹑蛋
水/g	75.2	70.3	69.3	73
蛋白质/g	13.1	12.6	11.1	12.8
脂肪/g	8.6	13	15.6	11.1
碳水化合物/g	2.4	3.1	2.8	2.1
钙/mg	56	62	34	47
磷/mg	130	226	130	180
钠/mg	131.5	106	90.6	106.6
铁/mg	0.89	2.9	4.1	3.2
视黄醇/μg	216	261	192	337
维生素B_1/μg	0.09	0.17	0.08	0.11
维生素B_2/μg	0.2	0.35	0.3	0.49
尼克酸/μg	0.2	0.2	0.4	0.1
维生素E/μg	1.14	4.98	4.5	3.08
胆固醇/mg	648	565	704	515

注：引自杨月欣，2019。

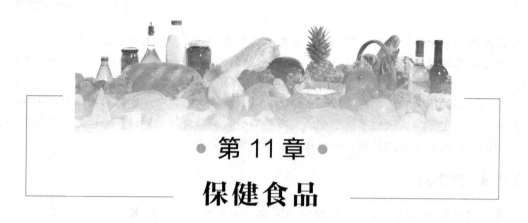

第 11 章
保健食品

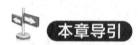

日常生活中，由于受社会环境和消费观念的影响，许多消费者对保健食品产生许多误解，如有些人把保健食品当成药品，也有些人认为保健食品没什么功能价值。通过本章学习，掌握保健食品的功效和相关法律法规。

11.1 保健食品的特征及分类

11.1.1 保健食品的特征

保健食品是指适用于特定人群食用，具有调节机体功能，不以治疗疾病为目的，并且对人体不产生任何急性、亚急性或者慢性危害的食品。保健食品属于特殊食品，而非药品，不能代替药物治疗疾病。保健食品与一般食品的共性在于都能提供人体生存必需的基本营养物质，都具有特定的色、香、味、形。

保健食品必须符合 4 个要求：①必须是食品，应无毒、无害，具备应有的营养要求；②必须具有明确的、具体的、经过科学验证具有确切的特定保健功能，但特定功能并不能取代人体正常的膳食摄入和对各类必需营养素的需要；③是针对需要调整某方面机体功能的特定人群而研制生产的，不存在对所有人都有同样作用的保健食品；④不以治疗为目的，不能取代药物对患者的治疗作用。

图 11.1 保健食品专用标识

保健食品必须经过国家市场监管部门批准，并在产品标签上使用保健食品专用标识。保健食品标志为天蓝色，俗称"蓝帽子"（图 11.1），标识下方为批准文号和批准部门。

11.1.2 保健食品的分类

11.1.2.1 按功能分类

根据《允许保健食品声称的保健功能目录 非营养素补充剂（2023 年版）》的规定，保健食品的功能作用有 24 个：有助于增强免疫力、有助于抗氧化、辅助改善记忆、缓解视觉疲劳、清咽润喉、有助于改善睡眠、缓解体力疲劳、耐缺氧、有助于控制体内脂肪、有助于改善骨密度、改善缺铁性贫血、有助于改善痤疮、有助于改善黄褐斑、有助于改善皮肤水分状况、有助于调节肠道菌群、有助于消化、有助于润肠通便、辅助保护胃黏膜、有助于维持血脂（胆固醇/甘油三酯）健康水平、有助于维持血糖健康水平、有助于维持血压健康水平、对化学性肝损伤有辅助保护作用、对电离辐射危害有辅助保护作用、有助于排铅等。另外，《允许保健食品声称的保健功能目录 营养素补充剂（2023 年版）》规定了保健食品的功能是补充维生素、矿物质和多不饱和脂肪酸等。凡超过上述功能范围的宣传都是违法的，并且在功能食品包装标签上不能含有或暗示具有治疗作用。

11.1.2.2 按消费对象分类

根据各种不同的健康消费群体（如婴儿、孕妇、学生和老年人等）的生理特点和营养需求而设计的，旨在促进生长发育，维持活力和精力，强调其成分能够充分显示身体防御功能和调节生理节律的工业化食品。主要指为了补充营养素，满足生命周期不同阶段的需求的保健食品。

不同的人群有不同的保健食品需求。对于婴儿，应针对婴儿生长迅速的特点，满足其各种营养素和微量活性物质的需求，促进婴儿健康成长。对于孕妇，应增强母体免疫力，保证胎儿的健康发育，强调合理的营养及平衡膳食。对于学生，应能够促进学生的智力发育，提高专注力以应对紧张的学习和考试。对于老人，应满足"四足四低"的要求，即足够的蛋白质、足够的膳食纤维、足够的维生素和足够的矿物质，低糖、低脂肪、低胆固醇和低钠。

11.1.2.3 按科技水平分类

（1）第一代产品（强化食品）

第一代产品主要是强化食品，即只根据基料的成分推断产品的功能，有针对性地将营养素添加到食品中去，没有经过验证，缺乏功能性评价和科学性，如加碘盐、高钙奶、益智奶、螺旋藻等。

这类食品往往仅根据食品中的各类营养素和其他有效成分的功能，来推断整个产品的功能，而这些功能并没有经过任何试验予以证实。目前，欧美各国已将这类产品列入普通食品管理，我国也规定这类产品不允许以保健食品的形式上市。

（2）第二代产品（初级产品）

第二代产品强调科学性和真实性，要求经过人体及动物实验，证实该产品具有某种生理功能，目前我国市场上的保健食品大多属于此类，如各种口服液等。

（3）第三代产品（高级产品）

第三代产品不仅需要经过人体及动物实验证明该产品具有某种生理功能，而且需要查清具有该项保健功能的功效成分，进一步研究其功能因子结构、含量和作用机理，保持生理活性成分在食品中稳定存在的形态，如多糖、大豆异黄酮、辅酶 Q_{10} 等。目前我国市场上这类产品还处于起步阶段，占市场的 30%，其功效成分多依赖国外进口，缺乏自己的系统研究。

11.2 保健食品的功效成分

功效成分是指保健食品中真正起生理作用的成分，也可称活性成分、功能因子。保健食品一般应含有与保健功能相对应的功效成分，并保证功效成分的最低有限含量，有时还需控制最高含量。

保健食品中的高级产品和初级产品的主要区别在于前者的功效成分清楚明确，含量确实，而后者往往只是通过试验证明有某种生理功能，具体起作用的成分与含量并未明确。我国目前市场上多数保健食品属于初级产品，亟需深入开展功效成分的研究，加速现有产品的更新换代。

已经研究的功能因子的特殊功效，主要集中在调节血脂、调节血糖、增强免疫力、改善睡眠、耐缺氧、改善骨密度、缓解视觉疲劳等领域。因此，功效成分主要分为以下 7 类。

① 功能性碳水化合物：如膳食纤维、活性多糖等。
② 功能性蛋白质：如牛磺酸、酪蛋白磷酸肽、乳铁蛋白、金属硫蛋白、降压肽、免疫球蛋白、酶蛋白等。
③ 功能性脂类：如 ω-3 多不饱和脂肪酸、ω-6 多不饱和脂肪酸、亚油酸、α-亚麻酸、卵磷脂等。
④ 维生素和维生素类似物：包括水溶性维生素、脂溶性维生素、生物类黄酮等。
⑤ 矿物质：包括常量元素、微量元素，如铁、钙、铬、硒、锌等。
⑥ 植物活性成分：如植物甾醇、类胡萝卜素、类黄酮、皂苷、生物碱、萜类化合物、有机硫化物等。
⑦ 微生态制剂：包括益生菌、益生元，如乳酸菌、功能性低聚糖等。

11.2.1 功能性碳水化合物

功能性碳水化合物是在增强机体免疫力、降低血脂、调节机体肠道菌群等方面具有生理功效的碳水化合物。主要包括膳食纤维、活性多糖、功能性单糖、功能性低聚糖、多元糖醇等。

11.2.1.1 膳食纤维

膳食纤维指不能被人体消化的多糖类碳水化合物的总称，包括纤维素、半纤维素、果胶、木质素等。膳食纤维对人体的主要功能包括：①控制体重；②调节血糖；③降血脂；④润肠通便。

11.2.1.2 活性多糖

多糖是由多个单糖分子缩合、失水而成的，是一类分子结构复杂且庞大的糖类物质，活性多糖是指具有免疫调节、调节血糖等功效的多糖化合物，如真菌多糖、植物多糖等。其中真菌多糖来自香菇、灵芝、冬虫夏草等，植物多糖来自枸杞、人参等。

例如，香菇多糖是从优质香菇子实体中提取的有效活性成分，是香菇的主要有效成分，具有非特异性免疫增强剂的功效。现代药理研究表明，香菇多糖具有调节免疫功能和刺激干扰素形成等作用。

人参用于辅助治疗消渴症（即糖尿病）在中医药典籍中早有记载，近年研究表明，人参多糖是有效的降糖活性成分。研究人员从朝鲜白参、中国红参和日本白参中分离出 21 种人参多糖，发现均有降血糖作用。

枸杞多糖具有显著地增强免疫和抗衰老作用。研究表明，枸杞多糖不仅可以提高小鼠脾脏T淋巴细胞的增殖功能、增强NK细胞的杀伤功能，而且还能促进细胞免疫功能增强；能显著缩短果蝇从卵到蛹到成虫的发育期，并能有效对抗自由基过氧化，延缓衰老。

11.2.1.3 功能性低聚糖

低聚糖，又称寡糖，是由3~9个单糖经糖苷键连接而成的低度聚合糖。低聚糖的功能特点包括：①是双歧杆菌的增殖因子，双歧杆菌可增强人体免疫能力，改善便秘；②人体难以吸收，同时兼具甜味而无热量，是理想的减肥甜味食品和糖尿病代餐食品；③引起龋齿的主要菌无法利用低聚糖，因此对牙齿的腐蚀性比蔗糖低得多；④调节体内矿物质的平衡，还可促进钙的吸收；⑤降低血清胆固醇和保护肝功能。

11.2.2 功能性蛋白质

功能性蛋白质除了具备普通蛋白质的营养价值以外，更重要的是具有降低血脂、清除自由基以及提高机体免疫力等生理功效的氨基酸、活性肽或活性蛋白质。

11.2.2.1 氨基酸

功能性氨基酸是构成蛋白质的基本单位，具有清除自由基、降血脂、提高机体免疫力等生理功效。它包括牛磺酸、精氨酸、谷氨酰胺、γ-氨基丁酸、蛋氨酸、肌氨酸、赖氨酸、色氨酸、胱氨酸、半胱氨酸、褪黑素等氨基酸及其衍生物。

以牛磺酸为例，其普遍存在于动物组织细胞中，尤以肌肉中含量最高，以游离形式存在，不参与蛋白质代谢。牛磺酸主要从膳食中摄取，动物性食品是膳食牛磺酸的主要来源，尤其是海生动物。机体也可自身利用半胱氨酸经一系列酶促反应转化合成牛磺酸，但合成能力较低。牛磺酸对人体主要生理功能包括：①保护视力；②改善记忆功能；③其他功能，如维持正常生殖功能、降低血糖、血脂，增强人体免疫，优化肠道菌群，以及抗氧化等功效。

11.2.2.2 活性肽

活性肽是具有生物活性的多肽，目前已知的有一千多种，包括酪蛋白磷酸肽、降血压肽、大豆肽、谷胱甘肽、海参肽等。不同的活性肽具有不同的结构和生理功能，如免疫调节、激素调节、抑菌、降胆固醇等作用。

酪蛋白磷酸肽（CPP）是一种小分子活性肽，由酪蛋白经胰蛋白酶水解后形成。酪蛋白约占牛乳总蛋白质的80%，因此牛乳是最广泛的酪蛋白磷酸肽的原料。CPP最主要的功效是促进钙的吸收和利用。CPP可在中性和弱碱性环境下与钙结合，抑制不溶性沉淀的生成，避免钙的流失，最终因游离钙浓度的提高而被动吸收。

CPP与传统的促进钙吸收剂维生素D相比，有很多优势：①CPP除了具有促进钙吸收的功能外，还可促进铁、锌等二价矿物营养素的吸收；②维生素D促进钙的吸收主要靠对小肠上部可饱和钙的主动运输吸收起作用，这种作用受年龄和钙摄入量影响，而CPP可促进小肠下部不饱和钙的被动扩散吸收，而钙的被动扩散吸收远大于主动运输吸收，不受年龄和钙摄入量变化的影响；③CPP具有在很宽的pH范围内完全溶解的特性，可耐受高温处理，具有良好的稳定性，添加CPP的制品可保持原有的风味和口感。

11.2.2.3 活性蛋白质

活性蛋白质是指除具有一般蛋白质的营养作用外，还具有某些特殊的生理功能的一类蛋白质。如乳铁蛋白、免疫球蛋白、金属硫蛋白、超氧化物歧化酶（SOD）、溶菌酶等。

乳铁蛋白存在于牛乳和母乳中，是一种铁结合性糖蛋白，具有结合并转运铁的能力，其生理活性受多种因素的制约，如盐类、铁含量、pH、抗体或其他免疫因子对其均有影响。乳铁蛋白具有多种生理功效：①有助于转运与促进铁的吸收；②促进肠道有益菌生长；③刺激增强免疫吞噬作用。

11.2.3 功能性脂类

功能性脂类在降血脂、美容等方面功效明显，是一类重要的功效成分。EPA 和 DHA 就是最常见的功能性脂类（图 11.2）。

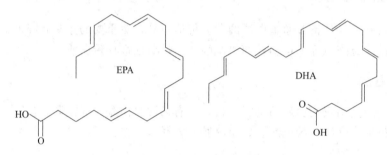

图 11.2 EPA 和 DHA 分子结构

11.2.3.1 ω-3 多不饱和脂肪酸

ω-3 多不饱和脂肪酸中最具代表性的就是二十碳五烯酸（EPA）和二十二碳六烯酸（DHA）。众所周知，在海藻类及海水鱼中，EPA 与 DHA 含量较高，而一般的陆地动、植物油中几乎不含，但在人类等高等动物的眼、脑、睾丸及精液中含量较多，且人体自身不能合成 EPA 和 DHA。因此，在人类生长初期，对食物中的 EPA 和 DHA 的需求更高。

EPA 与 DHA 可促进脑、视网膜形成，预防阿尔茨海默病和视力退化。DHA 是人脑重要组成物质之一，约占人脑脂肪的 10%。有动物实验表明，若神经系统和视网膜中缺乏 DHA，可导致视觉灵敏度下降。日本研究证实，DHA 在一定程度上可以提高脑的柔软性、抑制脑的老化，有益于健脑。因此，补充 DHA 在脑早期形成时期和老年时期都是十分必要的。

虽然 EPA 和 DHA 是理想的保健食品的功效成分，极少有毒副作用，但也并不是所有人都可不受限制地服用，如血小板少或凝血机制有问题的人及患自身免疫性疾病的患者必须慎用，同时添加 EPA 和 DHA 时必须考虑适当的含量与比例。

11.2.3.2 ω-6 多不饱和脂肪酸

ω-6 多不饱和脂肪酸包括亚油酸、γ-亚麻酸和花生四烯酸等，对于维持机体的正常生长、发育及妊娠具有重要作用。

亚油酸有助于降低血清胆固醇含量和抑制动脉血栓的形成，但也有试验发现，当亚油酸摄入过多（超过膳食总能量的4%～5%）时，多余的脂肪将增加乳腺癌的发生概率。因此，需适量摄入亚油酸。

虽然γ-亚麻酸在正常生理状态下可由亚油酸在体内转化而得，但这种转化数量极少，并不能满足机体需求。因此，仍有必要直接摄入γ-亚麻酸。对于糖尿病患者、过量饮酒者、过敏性湿疹患者、老年人等特殊人群，因其体内γ-亚麻酸浓度明显低于正常水平，直接摄入将有明显效果。

11.2.3.3 磷脂

磷脂普遍存在于动、植物细胞的原生质体和生物膜中，是生物膜的基本组成结构。按分子结构的组成可分为两大类，即甘油磷脂和鞘磷脂。磷脂在生物膜构成、神经传导、脂肪代谢及阻止胆固醇沉积等方面具有重要作用。

（1）构成生物膜的基础成分

细胞内所有的膜统称生物膜，是由磷脂双分子层构成基质，脂蛋白镶嵌在磷脂基质中形成的一种动态的液体镶嵌结构（图11.3）。

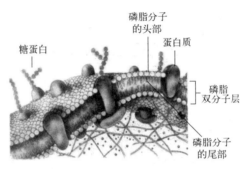

图11.3　磷脂双分子层

（2）促进神经传导，提高大脑活力

众所周知，乙酰胆碱是神经传导递质。食物中的磷脂被机体消化吸收后释放出胆碱，随血液循环送至大脑，与乙酸结合形成乙酰胆碱。乙酰胆碱含量增加，大脑中信息传递速度加快，记忆力得到显著增强。

（3）促进脂肪代谢，预防脂肪肝

胆碱可促进脂肪以磷脂形式由肝脏通过血液输送出去，防止脂肪在肝脏内异常聚集。

（4）降低血清胆固醇

磷脂具有乳化性，能阻止胆固醇在血管中沉积，还能降低血液黏度，促进血液循环，改善血液供氧。

11.2.4 维生素和维生素类似物

维生素是机体生长、繁殖和生活中所必需的一类有机物质，既不参与构成人体细胞，也不为人体提供能量，而在物质代谢中起重要作用。它分为脂溶性维生素和水溶性维生素，脂溶性维生素包括维生素A、维生素D、维生素E和维生素K，水溶性维生素包括所有B族维生素和维生素C。

11.2.4.1 脂溶性维生素

各类脂溶性维生素的主要功效和缺乏症见表11.1。

表 11.1 脂溶性维生素主要功效与缺乏症

维生素种类	主要功效	缺乏症
维生素A	促进人体生长发育;保持在暗淡环境中的正常视觉;改善性能力;维持上皮组织细胞的正常功能;提高机体免疫力;抗肿瘤	夜盲症、干眼症、骨骼发育缓慢、心血管疾病和肿瘤等
维生素D	促进钙、磷的吸收;促进骨骼和牙齿的生长发育;维持血液中正常的氨基酸浓度;调节柠檬酸代谢	儿童易患佝偻病,成人易患骨软骨病,尤其是老年人易患骨质疏松症
维生素E	清除自由基;提高机体免疫力;促进细胞呼吸,保护肺组织免受空气污染;降低血清胆固醇水平,抗动脉硬化;保持血红细胞完整性	生殖障碍、红细胞溶血
维生素K	促进血液凝固	血凝迟缓、出血

11.2.4.2 水溶性维生素

各类水溶性维生素的主要功效和缺乏症见表11.2。

表 11.2 水溶性维生素主要功效与缺乏症

维生素种类	主要功效	缺乏症
维生素C	促进胶原合成;促进骨骼和牙齿生长;抗氧化;改善钙、铁、叶酸的利用;提高机体免疫力;抗肿瘤	早期缺乏表现为倦怠、疲劳、骨关节和肌肉疼痛、牙龈出血、易骨折等,严重缺乏可致坏血病
维生素B_1	促进能量代谢;参与糖代谢;维护神经与消化系统正常功能;促进生长发育	脚气病
维生素B_2	参与体内氧化与能量代谢;参与细胞生长代谢;参与维生素B_6和烟酸代谢;抗氧化	口角炎、唇炎、舌炎、眼结膜炎和阴囊炎
维生素B_6	作为辅酶参与蛋白质、脂肪及碳水化合物的代谢	早期缺乏时会有食欲不振、呕吐、下痢等,严重缺乏会有粉刺、贫血、关节炎、忧郁、头痛、掉发等
叶酸	预防神经管发育畸形	孕早期缺乏导致神经管畸形儿和无脑畸形儿
烟酸	形成脱氢酶的辅酶Ⅰ和辅酶Ⅱ,并以此参与碳水化合物、脂肪和蛋白质的代谢	糙皮病
泛酸	作为辅酶A的重要组成部分,在碳水化合物、脂肪和蛋白质代谢的酰基转移中起重要作用;维持正常血糖浓度;帮助排出磺胺类药物	很少发生缺乏症,若缺乏可致低血糖、疲倦、失眠、食欲不振、消化不良等
生物素	参与脂肪酸的氧化与合成、碳水化合物的氧化、核酸和蛋白质的合成等;预防白发及脱发;缓和肌肉疼痛	一般不缺,如缺乏可导致食欲不振、舌炎、皮屑性皮炎、脱毛等
维生素B_{12}	参与制造骨髓红细胞,防止恶性贫血;防止大脑神经受到破坏	恶性贫血、月经不调、食欲不振、头痛、记忆力减退等

11.2.4.3 维生素类似物

维生素类似物,是指具有维生素的某些特性,但因不能观察到特别的缺乏症而不具备必要性,不符合维生素的定义,其大多能在机体内合成。主要包括肌醇、苦杏仁苷、L-肉碱、潘氨酸、硫辛酸、生物类黄酮和辅酶Q_{10}。

11.2.5 矿物质

矿物质是构成机体组织的重要物质,现已发现的必需元素有20多种,分为常量元素和微量元素，作为功能性食品功效成分的主要是微量元素。微量元素在人体中含量极少，但却是人体所必需的，包括碘、铁、锌、铜、硒、锰、铬、氟等。它们具有的重要生理功能包括：①作为机体内 50%～70% 的酶成分，如呼吸酶含有铜和铁，碳酸酐酶含有锌，谷胱甘肽过氧化物酶中含有硒等；②构成某些激素或参与激素作用，如甲状腺素含碘，胰岛素含锌等；③参与遗传物质代谢，核酸中含有多种微量元素，并需要铬、锰、钴、铜、锌等才能维持正常功效；④协助常量元素发挥作用，如血红蛋白需要铁才能携带氧气并送到各个组织。

11.2.6 植物活性成分

来自各类植物中的天然活性成分，对人体具有生理促进作用，是目前功能食品研究开发的重点领域，包括植物甾醇、类胡萝卜素、类黄酮、皂苷、生物碱、萜类化合物、有机硫化物等多种有机化合物。

11.2.6.1 植物甾醇

植物甾醇存在于植物种子之中，目前主要来源是植物油，以玉米胚芽油、小麦胚芽油以及大豆油中含量最为丰富。植物甾醇结构与胆固醇相似，在体内吸收方式与胆固醇相同，但吸收率比胆固醇低，一般仅有 5%～10%。因此，植物甾醇最重要的生理功能就是阻碍胆固醇的吸收，降低血液中胆固醇含量，其作用机理为：①在肠中与胆固醇之间发生竞争性相互作用，使胆固醇吸收减少；②促进胆固醇与胆汁酸相互作用，使胆固醇经过肝脏进入胆汁而被排出；③促进胆固醇的异化。用于降低血液中胆固醇的浓度，植物甾醇的摄入量在每天大约 2g 为宜。

11.2.6.2 类胡萝卜素

类胡萝卜素是一类天然色素的总称，是在植物与海藻中发现的红色、橙色和黄色色素，属于四萜类化合物，至今已发现近 450 种天然类胡萝卜素。研究表明，类胡萝卜素不仅可作为重要的天然色素应用于食品、化妆品、保健品和药物中，还具有清除自由基、抗氧化的功效。

11.2.6.3 类黄酮

生物类黄酮广泛存在于黄绿色蔬菜、水果、花及豆类等植物中，多呈黄色，现已发现有 1700 多种。根据化学结构可分为黄酮醇、黄酮、黄烷酮、黄烷醇（儿茶酚）、花色苷、异黄酮、二氢黄酮醇及查耳酮 8 类。主要生理功效有：①降血糖、血脂；②增强机体免疫功能，护肝。

11.2.7 微生态制剂

微生态制剂具有维持宿主微生态平衡，提高其健康水平的功效，主要包括益生菌、益生元、合生元。

11.2.7.1 益生菌

益生菌是活的、有一定数量微生物的制剂或产品，能够通过在宿主的某一部分的培植或移植改变菌群平衡，并起到有利于宿主健康的作用。益生菌的主要功效：①调节胃肠道正常菌群，提高机体免疫力；②降低血液胆固醇水平。

可用于保健食品的益生菌主要有嗜酸乳杆菌、干酪乳杆菌、罗伊氏乳杆菌、双歧杆菌等，添加含量要求为每克或每毫升含菌量为 10^6 CFU。

11.2.7.2 益生元

　　益生元能够选择性地促进肠道内一种或几种益生菌的生长或增强其活性，从而给宿主带来益处，改善宿主肠内菌群的平衡。目前所有的益生元都是碳水化合物，从小分子的糖醇、二糖、低聚糖到大分子的多糖，它们在胃肠道上部不能被水解也不能被吸收。益生元的主要功效有：①调节脂类代谢，降低甘油三酯和胆固醇含量；②控制葡萄糖和胰岛素水平；③具有抑制婴儿肠道病原菌和促进双歧杆菌生长繁殖的作用。

　　益生元主要存在于全麦、燕麦片、大麦、亚麻仁、菠菜、洋葱、韭菜、大蒜、绿甘蓝、羽衣甘蓝、水果、豆类（鹰嘴豆、小扁豆、黑豆、白豆等）等食物中。

11.2.7.3 合生元

　　合生元又称合生素，或共生物，是益生菌和益生元的组合制剂，或再加入维生素、微量元素等。合生元可同时发挥益生菌和益生元的生理功能，使益生菌和益生元协调作用，维护机体的微生态平衡。

　　市面上出售的共生食品主要是乳制品和大豆乳制品。乳制品以牛乳、山羊乳、水牛乳为原料，大豆乳制品以豆奶为基本原料。

　　酸奶是最常见的共生食品，以牛乳和奶油为原料，加入德氏乳杆菌保加利亚亚种和嗜酸乳杆菌发酵后得到的牛乳制品。酸奶菌种的选择不仅会影响酸奶的风味和香气，而且能加速生产过程，进而大大降低产品成本。

11.3　保健食品评价

　　保健食品评价，包括毒理学评价、功能学评价和卫生学评价。保健食品首先应当是安全、无毒副作用的，因此必须对该产品或者功效成分进行毒理学评价。功能学评价是保健食品区别于普通食品的根本内容，也是保健食品管理的核心问题。卫生学评价与普通食品相似。

11.3.1　保健食品毒理学评价

11.3.1.1　毒理学试验项目

　　根据国家市场监督管理总局发布的《保健食品及其原料安全性毒理学检验与评价技术指导原则（2020年版）》，并结合食品安全国家标准 GB 15193 的相关评价程序和方法开展毒理学试验，包括：①急性经口毒性试验；②遗传毒性试验；③28天经口毒性试验；④致畸试验；⑤90天经口毒性试验；⑥生殖毒性试验；⑦毒物动力学试验；⑧慢性毒性试验；⑨致癌试验；⑩慢性毒性和致癌合并试验。

11.3.1.2　毒性试验的选择

　　（1）保健食品原料
　　需要开展安全性毒理学检验与评价的保健食品原料，其试验的选择应参照新食品原料毒理学评价有关要求进行。
　　（2）保健食品
　　保健食品一般应进行急性经口毒性试验、三项遗传毒性试验和28天经口毒性试验。根据实验结果和目标人群决定是否增加90天经口毒性试验、致畸试验和生殖毒性试验、慢性毒性和致癌试验及毒物动力学试验。

以普通食品为原料，仅采用物理粉碎或水提等传统工艺生产、食用方法与传统食用方法相同，且原料推荐食用量为常规用量或符合国家相关食品用量规定的保健食品，原则上可不开展毒性试验。

采用导致物质基础发生重大改变等非传统工艺生产的保健食品，应进行急性经口毒性试验、三项遗传毒性试验、90天经口毒性试验和致畸试验，必要时开展其他毒性试验。

11.3.1.3 毒理学试验的主要内容

（1）急性经口毒性试验

通过测定半数致死量（LD_{50}）进行毒性分级，以了解毒性强度、性质和可能的靶器官，为进一步的毒性试验提供剂量和观察指标的选择依据。时间周期一般为3周，通过观察和评价试验动物的各种毒性反应症状（各器官系统的反常表现及体重变化）、死亡情况（时间、数量、性别、表现等）以及尸检结果，判断急性毒性强度。急性毒性（LD_{50}）剂量分级见表11.3。

表11.3 急性毒性（LD_{50}）剂量分级表

级别	大鼠口服LD_{50}/(mg/kg)（以体重计）	相当于人的致死量	
		mg/kg（以体重计）	g/人
极毒	<1	稍尝	0.05
剧毒	1～50	500～4000	0.5
中等毒	51～500	4000～30000	5
低毒	501～5000	30000～250000	50
实际无毒	>5000	250000～500000	500

引自：GB 15193.3—2014 急性毒性试验。

结果判定：①对于保健食品原料，如LD_{50}小于人的推荐（可能）摄入量的100倍，则一般应放弃该受试物作为保健食品原料，不再继续进行其他毒理学试验。对于保健食品，如LD_{50}剂量小于人可能摄入量的100倍，则放弃该受试物用于保健食品；如LD_{50}大于或等于100倍者，可考虑进入下一阶段毒理学试验。②如动物未出现死亡的剂量大于或等于10g/kg体重（涵盖人体推荐量的100倍），则可进入下一阶段毒理学试验。③对人的可能摄入量较大和其它一些特殊原料的保健食品，按最大耐受量法给予最大剂量动物未出现死亡，也可进入下一阶段毒理学试验。

（2）遗传毒性试验

对受试物的遗传毒性以及是否具有潜在致癌作用进行筛选。

结果判定：①如三项试验均为阴性，则可继续进行下一步的毒性试验；②如遗传毒性试验组合中两项或以上试验阳性，则表示该受试物很可能具有遗传毒性和致癌作用，一般应放弃该受试物应用于保健食品；③如遗传毒性试验组合中一项试验为阳性，根据其遗传毒性终点、结合受试物的结构分析、化学反应性、生物利用度、代谢动力学、靶器官等资料综合分析，再选两项备选试验（至少一项为体内试验）。如再选的试验均为阴性，则可继续进行下一步的毒性试验；如其中有一项试验阳性，则应放弃该受试物应用于保健食品。

（3）28天经口毒性试验

在急性毒性试验的基础上，该试验可进一步了解毒性作用，通过连续28天以不同剂量受试物喂养试验动物，并开展一般情况观察（每日的表现、行为、中毒和死亡情况）和喂养结束后的血液学指标、生化学指标以及病理检查，从而估计亚慢性摄入的危害性。

结果判定：对只需要进行急性毒性、遗传毒性和28天经口毒性试验的受试物，若试验未发现有明显毒性作用，综合其他各项试验结果可做出初步评价；若试验发现有明显毒性作用，尤其是存在剂量-反应关系时，应放弃该受试物用于保健食品。

（4）90天经口毒性试验

观察受试物以不同剂量经较长期的喂养后，研究动物的毒性作用性质和靶器官，并初步确定未观察到有害作用剂量（或最大无作用剂量），为慢性毒性和致癌试验的剂量选择提供依据。

根据试验所得的未观察到有害作用剂量进行评价进行结果判定：①未观察到有害作用剂量小于或等于人的推荐（可能）摄入量的100倍表示毒性较强，应放弃该受试物用于保健食品；②未观察到有害作用剂量大于100倍而小于300倍者，应进行慢性毒性试验；③未观察到有害作用剂量大于或等于300倍者则不必进行慢性毒性试验，可进行安全性评价。

（5）致畸试验

评价受试物是否为该实验动物的致畸物。

结果判定：若致畸试验结果阳性则不再继续进行生殖毒性试验和生殖发育毒性试验。在致畸试验中观察到的其他发育毒性，应结合28天和（或）90天经口毒性试验结果进行评价，必要时进行生殖毒性试验和生殖发育毒性试验。

（6）生殖毒性试验和生殖发育毒性试验

评价受试物是否对该实验动物产生生殖毒性和生殖发育毒性。

结果判定：①未观察到有害作用剂量小于或等于人的推荐（可能）摄入量的100倍表示毒性较强，应放弃该受试物用于保健食品；②未观察到有害作用剂量大于100倍而小于300倍者，应进行慢性毒性试验；③未观察到有害作用剂量大于或等于300倍者则不必进行慢性毒性试验，可进行安全性评价。

（7）慢性毒性试验和致癌试验

了解经长期接触受试物后出现的毒性作用，尤其是进行性或不可逆的毒性作用以及致癌作用。最终确定未观察到有害作用剂量（或最大无作用剂量），为受试物能否应用于食品的最终评价提供依据。

根据慢性毒性试验所得的未观察到有害作用剂量进行结果判定：①未观察到有害作用剂量小于或等于人的推荐（可能）摄入量的50倍者，表示毒性较强，应放弃该受试物用于保健食品；②未观察到有害作用剂量大于50倍而小于100倍者，经安全性评价后，决定该受试物可否用于保健食品；③未观察到有害作用剂量大于或等于100倍者，则可考虑允许使用于保健食品。

根据致癌试验所得的肿瘤发生率、潜伏期和多发性等进行致癌试验结果判定：凡符合下列情况之一，可认为致癌试验结果阳性；若存在剂量-反应关系，则判断阳性更可靠：①肿瘤只发生在试验组动物，对照组中无肿瘤发生；②试验组与对照组动物均发生肿瘤，但试验组发生率高；③试验组动物中多发性肿瘤明显，对照组中无多发性肿瘤，或只是少数动物有多发性肿瘤；④试验组与对照组动物肿瘤发生率虽无明显差异，但试验组中发生时间较早。

致癌试验结果阳性应放弃将该受试物用于保健食品。

11.3.2 保健食品功能学评价

功能学评价是对保健食品所宣称的生理功效进行动物或人体试验，并加以评价确认。

11.3.2.1 功能学评价的基本要求

(1) 对受试样品的要求

① 应提供受试物的名称、性状、规格、批号、生产日期、保质期、保存条件、申请单位名称、生产企业名称、配方、生产工艺、质量标准、保健功能以及推荐摄入量等信息。

② 受试样品必须是规格化的定型产品，即有既定的配方、生产工艺及质量标准。

③ 提供受试样品的安全性毒理学评价的资料以及卫生学检验报告，受试样品必须是已经过食品安全性毒理学评价确认为安全的食品。功能学评价的样品与安全性毒理学评价、卫生学检验、违禁成分检验的样品应为同一批次。对于因试验周期无法使用同一批次样品的，应确保违禁成分检验样品同人体试食试验样品为同一批次样品，并提供不同批次的相关说明及确保不同批次之间产品质量一致性的相关证明。

④ 应提供受试物的主要成分、功效成分/标志性成分及可能的有害成分的分析报告。

⑤ 如需提供受试样品违禁成分检验报告时，应提交与功能学评价同一批次样品的违禁成分检验报告。

(2) 对实验动物、饲料和实验环境的要求

根据各项实验的具体要求，合理选择实验动物。常用大鼠和小鼠，品系不限，应使用适用于相应功能评价的动物品系，推荐使用近交系动物。

动物的性别、周龄依实验需要进行选择。实验动物的数量要求为小鼠每组 10～15 只（单一性别），大鼠每组 8～12 只（单一性别）。

动物及其实验环境应符合国家对实验动物及其实验环境的有关规定。

动物饲料应提供饲料生产商等相关资料。如为定制饲料，应提供基础饲料配方、配制方法，并提供动物饲料检验报告。

(3) 对受试样品的剂量与时间要求

各种动物实验至少应设 3 个剂量组，剂量选择应合理，尽可能找出最低有效剂量。在 3 个剂量组中，其中一个剂量应相当于人体推荐摄入量（折算为每千克体重的剂量）的 5 倍（大鼠）或 10 倍（小鼠），且最高剂量不得超过人体推荐摄入量的 30 倍（特殊情况除外），受试样品的功能实验剂量必须在毒理学评价确定的安全剂量范围之内。

给受试样品的时间应根据具体实验而定，一般 1 个月，当给予受试样品的时间已达 30 天而实验结果仍为阴性时，则可终止实验。

(4) 对受试样品给予方式的要求

必须经口给予受试样品，首选灌胃。灌胃给予受试物时，应根据试验的特点和受试物的理化性质选择适合的溶媒（溶剂、助悬剂或乳化剂），将受试物溶解或悬浮于溶媒中，一般可选用蒸馏水、纯净水、食用植物油、食用淀粉、明胶、羧甲基纤维素、蔗糖脂肪酸酯等，如使用其他溶媒应说明理由。所选用的溶媒本身应不产生毒性作用，与受试物各成分之间不发生化学反应，且保持其稳定性，无特殊刺激性味道或气味。如无法灌胃则可加入饮水或掺入饲料中给予，并计算受试样品的给予量。

11.3.2.2 人体试食试验的基本要求

（1）评价的基本原则

① 原则上受试样品已经通过动物实验证实（没有适宜动物实验评价方法的除外），确定其具有需验证的某种特定的保健功能。

② 原则上人体试食试验应在动物功能学实验有效的前提下进行。

③ 人体试食试验受试样品必须经过动物毒理学安全性评价，并确认为安全的食品。

（2）试验前的准备

① 拟定计划方案及进度，组织有关专家进行论证，并经伦理委员会参照《保健食品人群食用试验伦理审查工作指导原则》的要求审核、批准后实施。

② 根据试食试验设计要求、受试样品的性质、期限等，选择一定数量的受试者。试食试验报告中试食组和对照组的有效例数不少于50人，且试验的脱离率一般不得超过20%。

③ 开始试食前要根据受试样品性质，估计试食后可能产生的反应，并提出相应的处理措施。

（3）对受试者的要求

① 选择受试者必须严格遵照自愿的原则，根据所需判定功能的要求进行选择。

② 确定受试对象后要进行谈话，使受试者充分了解试食试验的目的、内容、安排及有关事项，解答受试者提出的与试验有关的问题，消除可能产生的疑虑。

③ 受试者应当符合纳入标准和排除标准要求，以排除可能干扰试验目的的各种因素。

④ 受试者应填写参加试验的知情同意书，并接受知情同意书上确定的陈述，受试者和主要研究者在知情同意书上签字。

（4）对试验实施者要求

① 要以人道主义态度对待志愿受试者，以保障受试者的健康为前提。

② 进行人体试食试验的单位应是具备资质的保健食品功能学检验机构。如需进行与医院共同实施的人体试食试验，医院应配备经过药物临床试验质量管理规范（GCP）等培训的副高级及以上职称医学专业人员负责项目的实施，有满足人体试食试验的质量管理体系，并具备处置人体试食不良反应的部门和能力。检验机构应加强过程监督，与医院共同研究制定保健食品人体试食试验方案，并严格按照经过保健食品人体试食伦理审核的方案执行。

③ 与试验负责人保持密切联系，指导受试者的日常活动，监督检查受试者遵守试验有关规定。

④ 在受试者身上采集各种生物样本应详细记录采集样本的种类、数量、次数、采集方法和采集日期。

⑤ 负责人体试食试验的主要研究者应具有副高级及以上职称。

（5）试验观察指标的确定

根据受试样品的性质和作用确定观察的指标，一般应包括：

① 在被确定为受试者之前应进行系统的常规体检（进行心电图、胸片和腹部B超检查），试验结束后根据情况决定是否重复心电图、胸片和腹部B超检查。

② 在受试期间应取得的资料：主观感觉（包括体力和精神方面）；进食状况；生理指标（血压、心率等），症状和体征；常规的血液学指标（血红蛋白、红细胞和白细胞计数，必要时做白细胞分类），生化指标（转氨酶、血清总蛋白、白蛋白、尿素、肌酐、血脂、血糖

等）；功效性指标，即与保健功能有关的指标，如有助于抗氧化功能等方面的指标。

11.3.2.3 功能学评价的影响因素

（1）人的可能摄入量

除一般人群的摄入量外，还应考虑特殊和敏感的人群，如儿童、孕妇及高摄入量人群。

（2）人体试食资料

由于存在动物与人之间的种属差异，在将动物实验结果外推到人时，应尽可能收集人群服用受试物后的效应资料。若体外或体内动物实验未观察到或不宜观察到食品的功效或观察到不同功效，而有关资料提示对人有保健作用时，在保证安全的前提下，应进行必要的人体试食试验。

（3）结果的重复性和剂量效应关系

在将评价试验的阳性结果用于评价功能食品的功效时，应考虑结果的重复性和剂量效应关系，并由此找出其最低有效剂量。

（4）食品保健功能的检验及评价应由具备资质的检验机构承担。

11.4 保健食品的管理

美国、欧盟、日本、澳大利亚、中国以及国际食品法典委员会（CAC）有关保健食品或食品标签宣称的法规、标准基本上有三种管理类型：一是把这类食品作为一种特殊食品类型，对其进行安全、功效验证等上市前审批的管理办法；二是采取产品注册通报代替上市前审批的管理方法；三是不作为特定的食品类别，而是对食品标签中健康声称进行管理的方法。

11.4.1 欧盟对保健食品的管理

欧盟对保健食品管理是从1996年尼斯会议开始的，当时国际生命科学学会（ILSI）欧洲分部邀请了食品企业和学术界的50位专家到法国讨论有关功能食品的科学概念及其功能成分应用的科学基础，会上研讨了包括胃肠功能、行为心理功能、脂肪代谢功能等6方面的食品功能学研究成果。尽管欧洲的食品企业和消费者经常使用"功能食品"这一概念，但尚没有法律上的明确定义，也没有将功能食品列为一个独立的条目，仍将其归于食品条目下管理。因此，在欧洲，保健食品必须遵守所有与食品有关的法律法规，包括组成、标签及声称等。

随着保健食品、营养补充品市场的不断扩大，经过几十年的努力，欧盟委员会于2006年底宣布于2007年开始执行《食品中营养与健康声称法规》，对营养与健康声称的定义、适用范围、申请注册、一般原则、科学论证等内容作出了明确的规定。该法规适用于在欧盟市场出售的任何食品或饮品，旨在确保在食品包装上向消费者提供的营养、健康资料准确可靠，以避免使消费者产生误解。

11.4.2 日本对保健食品的管理

1991年，日本制定《营养改善法》，其中规定了"特殊保健用食品（FOSHU）"是指根据掌握的有关食品（或食物成分）与健康关系的知识，预期该食品具有一定的保健功效，并经批准允许在标签上声明人体摄入后可产生保健作用的一类食品。这类食品应具备的特征：①食品中的某种成分具有特殊的保健作用；②食品中的致敏物质已被去除；③无论是添加功效成分，还是去除致敏物质都是经过科学论证的；④由此引发的各种产品特殊功效的宣称都是经过审批的；⑤产品不应有健康和卫生的危险。根据日本的法规，每个 FOSHU 产品标签上必须标注"保健功能声明"，又称"功能标签"。它是法律允许的、标注在 FOSHU 产品标签上的、产品所具有的保健功能的描述和声明。

在很长一段时间内，日本政府对可声称功能 FOSHU 的产品实施个别审查，因过于严格的审查和监管，导致企业积极性不高，1993 年至 2014 年底仅获批 1100 余个，功能食品的发展缓慢。2015 年 4 月 1 日起日本政府降低功能食品的市场准入门槛，新规为《功能食品标示制度》。新规采用备案管理，无需人体试验，生产企业只需在上市销售 60 日前提交与其声称的功能相符的科学依据进行备案。新规还明确了可具体标注功能作用于人体的器官部位，如"有益保护眼睛""有益改善关节不适"等，对于厂家而言，能够提高宣传效率，对于消费者而言，能够快速了解产品特点，并购买自身需要的产品。同时，相对于 FOSHU 近一年的申请时间，按照新《功能食品标示制度》的要求，仅需要 60 天的申请时间。

11.4.3　美国对保健食品的管理

在美国，《营养标签和教育法案》（1990）、《膳食补充品健康与教育法案》（1994）、《食品与药物管理局现代法》（1997）等法规的陆续制定与颁布，为食品科学向设计功能食品和具有某些特定功能的食品添加剂发展提供了新的机遇，促进了健康食品的发展。

在美国，任何关于包装食品的陈述或声明都必须经过《联邦食品、药品和化妆品法案》的批准。任何假的或误导性的陈述都被称为"伪标签"。此外，任何为宣传和销售产品而印制的宣传册或书籍都被认为是标签的一种，必须符合《联邦食品、药品和化妆品法案》的要求。

美国是第一个制定相关法律允许在普通食品和营养补充食品标签中使用保健功能声称的国家。对于普通食品和营养补充食品的标签中规定只允许 10 类保健声称，并规定各种营养素与预防某种疾病必须有明确的对应关系。10 种保健声称标签的样式分别为：钙与骨质疏松症、钠与高血压症、膳食脂肪与癌症、膳食饱和脂肪、胆固醇与冠心病、谷物制品纤维素、水果、蔬菜与癌症；水果、蔬菜和谷物中可溶性纤维与冠心病、叶酸与中枢神经管路生育缺陷症、糖醇与龋齿，含有可溶性纤维素全麦与冠心病关系。

11.4.4　中国对保健食品的管理

自 20 世纪 80 年代以来，中国对保健食品开始实施管理。经过原卫生部时期、原国家食品药品监督管理总局时期以及国家市场监督管理总局时期三个阶段的历史沿革，保健食品的管理形成了包括原料与功能声称管理、产品注册、生产经营许可、良好操作规范（GMP）审查等在内的一整套管理制度体系。目前，保健食品由国家市场监督管理总局统一进行监督管理，包括食品原料和食品安全标准的制定、企业标准备案、保健食品的注册、生产许可、日常监管以及广告审查管理等。

① 原料管理制度　保健食品原料管理制度是指通过制定和发布相关管理规定以及可用于保健食品的物品清单、禁用于保健食品物品名单，规范保健食品原料使用的行政管理措施。保健食品原料涉及农、林、牧、渔、药品、化工等行业。监管部门制定了可用于保健食

品的原料名单及禁用于保健食品的名单,并针对具体原料及加工工艺要求,制定了与原料来源、品种、用量、配伍、工艺、生产、种植条件以及安全评价相关的具体规定。

② 功能管理制度　保健功能管理制度是指通过制定和发布保健功能范围以及对应保健功能评价检验程序和方法,规范保健食品功能声称的行政管理措施。根据《允许保健食品声称的保健功能目录非营养素补充剂(2023年版)》的规定,保健食品的功能作用有24个。

③ 注册备案管理制度　根据新修订的《中华人民共和国食品安全法》(以下简称《食品安全法》)和《保健食品注册与备案管理办法(2020年修订)》规定,我国对保健食品实行注册与备案相结合的管理制度。国家市场监督管理总局负责保健食品注册管理,以及首次进口的属于补充维生素、矿物质等营养物质的保健食品备案管理,并指导监督省、自治区、直辖市市场监督管理部门承担的保健食品注册与备案相关工作。省、自治区、直辖市市场监督管理部门负责本行政区域内保健食品备案管理,并配合国家市场监督管理总局开展保健食品注册现场核查等工作。市、县级市场监督管理部门负责本行政区域内注册和备案保健食品的监督管理,承担上级市场监督管理部门委托的其他工作。

④ 生产经营许可制度　保健食品生产经营许可需由省级市场监管部门按照《食品安全法》的有关规定,根据保健食品生产经营企业申请,依照法定程序、条件和要求,对申请生产经营保健食品企业的人员、场所、原料、生产过程、成品储存与运输以及管理制度进行审查,并决定是否准予其生产经营。按照新修订的《食品安全法》,保健食品生产经营已纳入整个食品生产经营许可的管理范围。

⑤ GMP审查制度　《保健食品良好生产规范》(GMP)审查制度是指监管部门为规范保健食品生产行为,对保健食品生产企业的从业人员、厂房设计与生产设施、原料、生产过程、成品储存与运输、品质管理和卫生管理等七大方面,约90个项目是否符合GMP要求进行审核查验。目前,GMP审查是作为保健食品生产企业卫生许可的前提条件。

⑥ 标识管理制度　即对保健食品标签、说明书以及标志使用进行监管的制度。《保健食品标识规定》明确规定了保健食品的产品名称、标志、批准文号、包装标签说明书、生产企业信息、执行标准、特殊标识内容等。《食品安全法》规定:保健食品的标签、说明书不得涉及疾病预防、治疗功能,内容应当真实,与注册或者备案的内容相一致,载明适宜人群、不适宜人群、功效成分或者标志性成分及其含量等,并声明"本品不能代替药物"。保健食品的功能和成分应当与标签、说明书相一致。

⑦ 广告审查管理制度　2005年,原国家食品药品监督管理局制定了《保健食品广告审查暂行规定》,明确了保健食品广告在发布前必须经过审查批准。2015年,该部门印发了《关于进一步加强药品医疗器械保健食品广告审查监管工作的通知》,对严格保健食品广告审批提出了明确要求。

保健食品监管不仅要重视审查审批,而且更要加强事中事后监管,强化制度建设,落实企业主体责任,进一步提升保健食品行业安全管控水平。

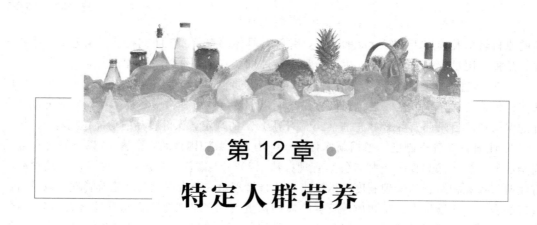

第 12 章
特定人群营养

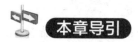 本章导引

特定人群包括孕妇、乳母、婴幼儿、儿童、青少年及老年人等。这些人群因处于不同的年龄、生长发育和生理阶段,其自身的内分泌激素水平、机体组成、代谢率等均存在明显的差异,对应的营养需要也不相同。

12.1 婴幼儿的营养与喂养

12.1.1 婴幼儿的营养需求

婴儿期是人体生长发育最快的阶段,一岁婴儿体重将达到出生体重的 3 倍左右。婴儿的生长发育指标包括体重、身高和头围。男女新生儿平均体重在 4.3kg 左右,至一岁将增至 9kg 以上,身高由 54cm 左右增至 75cm 左右,头围由 34cm 左右增至 45cm 左右,需要大量的营养。幼儿的身体发育虽不及婴儿迅猛,但与成人相比仍十分旺盛。体重每年增加约 2kg,身长第二年增加 11~13cm,第三年增加 8~9cm,头围以每年 1cm 左右的速度增长(表 12.1~表 12.3)。

表 12.1 婴幼儿月龄别体重的标准差数值   单位:kg

月龄	性别	−3 SD[①]	−2 SD	−1 SD	中位数	+1 SD	+2 SD	+3 SD
1	男	3.2	3.6	4.1	4.6	5.1	5.6	6.2
	女	3.0	3.4	3.8	4.3	4.8	5.3	5.9
2	男	4.1	4.6	5.2	5.8	6.5	7.2	8.0
	女	3.8	4.3	4.8	5.4	6.0	6.7	7.4
3	男	4.9	5.5	6.1	6.8	7.6	8.4	9.3
	女	4.5	5.0	5.6	6.2	6.9	7.7	8.6
4	男	5.4	6.0	6.7	7.5	8.3	9.3	10.3
	女	5.0	5.5	6.2	6.9	7.7	8.6	9.6
5	男	5.8	6.5	7.2	8.0	8.9	9.9	11.1
	女	5.4	6.0	6.6	7.4	8.2	9.2	10.3
6	男	6.1	6.8	7.6	8.4	9.4	10.5	11.7
	女	5.7	6.3	7.0	7.8	8.7	9.7	10.9

续表

月龄	性别	−3 SD①	−2 SD	−1 SD	中位数	+1 SD	+2 SD	+3 SD
8	男	6.7	7.4	8.2	9.1	10.1	11.3	12.6
	女	6.2	6.9	7.6	8.4	9.4	10.6	11.9
10	男	7.1	7.8	8.7	9.6	10.7	11.9	13.3
	女	6.6	7.3	8.1	9.0	10.0	11.2	12.7
12	男	7.4	9.2	9.1	10.1	11.2	12.4	13.9
	女	6.9	7.7	8.5	9.4	10.5	11.8	13.3
15	男	7.8	8.7	9.6	10.7	11.8	13.2	14.7
	女	7.4	8.2	9.0	10.0	11.2	12.6	14.2
18	男	8.3	9.2	10.2	11.3	12.5	14.0	15.6
	女	7.9	8.7	9.6	10.7	11.9	13.4	15.2
21	男	8.8	9.7	10.8	11.9	13.3	14.8	16.5
	女	8.4	9.2	10.2	11.3	12.6	14.2	16.1
24	男	9.3	10.2	11.3	12.6	14.0	15.6	17.4
	女	8.8	9.7	10.7	11.9	13.3	15.0	17.0
30	男	10.1	11.1	12.3	13.7	15.2	17.0	19.0
	女	9.6	10.6	11.7	13.0	14.6	16.5	18.7
36	男	10.8	11.9	13.2	14.6	16.3	18.3	20.5
	女	10.3	11.4	12.6	14.1	15.9	17.9	20.5

① SD 即标准差，Standard Deviation，简称 SD。
注：引自 WS/T 423-2022 7岁以下儿童生长标准。

表 12.2　婴幼儿月龄别身高的标准差数值　　　　　　　　　　　单位：cm

月龄	性别	−3 SD	−2 SD	−1 SD	中位数	+1 SD	+2 SD	+3 SD
1	男	49.1	51.1	53.1	55.1	57.2	59.2	61.2
	女	48.2	50.1	52.1	54.1	56.1	58.1	60.0
2	男	52.6	54.7	56.8	59.0	61.1	63.2	65.4
	女	51.5	53.5	55.6	57.7	59.8	61.9	63.9
3	男	55.5	57.8	60.0	62.2	64.4	66.6	68.9
	女	54.3	56.4	58.6	60.8	62.9	65.1	67.2
4	男	58.0	60.3	62.5	64.8	67.1	69.4	71.7
	女	56.6	58.8	61.0	63.3	65.5	67.7	69.9
5	男	59.9	62.3	64.6	66.9	69.3	71.6	74.0
	女	58.5	60.7	63.0	65.3	67.6	69.9	72.2
6	男	61.6	64.0	66.3	68.7	71.1	73.5	75.9
	女	60.1	62.4	64.7	67.1	69.4	71.7	74.1
8	男	64.3①	66.8	69.3	71.7	74.2	76.7	79.1
	女	62.8	65.3	67.7	70.1	72.5	75.0	77.4
10	男	66.7	69.2	71.8	74.3	76.9	79.4	82.0
	女	65.3	67.8	70.3	72.8	75.3	77.8	80.3
12	男	68.8	71.4	74.1	76.7	79.3	81.9	84.6
	女	67.5	70.1	72.6	75.2	77.8	80.4	83.0
15	男	71.7	74.5	77.2	80.0	82.7	85.5	88.2
	女	70.5	73.2	75.9	78.6	81.4	84.1	86.8
18	男	74.5	77.4	80.2	83.1	86.0	88.8	91.7
	女	73.3	76.2	79.0	81.9	84.7	87.5	90.4
21	男	77.1	80.1	83.1	86.1	89.1	92.0	95.0
	女	76.0	79.0	81.9	84.9	87.8	90.8	93.7
24	男	78.9	82.0	85.1	88.2	91.3	94.4	97.5
	女	77.8	80.8	83.9	87.0	90.1	93.1	96.2

续表

月龄	性别	−3 SD	−2 SD	−1 SD	中位数	+1 SD	+2 SD	+3 SD
30	男	83.3	86.6	89.9	93.2	96.5	99.8	103.1
	女	82.1	85.3	88.6	91.9	95.2	98.5	101.7
36	男	87.0	90.5	94.0	97.5	101.0	104.5	108.0
	女	85.8	89.3	92.7	96.2	99.7	103.2	106.6

注:引自 WS/T 423-2022 7岁以下儿童生长标准。

表 12.3　7 岁以下儿童年龄别体重、身高与头围百分位数值

年龄	性别	P_{50}(指第 50 百分位数值)		
		体重/kg	身高/cm	头围/cm
1	男	10.1	76.7	46.1
	女	9.4	75.2	45.1
2	男	12.6	88.2	48.3
	女	11.9	87.0	47.3
3	男	14.6	97.5	49.3
	女	14.1	96.2	48.5
4	男	16.7	104.9	/
	女	16.2	103.7	/
5	男	19.1	112.0	/
	女	18.4	110.8	/
6	男	21.6	118.8	/
	女	20.7	117.5	/

注:引自 WS/T 423-2022 7岁以下儿童生长标准。

新生儿的胃呈水平状,贲门括约肌发育迟缓,吃奶后容易出现溢奶;胰脂肪酶活力低,肝脏分泌胆盐少,脂肪的消化与吸收较差;4 月龄前胰淀粉酶分泌少,不利于消化淀粉;但胰蛋白酶活性良好,消化蛋白的能力较强。婴儿肾脏不成熟,肾小管重吸收、分泌及酸碱调节功能较弱,对肾溶质负荷耐受有限。婴幼儿胃容量较小,足月新生儿出生时为 25～50mL,出生后第 10 天增加到约 100mL,6 个月后达 200mL,1 岁以后可增加至 300～500mL。

婴幼儿的生长发育有其自身规律,营养不足会导致其生长过慢,身高、体重偏轻,甚至影响智力发育;营养过剩会导致其生长过快,易出现肥胖、超重等问题,这些情况都不利于孩子的远期健康。母乳与辅食是婴儿主要的营养来源,婴幼儿期所需的主要营养物质如下。

(1) 水

婴幼儿生长发育迅速、代谢旺盛、活动量大,热量需求多,热能消耗也多,对水的需求量也大。婴儿越小,需水量就越多,对 0～6 月龄婴儿说,纯母乳可满足婴儿的水需求量,而以配方乳喂养为主的婴儿,需注意水的充足供应,以调节婴儿的排泄。婴幼儿如因病有呕吐或腹泻时,易发生脱水,需及时补水补液。

(2) 能量

婴幼儿的总能量消耗包括基础代谢、食物的热能效应、生命活动的能量消耗以及生长发育的能量消耗。其中生长发育的能量消耗,与生长速度成正比。能量供给不足时,其他营养素在体内的利用会受到影响,同时机体还会动用自身的能量储备,甚至消耗自身组织来满足生理需要,因而导致生长发育迟缓、消瘦、活动力减弱或消失,甚至死亡。但能量供给过多可导致肥胖症,因此,能量摄入应与需要平衡。

(3) 蛋白质

按每单位体重计算对蛋白质的需要量,婴幼儿大于成人,而且婴幼儿需要更多优质蛋白

质、更大比例的必需氨基酸。除了八种必需氨基酸外，婴儿还要从食物中摄取组氨酸、半胱氨酸、酪氨酸和牛磺酸。母乳中必需氨基酸的比例最适合婴儿生长的需要。其他所有食物的蛋白质生物价值均低于母乳蛋白质。

2023年中国营养学会推荐1~2岁幼儿每日膳食蛋白质参考摄入量25g，2~3岁为30g。蛋白质若摄入不足，婴幼儿可表现为生长发育迟缓或停滞、消化吸收障碍、肝功能障碍、抵抗力下降，出现消瘦、腹泻、水肿、贫血等症状。婴幼儿肾脏及消化器官尚未发育完全，过高的蛋白质摄入也会对机体产生不利影响，常会引起便秘、肠胃疾病、口臭、舌苔增厚等现象。

(4) 脂肪

脂肪是体内重要的能量来源，摄入过多和过少对婴儿的生长发育都不利。脂肪摄入超过限度，会影响蛋白质和碳水化合物的摄入并影响钙的吸收。反之，脂肪摄入过低，会导致必需脂肪酸缺乏以及过量的蛋白质或碳水化合物摄入。母乳内含有可满足婴儿所需的各类脂肪酸，配方奶中必须含有ω-6系不饱和脂肪酸，如亚油酸及其代谢产物γ-亚麻酸及花生四烯酸（ARA）、ω-3多不饱和脂肪酸，如α-亚麻酸及其代谢产物二十碳五烯酸（EPA）和二十二碳六烯酸（DHA）。这些脂肪酸对婴儿神经、智力及认知功能发育有促进作用，需要适量摄取。

(5) 碳水化合物

1~3月龄的婴儿唾液中淀粉酶含量较少，不宜喂食淀粉类食物。4月龄以后的婴儿可以较好地消化淀粉食品，但要注意适量喂养。婴儿摄入碳水化合物过多会导致产酸产气并刺激肠蠕动引起腹泻。

(6) 矿物质

钙、铁、锌是婴儿必需而又容易缺乏的矿物质。

① 钙　2023年中国营养学会发布：0~5月龄婴儿每天钙的适宜摄入量为200mg，0.5~1岁每天钙的适宜摄入量为350mg。6月龄以后婴儿辅食中应注意补充蛋类、虾皮、豆类制品等富含钙的食物。

② 铁　铁是血红蛋白和肌红蛋白的重要组分，婴儿阶段生长发育迅速，对铁的需求量极大。铁供应不足可导致缺铁性贫血，在婴幼儿和学龄前儿童中发病率较高。缺铁还可影响婴幼儿行为和智能的发育。胎儿在出生前的最后一个月里，会利用母体的供养在自己肝内存储较多的铁，但这部分储备仅够出生后3~4个月的需要。4月龄以后的婴儿应补充含铁食物如猪肝、猪肉、牛肉和蛋黄等。0.5~1岁婴儿每日推荐摄入10mg的铁（中国营养学会，2023）。

③ 锌　缺锌将直接造成婴儿免疫力低下，影响生长发育。母乳中含锌量较高，纯母乳喂养阶段无需额外补充锌。婴儿4月龄后，可适当添加鱼、虾、肉泥、西红柿等富含锌的食物。我国推荐0~5月龄婴儿锌的推荐摄入量为每天1.5mg，6个月~6岁为每天3.2~5.5mg（中国营养学会，2023）。

(7) 维生素

婴幼儿生长发育离不开对各类维生素的摄取，其中维生素A、维生素D、维生素E、维生素K以及维生素C的摄入较为关键。

① 维生素A　婴幼儿若缺乏维生素A，会导致生长迟缓甚至停滞，并易患各种皮肤病、弱视、夜盲症等。推荐婴幼儿每日应摄入维生素A的量为350μg。母乳喂养为主的婴儿一般不会出现维生素A缺乏。婴儿4月龄后应及时补充动物性食物如肉、肝、蛋类等，另外胡

萝卜、红薯、黄瓜、西红柿、菠菜、香蕉、橘子等维生素A的含量也很丰富，可适量补充。

② 维生素D 维生素D的主要作用是促进钙的吸收和利用，若缺乏维生素D易患佝偻病。我国推荐婴幼儿每日维生素D的适宜摄入量为400IU，要经常进行阳光照射，皮下脂肪的7-脱氢胆固醇可在紫外线作用下转变为维生素D。

③ 维生素E 早产儿和低出生体重儿易发生维生素E缺乏，从而引起溶血性贫血、血小板增加及新生儿硬肿病。我国推荐婴幼儿每天适宜摄入维生素E的量为3mg。

④ 维生素K 维生素K缺乏会导致凝血障碍。新生儿肠道内正常菌群尚未建立，肠道细菌合成维生素K较少，容易发生维生素K缺乏症。配方乳中维生素K的含量是母乳中的4～10倍，纯母乳喂养婴儿容易发生维生素K缺乏症。因此，医生会给新生儿注射维生素K，以免造成维生素K的缺乏。

⑤ 维生素C 缺乏维生素C可能导致坏血病。婴幼儿每日维生素C的推荐摄入量为40～50mg，橘子、西瓜、西红柿、菠菜、红枣中的含量较多，对婴儿期的孩子可做成蔬菜汁或水果汁进行喂养以补充维生素C。

12.1.2 婴幼儿的喂养

婴幼儿生长发育所需要的能量和营养素必须通过合理的喂养来获得，应该结合婴幼儿生长发育较快及胃肠道功能尚未完善的特点，确定科学的喂养方式。

6个月以内婴儿以母乳或配方奶喂养为主，4～6个月可依序适当添加米糊、米粥、菜泥、果泥、蛋黄、动物血类、鱼泥等。

12.1.2.1 母乳喂养

对婴儿来说，母乳是自然界中唯一营养最全面的食物，它既与婴儿消化功能相适应，又不增加婴儿未成熟肾脏的负担。

母乳中营养素齐全，能全面满足婴儿生长发育需要。这些营养素含优质蛋白质，母乳中总蛋白质含量虽低于牛乳，但其中乳白蛋白与酪蛋白的比例为2:1，且母乳蛋白质中必需氨基酸构成与婴儿体内最为一致，易于最大限度消化吸收利用。母乳还含有较多的牛磺酸，能满足婴儿脑组织发育的需要。

母乳中含丰富的必需脂肪酸，以不饱和脂肪酸为主，并含有脂肪酶，易于消化吸收。其中丰富的必需脂肪酸为亚油酸和α-亚麻酸，能满足进一步合成ω-3和ω-6系列长链多不饱和脂肪酸的需要。

母乳中含丰富的乳糖，乳糖在肠道中可促进钙的吸收，并经细菌分解转变成乳酸，进而降低肠道的pH值以诱导肠道正常菌群的生长，从而有效抑制致病菌或病毒在肠内生长繁殖，有利于婴儿肠道的健康。

母乳中含丰富的微量元素，乳母膳食营养充足时，婴儿在前6个月所需的维生素基本可从母乳中得到满足。母乳中维生素C、B族维生素、类胡萝卜素及维生素A常随乳母膳食中的含量而改变，但维生素D难以通过乳腺进入乳汁，母乳喂养婴儿应在出生2～4周后补充维生素D和多晒太阳。

母乳中含丰富的抗感染物质，其免疫物质包括免疫细胞和抗体，可保护婴儿呼吸道及消化道抵抗细菌及病毒的侵袭，安全度过无抗体阶段。

哺乳行为可增进母子间情感的交流，促进婴儿的智能发育。婴儿对乳头的吸吮可反射性引起催乳素分泌并有利于子宫的收缩和恢复，加速母体的复原。

12.1.2.2　人工喂养

人工喂养应注意以下事项：

① 选择合适的奶瓶，玻璃奶瓶和塑料奶瓶都有优缺点，无论是哪种奶瓶都要求其有质量保证，无毒无害。

② 喂奶前首先要凉一部分温开水，要清洁双手，取出消毒好的备用奶瓶，先将热水倒入奶瓶中，用温开水调兑至适温后，用奶粉专用的计量勺根据水的多少，严格按照比例放入奶粉后摇匀。

③ 给新生儿喂奶，以坐姿为宜，肌肉放松，让新生儿头部靠着产妇的肘弯处，背部靠着前手臂处，呈半坐姿态。

④ 喂奶过程中，注意使奶瓶保持正确的倾斜度，奶瓶里的奶始终充满奶嘴，防止新生儿吸入空气。

⑤ 喂完奶后，缓慢把婴儿竖起，轻拍其背部，以防吐奶，之后给婴儿喂一定量的清水后轻拍背部，保持婴儿口腔清洁。

⑥ 喂奶完毕后，马上将奶瓶中余下牛奶倒出，将奶瓶、奶嘴清洁干净，放入水中煮沸25min左右，取出备用。

婴儿的奶瓶要定期消毒，尤其是在炎热的夏日，更应该定期消毒，消毒主要采用蒸汽消毒锅消毒法、煮沸消毒法、微波消毒法等。

对婴儿辅食的添加顺序可参考如下：

1～3月龄：除母乳或配方奶外，仅需要补充维生素A和维生素D；

4～6月龄：米糊、米粥、蛋黄、动物血类、鱼泥、菜泥和水果泥等；

7～9月龄：稀饭、饼干、鱼、蛋、肝泥、肉末和豆腐等；

10～12月龄：稠粥、软饭、挂面、馒头、面包、碎菜、碎肉、油和豆制品等。

12.2　孕妇的营养与膳食

12.2.1　孕妇的营养需要

由于孕妇需要同时满足母体和胎儿的营养需求，妊娠前后的营养需求变化很大，主要表现在以下几个方面。

(1) 蛋白质

蛋白质是构成人体细胞的主要成分，胎儿的生长发育需要足够的蛋白质，同时，母体也需要蛋白质以满足子宫、胎盘、乳房发育的需要。孕妇缺少蛋白质会影响垂体分泌促性腺激素。中国营养学会修订的《中国居民膳食营养素参考摄入量（2023版）》建议自妊娠中期每天需要增加蛋白质15g，妊娠后期每天需要增加蛋白质30g，其中优质蛋白质摄入量应占1/3以上。含蛋白质较多的食物有肉、鱼、蛋、奶、豆类等，其中蛋类和乳类的蛋白质最容易被人体消化吸收。

(2) 脂肪

孕妇妊娠过程及胎儿的发育均需要脂肪的储备。在胎儿脑及神经系统发育时，需要适量脂肪酸构成其固体成分。妊娠期间如缺乏脂类，将推迟脑细胞的分裂与增殖，还可影响脂溶性维生素的吸收。但孕妇的血脂也较非孕时增高，如供给脂肪量过多，将使非生理性体重增加，故脂肪总量也不宜过多。含脂肪丰富的食物有肥肉、奶、果仁、食用油等。亚麻油中的亚麻酸可以在体内转化为DHA，对促进胎儿脑细胞神经发育具有重要的作用，并与孩子未来的智力发育有着密切的关系。

（3）碳水化合物

碳水化合物是人体热量的主要来源，对孕妇的健康和胎儿的发育非常重要。当孕妇糖类摄入不足，处于饥饿状态时，脂肪动员过快，氧化不完全时，易出现酮症或糖尿病酮症酸中毒。孕期体重增加少的孕妇其酮症更严重，所以孕妇每天至少应摄入碳水化合物150～250g。碳水化合物广泛存在于面粉、大米、大豆、水果等食物中，每天保证450～500g的主食便可保证碳水化合物的摄入量。但应结合孕期体检合理摄入碳水化合物，以防妊娠糖尿病。

（4）矿物质

① 铁　铁是造血原料，胎儿通过胎盘的主动转运作用从母体血浆中摄取铁。如果铁补充不足，可造成母体生理性贫血，严重者导致婴儿出生时贫血。孕妇如有贫血症，生产时易出现低热或出血等并发症，且产后体能恢复缓慢。妊娠期缺铁胎儿易感染，抵抗力差，生长发育迟缓。孕前一定要摄取足够的铁质，中国营养学会修订的《中国居民膳食营养素参考摄入量（2023版）》建议妊娠早、中、晚期，每日铁供给量分别为18mg、25mg、29mg。含铁丰富的食物有猪肉、鸡肉、海藻类等。

② 锌　人体内重要的酶系统几乎都离不开锌。膳食中的锌进入人体后会调节细胞分化，进而影响生长发育。中国营养学会修订的《中国居民膳食营养素参考摄入量（2023版）》建议，妊娠以后每日锌供给量应增加到10.5mg。含锌丰富的食物有肉类、动物内脏、蛋黄等。

③ 钙　是形成骨骼和牙齿的重要成分，可增强母体血液的凝固性、安定神经、防止疲劳，孕期钙的摄入量应是平常的两倍。一旦母亲缺钙，胎儿健康首先受到影响。如果缺钙时间长则更严重，胎儿会出现骨质钙化不良、体重下降。因此，孕妇在妊娠前就应多吃含钙丰富的物质，《中国居民膳食营养素参考摄入量（2023版）》膳食营养素参考摄入量建议妊娠中、晚期每日钙供给量为800mg。含钙丰富的食物有乳类、排骨、虾皮等。

④ 碘　支持脑垂体发挥正常生理功能。促进发育期儿童身高、体重的增长及骨骼和肌肉的发育。膳食营养素参考摄入量建议妊娠以后每日碘供给量为230μg。

（5）维生素

① 维生素A　母体维生素A缺乏可引起胎儿先天性畸形。维生素A维护正常视觉功能，促进人体生长发育，保护免疫系统功能完整性及骨质正常代谢，预防缺铁性贫血的发生。2023年中国营养学会推荐孕妇每天维生素A摄入标准为：孕早期660μgRAE/d，孕中、晚期均为730μgRAE/d。

② B族维生素　包括维生素B_1、维生素B_2、维生素B_6、维生素B_{12}、烟酸、叶酸等。维生素B_1主要功能为参与糖类和能量代谢，且不能在体内长期储存，孕妇发生维生素B_1缺乏并无明显临床症状，但胎儿出生后可能出现先天性脚气病；维生素B_2缺乏可引起口腔炎、角膜炎、皮肤病，孕妇缺乏维生素B_2可造成妊娠高血压综合征和胎儿发育不全；维生素B_6与蛋白质和脂肪代谢密切相关；维生素B_{12}对于遗传物质的合成有重要作用，对细胞

特别是脑细胞的发育和成熟尤为重要；烟酸可通过饮食中的色氨酸转化而来，孕期转换率提高，故孕期摄入量可降低；叶酸对胎儿的红细胞、神经组织等的发育尤为重要，孕妇对叶酸的需要量大大增加。2023年中国营养学会修订的孕妇推荐营养素摄入量表明：孕期维生素B_1供给量为1.4mg/d，维生素B_2为1.2~1.5mg/d，维生素B_6的为2.2mg/d，维生素B_{12}为2.9μg/d，烟酸为12mg/d，叶酸增补量为600μg/d。

③ 维生素C　维生素C的作用是促进人体对铁的吸收，增强白细胞的吞噬功能，提高人体免疫能力，维护人体抗过敏能力，维持激素分泌平衡，促进细胞正常代谢，加强血液凝固及增加抵抗力。胎儿生长发育需要大量维生素C，这对胎儿的牙齿和骨骼发育非常重要。2023年中国营养学会推荐孕妇饮食维生素C供给量为：孕早期100mg/d，孕中、晚期115mg/d。

④ 维生素D　维生素D可促进身体对钙的吸收和在骨中的沉积，还具有免疫调节功能，可以改变人体对感染的反应。维生素D存在于动物肝脏、鱼肝油和蛋类等食物中，日光照射皮肤可帮助合成维生素D。2023年我国营养学会推荐孕妇每日饮食维生素D供给量为10μg/d。

⑤ 维生素E　维生素E氧化自己而保护细胞膜结构中的多种不饱和脂肪酸、细胞骨架、细胞内核酸、酶以及其他生物活性物质免受自由基的攻击。维生素E缺乏可导致生殖机能丧失、胎儿死胎和多发性先天畸形。维生素E主要来源于植物油、谷类、坚果和新鲜蔬菜。2023年中国营养学会推荐孕期每天维生素E摄入量约为14mg。

12.2.2　孕妇的合理膳食

孕妇合理膳食的原则与一般人相同，即平衡、合理。

平衡指食物荤素搭配，粗细粮结合，饥饱适度，不偏食、挑食，品种多样化。

合理指根据个体情况决定食物品种与摄入量。孕前较瘦的人，孕后可适当增加饮食量；而孕前超重甚至肥胖的人，怀孕以后就要注意少吃甜食、油腻食品等易肥胖的食物；要注意孕期糖尿病的发生，孕后还在上班、每天活动量较大者，可适当增加摄食量，而休息在家不活动的，如吃得过多易导致肥胖；过敏体质的，对引起自身敏感的食物要避免；胃肠功能较弱的人不能一次吃太多油腻的东西。

① 孕早期（孕1~3月）　妊娠反应引起恶心、呕吐，影响进食，而此期正是胎儿脑神经发育最迅速的时期，孕妇应食用易消化吸收的富含蛋白质的食物，如畜禽肉、蛋、乳类、鱼及豆制品等。每天至少200g主食，以防胎儿脑发育不良；吸烟、食用含酒精或咖啡因的饮料等刺激因素会影响胎儿正常发育。孕后由于口味改变，可能想吃些酸辣的食物，因能刺激食欲，有助于增加营养摄入，可以适量掌握。

② 孕中期（孕4~7月）及孕晚期（孕7月~分娩）　此期食量增加，应保证充足的能量，但不是多多益善，而是适量为宜，可在上、下午2餐间加点心。尤其要避免过多油炸、油腻食物及甜食（包括水果在内）。因为过量食用这类食物易引起自身体重增加过多、血脂升高等。如胎儿吸收太多，易引起巨大儿（出生体重≥4kg），从而导致产伤和难产，并可能影响胎儿的智力发育。

如果孕妇出现下肢抽搐、失眠、血压增高，这可能是缺钙的表现。孩子的骨骼发育将消耗母体大量钙，含钙较多的食物首选奶类（牛奶、酸奶、奶粉），其钙量不但较多且最易吸收。其他如豆制品、虾皮、海带、海参等都含有较多钙。

因为胎儿对营养需要量大，孕妇如不注意补充含铁丰富的食物，很容易产生缺铁性贫血，引起头晕、乏力、心慌等症状，应多吃些动物肝、血和牛肉等，少吃粗纤维及植酸过多的食物，如茭白、竹笋、菠菜等，以免影响钙、铁吸收。

③ 临产　要特别注意饮食安全，不宜随意进食。阵痛间隙可以吃些易消化吸收的食物以补充体力，如甜牛奶、煮软的面条。

表12.4为妊娠期妇女体重增长范围和妊娠中晚期周增重推荐值，表12.5为妇女备孕和孕期一日食物推荐量，表12.6为孕中、晚期一日食谱举例。

表12.4　妊娠期妇女体重增长范围和妊娠中晚期周增重推荐值

妊娠的 BMI/(kg·m^{-2})	总增重范围/kg	妊娠早期增重范围/kg	妊娠中晚期每周体重增长值及范围/kg
低体重(BMI<18.5)	11.0~16.0	0~2.0①	0.46(0.37~0.56)②
正常体重(18.5≤BMI<24.0)	8.0~14.0	0~2.0	0.37(0.26~0.48)
超重(24.0≤BMI<28.0)	7.0~11.0	0~2.0	0.30(0.22~0.37)
肥胖(BMI≥28.0)	5.0~9.0	0~2.0	0.22(0.15~0.30)

①表示孕早期增重0~2kg；②括号内数据为推荐范围。
资料来源：中国营养学会团体标准《中国妇女妊娠期体重监测与评价》（T/CNSS 000 2021）。
引自中国营养学会，2022。

表12.5　妇女备孕和孕期一日食物推荐量（低至中度身体活动水平）

食物种类	建议量/(g·d^{-1})		
	备孕/孕早期	孕中期	孕晚期
粮谷类①	200~250	200~250	225~275
薯类	50	75	75
蔬菜类②	300~500	400~500	400~500
水果类	200~300	200~300	200~350
鱼、禽、蛋、肉（含动物内脏）	130~180	150~200	175~225
奶	300	300~500	300~500
大豆	15	20	20
坚果	10	10	10
烹调油	25	25	25
加碘食盐	5	5	5
饮水量	1500/1700mL	1700mL	1700mL

①全谷物和杂豆不少于1/3；②新鲜绿叶蔬菜或红黄色蔬菜占2/3以上。
引自中国营养学会，2022。

表12.6　孕中、晚期一日食谱举例①

餐次	食物名称及主要原料重量	
	孕中期	孕晚期
早餐	豆沙包：面粉40g，红豆馅15g 蒸芋头：芋头75g 煮鸡蛋：鸡蛋50g 牛奶：250g 水果：草莓100g	鲜肉包：面粉50g，瘦猪肉20g 蒸红薯蘸芝麻酱：红薯75g，芝麻酱5g 煮鸡蛋：鸡蛋50g 牛奶：250g 水果：苹果100g
中餐	杂粮饭：大米60g，小米60g 青椒爆猪肝：猪肝5g，青椒100g 芹菜香干百合：芹菜茎100g，香干50g，百合10g 鲫鱼紫菜汤：鲫鱼60g，紫菜2g 水果：苹果100g	杂粮饭：大米60g，小米60g 蘑菇炖鸡：蘑菇60g，鸡50g 烧带鱼：带鱼30g 鸡血菜汤：鸡血10g，大白菜150g，紫菜2g 清炒豇豆：菜豇豆100g 水果：鲜橙100g

续表

餐次	食物名称及主要原料重量	
	孕中期	孕晚期
晚餐	牛肉饼:面粉 60g,牛肉 50g 清炒菜薹:菜薹 100g 滑藕片:莲藕 100g 水果:香蕉 50g 酸奶:250g 坚果:核桃 10g	杂粮馒头:标准粉 60g,玉米面 30g 虾仁豆腐:基围虾仁 40g,南豆腐 150g 清炒菠菜:菠菜 100g 水果:猕猴桃 100g 酸奶:250g 坚果:核桃 10g
全天	植物油 25g,食用碘盐不超过 5g	植物油 25g,食用碘盐不超过 5g

① 按照低身体活动水平,孕中期女性需要能量 2100kcal、孕晚期女性需要能量 2250kcal 计算。
引自中国营养学会,2022。

12.3 乳母的营养与膳食

哺乳期母亲的营养状况非常重要。一方面要逐步补偿妊娠和分娩时所损耗的营养素储存,促进器官和各系统功能的恢复;另一方面要分泌乳汁、哺育婴儿。如果乳母营养不足,将会影响乳母的健康,减少乳汁分泌量、降低乳汁质量,影响婴儿健康成长。

12.3.1 乳母的营养需要

乳母营养需要的特点是要能保证乳汁的正常分泌并维持乳汁质量的恒定。

(1) 能量

哺乳期母体对能量需要量较大。因为乳母除要满足自身热能需要外,还要包含乳汁所含的能量以及泌乳过程中产生的能量消耗。乳母每合成 1L 乳汁约需 900kcal 能量。虽然妇女在正常怀孕条件下,其脂肪储备可为泌乳提供约 1/3 的能量,但是另外的 2/3 需要由膳食提供。中国营养学会提出的乳母每日能量推荐摄入量,在正常成年妇女的基础上每日增加 400kcal,其中 100kcal 来自蛋白质。衡量乳母摄入的能量是否充足,可根据母乳量和母亲的体重来判断。泌乳量应能使婴儿饱足,而母亲应逐步恢复至孕前体重。如果母亲较孕前消瘦或孕期储存的脂肪不减,表示能量摄入不足或过多。

(2) 蛋白质

乳母的蛋白质营养状况对乳汁分泌能力影响很大。如果膳食中蛋白质的质和量不理想,可使乳汁的分泌量减少,并影响到乳汁中蛋白质氨基酸的组成,所以供给乳母足量、优质的蛋白质就显得非常重要。泌乳过程可使体内氮代谢加速,产后 1 个月内,如摄入常量蛋白质,产妇仍呈负氮平衡,故需要补充蛋白质。体内多余的氮储存能刺激乳腺分泌,增加泌乳量。按我国营养协会的建议,乳母应每日增加蛋白质 20g。富含蛋白质的食品,如牛肉、鸡蛋、肝和肾等,有促进泌乳的作用。

(3) 脂肪

母乳中脂肪含量可受婴儿吮吸的影响而发生变化,每次哺乳过程中后段乳中脂肪含量比前段高。乳母能量的摄入和消耗相等时,乳汁中脂肪酸与膳食脂肪酸的组成相似,乳中脂肪含量与乳母膳食脂肪的摄入量有关。脂类与婴儿脑发育有密切关系,尤其是不饱和脂肪酸,例如 DHA,对中枢神经发育特别重要;脂溶性维生素的吸收也需要脂肪,所以乳母膳食中要有适量的脂类,并且动物与植物脂肪应适当搭配。目前我国还没有关于脂肪的每日推荐供给量,但其所供给的能量应低于总摄入能量的 1/3。乳母摄入脂肪的量以占总能量的 27% 为合适。

（4）碳水化合物

乳母膳食碳水化合物适宜摄入量建议：碳水化合物应提供 50%～65% 的膳食总能量。

（5）矿物质

① 钙　乳母钙的需要量是指维持母体钙平衡的量和乳汁分泌所需钙量之和。如果乳母膳食钙摄入量不能满足需要，母体就会动用骨中的钙用于维持乳汁中钙水平稳定。其结果是乳母可因缺钙而患骨质软化症，常常出现腰腿酸痛、抽搐等症状。为了保证乳汁中钙含量的稳定及母体钙平衡，应增加乳母钙的摄入量。2023 年中国营养学会推荐乳母膳食钙参考摄入量为每日 800mg，可耐受最高摄入量每日为 2000mg。通常日常膳食很难达到上述的参考摄入量，因此需要增加奶类及奶制品的摄入量，以及要多注意选用富含钙的食物或骨粉等，也可在保健医生的指导下，补充适量的钙剂。此外，还要注意补充维生素 D，以促进钙的吸收。

② 铁　母乳中铁含量很低，增加乳母膳食铁的摄入量虽然可提高乳母血清铁水平，但对乳汁中铁含量的影响不明显。为了防止乳母发生贫血，应注意铁的补充，膳食中应多供给富含铁的食物。2023 年中国营养学会推荐乳母膳食铁的推荐摄入量为每日 24mg，可耐受的最高摄入量为每日 42mg。通过日常膳食虽可以达到上述的推荐摄入量，但是由于铁的利用率低，特别是植物性食物来源的铁，故仍需要另行补充以预防缺铁性贫血的发生。

③ 锌　锌与婴儿的生长发育及免疫功能有密切关系，可有助于增加乳母对蛋白质的吸收和利用，乳汁中锌含量受乳母膳食锌摄入量的影响。2023 年中国营养学会推荐乳母膳食锌的参考摄入量为每日 13mg，可耐受最高摄入量为每日 40mg。

④ 碘　由于乳母的基础代谢率和能量消耗增加，碘的摄入量也应随之增加。乳汁中碘含量高于母体血浆中碘的浓度，乳母摄入的碘可立即出现在母乳中。2023 年中国营养学会建议乳母膳食碘的参考摄入量为每日 240μg，可耐受最高摄入量为每日 500μg。日常饮食中多吃海带、紫菜等海产品可增加碘的摄入量。

（6）维生素

① 维生素 A　2023 年中国营养学会推荐乳母膳食维生素 A 的摄入量为每日 1260μg（RAE），可耐受最高摄入量为每日 3000μg。我国膳食中维生素 A 一般供应不足，因此乳母需要注意膳食的合理搭配，多选用富含维生素 A 的食物，如动物内脏、西蓝花、胡萝卜、菠菜等。

② 维生素 D　2023 年中国营养学会推荐乳母膳食维生素 D 摄入量为每日 10μg（合 400IU），可耐受最高摄入量为每日 50μg。我国日常膳食中富含维生素 D 的食物很少，应通过多晒太阳来改善维生素 D 营养状况，必要时可补充维生素 D 制剂，但必须根据医生指导，补充维生素 D 过量也对人体健康产生危害。乳汁中维生素 D 含量很低，婴儿通过多晒太阳或补充鱼肝油或其他维生素 D 制剂方能满足需要。

③ 维生素 E　维生素 E 能够促进乳汁分泌，2023 年中国营养学会推荐乳母维生素 E 适宜摄入量为每日 17mg α-生育酚当量，通过多吃植物油，特别是豆油、葵花籽油和豆类等就能够满足需要。

④ 维生素 B_1 和维生素 B_2　维生素 B_1 是乳母膳食中很重要的维生素，能促进食欲和乳汁分泌。如果乳母膳食中缺乏维生素 B_1，会导致乳汁中也缺乏，严重时引起婴儿脚气病，因此需要特别注意乳母维生素 B_1 供给。维生素 B_2 缺乏时影响机体的生物氧化，使代谢发生障碍。体内维生素 B_2 储存有限，因此需要由食物供给。2023 年中国营养学会推荐乳母膳食维生素 B_1 和维生素 B_2 的参考摄入量分别为每日 1.5mg 和 1.7mg，通过日常膳食都不易

达到,应增加富含维生素 B_1 的食物摄入量,如通过多吃瘦猪肉、粗粮和豆类等增加维生素 B_1 摄入量,多吃肝、奶、蛋以及蘑菇、紫菜等食物可改善维生素 B_2 营养状况。

⑤ 烟酸 2023 年中国营养学会乳母膳食烟酸参考摄入量为每日 16mg,通过合理膳食搭配通常能够满足需要,烟酸可耐受最高摄入量每日 35mg。

⑥ 叶酸 乳母的叶酸需要量也高于正常未孕妇女,2023 年中国营养学会膳食叶酸参考摄入量每日 550μg,可耐受最高摄入量每日 1000μg。

⑦ 维生素 C 2023 年中国营养学会乳母膳食维生素 C 摄入量每日 150mg,只要经常吃新鲜蔬菜与水果,特别是鲜枣与柑橘类等就容易满足需要,维生素 C 的可耐受最高摄入量为每日 2000mg。

(7) 水分

乳母每天摄入的水量与乳汁分泌量有密切的关系。当水分不足时,可使乳汁的分泌量减少,所以乳母每天应多喝水,还要多吃流质的食物如肉汤、各种粥类等,以补充乳汁中的水分。

12.3.2 乳母的合理膳食

产后第一天可以吃些稀软易消化的食物和汤水,不宜太油腻,不能只喝汤不进食,否则大多数营养都不能摄入。产后食物品种和产前没有太大差别,要忌食麦乳精等有回乳作用的食物。应注意食品卫生,不吃不洁及太凉的食物。由于哺乳的原因,胃口比孕时可能增加。为了保证乳汁丰富,要多吃些水分多的食物,如奶类、汤、新鲜蔬菜等。煮汤可用鱼、肉、蹄髈、鸡等,也可加入核桃、花生。

为防止产后肥胖,应做到:①食物品种多样化,适量进食,不要吃太多糖类和油脂,注意新鲜蔬菜尤其是绿叶菜的摄入;②产后尽早下床活动,顺产在产后第一天就可开始,并可做些轻家务,一般以不过分疲劳为度;③坚持母乳喂养,哺乳是相当大的体力消耗,而且乳汁中的高蛋白质、高脂肪可帮助母体减少多余的能量和脂肪。表 12.7 为乳母一天食谱举例。

表 12.7 乳母一天食谱举例(能量 2250kcal/d)

餐次	食物、食材和数量
早餐	肉包子:面粉 50g,瘦猪肉 20g,植物油 2g
	红薯稀饭:大米 20g,小米 10g,红薯 20g
	拌黄瓜:黄瓜 100g
	煮鸡蛋:鸡蛋 50g
早点	牛奶:牛奶 250g
	苹果:苹果 150g
午餐	生菜猪肝汤:生菜 100g,猪肝 20g,植物油 5g
	丝瓜炒牛肉:丝瓜 100g,牛肉 50g,植物油 8g
	清蒸带鱼:带鱼 40g,小香葱 10g,植物油 2g
	大米杂粮饭:大米 50g,绿豆 15g,小米 30g,糙米 10g
午点	橘子:橘子 175g
晚餐	青菜炖豆腐:小白菜 175g,豆腐 175g,虾仁 20g,植物油 8g
	香菇炖鸡汤:鸡肉 50g,鲜香菇 25g
	玉米面馒头:玉米粉 30g,面粉 50g
	蒸红薯:红薯 50g
晚点	牛奶煮麦片:牛奶 250g,麦片 10g

注:引自中国营养学会,2022。

12.4 老年人的营养与膳食

12.4.1 老年人的营养需要

(1) 能量

当人进入老年期以后活动量逐渐减少,能量消耗降低,能量需要量也降低。有研究显示,老年人基础代谢要比青壮年时期降低10%~15%,75岁以上老人可降低20%以上。表12.8所示为我国老年人能量推荐摄入量。

表12.8 我国老年人能量推荐摄入量

年龄/岁	活动状态	男/(kcal/d)	女/(kcal/d)
50	轻度身体活动	2300	1900
	中度身体活动	2600	2000
	重度身体活动	3100	2200
60	轻度身体活动	1900	1800
	中度身体活动	2200	2000
70	轻度身体活动	1900	1700
	中度身体活动	2100	1900
≥80	/	1900	1700

注:引自中国营养学会,2022。

对于老年人的营养素推荐量,从表12.5可以看到男性要高于女性,不同身体活动状态也会不一样。根据营养协会推荐的老年人能量摄入量,50岁左右的老年人轻度活动,男性需要2300kcal左右的能量,女性1900kcal左右。随着活动强度的增加,能量的需要量也在增加。对于60岁的老年人,整体上比50岁年龄段能量需要量要降低。

应该注意的是:在没有特意增加身体活动和控制饮食的情况下,体重持续下降,如6个月内降低10%,3个月内降低7.5%或1个月内降低5%以上,应及时到医院检查身体,尽早发现疾病。

(2) 蛋白质

人体衰老的过程中蛋白质代谢以分解为主,合成代谢逐渐减缓,体内蛋白质被逐渐消耗,老年人胃肠等器官生理功能下降,影响蛋白质的吸收利用,所以只有膳食中提供较多的优质蛋白质才能保证机体的正常运转。

中国营养学会编著的《中国居民膳食营养素参考摄入量(2023版)》建议无明显代谢性、消化性疾病的老年人,蛋白质摄入量为18岁以上成年男性每人每天60g,女性50g。如果按千克算,每天每千克体重为1.27g,占总能量的10%~15%。老年人氮平衡结果差异大,代谢机能降低,退行性疾病的产生使蛋白质供给问题变得更加复杂。在蛋白质的需求方面,除了参考正常老年人最基本的蛋白质推荐量外,还应结合自己的身体状况,适量摄取符合自己特点的蛋白质食物。

(3) 碳水化合物

碳水化合物易消化吸收,是人体最重要的能源物质。2023年中国营养学会推荐其提供的能量占总能量的50%~65%。老年人胰岛素对血糖调节作用减弱,有血糖升高趋势。摄入过多的某些简单碳水化合物在体内可转化为甘油三酯,易诱发高脂血症,所以老年人应控制糖果、精制甜点心的摄入量。碳水化合物主要来源于淀粉,大部分可从谷类、薯类中获取;多吃蔬菜,适当控制含糖量高的水果摄入。

(4) 脂肪

以脂肪提供的能量占膳食总能量的比例作为参考，一般脂肪摄入量占膳食总能量的 20%～30%，亦即在 1800～1900kcal 的总能量中，脂肪供能约 450kcal。我国居民习惯于使用植物油作为烹调油，必需脂肪酸是可以从这些油料中达到要求的，但需考虑脂肪酸类型与机体需要之间的均衡，ω-3、ω-6 及 ω-9 不饱和脂肪酸均有其各自的生理功能，饱和脂肪酸却不宜多于总供给量的 10%，这种脂肪酸在动植物油脂中都存在，在动物油脂中较多。动物的瘦肉中也含有脂肪，例如猪肉在非常瘦的状态下也有 20% 左右的动物脂肪，而这些脂肪是肉眼看不见的，故老年人食用畜肉要节制。而植物油中，尤其是人们常用的菜籽油、玉米油、大豆油及花生油都含有多种脂类。合理加工后，鱼类也适用于老年人的脂肪需要。所以老年人要避免由脂肪引起的诸多问题，在食用油方面，要注意植物性油脂和动物性油脂的合理比例，控制脂肪摄入量。

每日食物中的胆固醇含量，应不多于 300mg。如果膳食中胆固醇摄入过高，老年人发生心脑血管疾病的风险会大大增加。因此，通过饮食控制胆固醇的摄入是非常重要的。尤其是对于血脂异常的、有高胆固醇血症的老年人更应严格限制在 200mg 以内。

(5) 膳食纤维

膳食纤维对刺激唾液和胃液分泌，降低高血糖、高血脂，促进排便，预防便秘及痔疮等有很好的保健作用。因此，膳食纤维对老年人的健康具有重要作用。2023 年中国营养学会总膳食纤维的推荐摄入量每天 25～30g。过多地摄入膳食纤维反而有一定的副作用，如降低消化系统酶的活性，影响蛋白质和其他营养物质在体内的消化和吸收，增加肠道蠕动和产气量，引起腹部不适等。

(6) 维生素

① 维生素 A　维生素 A 具有抗氧化、增强免疫力、保护视力、维护上皮组织健康和抗癌作用，对于老年人保持健康十分重要。由于富含维生素 A 的动物食品，如动物肝脏、蛋黄、奶油等，同时也是含胆固醇较高的食品，而胆固醇的摄入量对于老年人来说是要加以控制的，从而也限制了维生素 A 的摄入。为了解决这一矛盾，从食物上可选择一些含有胡萝卜素的黄色或绿色蔬菜，胡萝卜素在体内可转变为维生素 A。另外，也可口服维生素 A 胶丸，但切忌过量，以免中毒。

② 维生素 D　维生素 D 的主要生理作用是促进钙的吸收。维生素 D 缺乏会严重影响钙和磷的代谢，使血钙、血磷浓度下降，所以补钙的同时要补充维生素 D。维生素 D 的食物来源有动物肝脏、鱼肝油、蛋黄等。但经常晒太阳是机体获取维生素 D 的重要途径。老年人因户外活动减少、皮肤光反应减弱以及常服用某些药物，易导致维生素 D 缺乏。多项研究建议增加老年人维生素 D 摄入量，从成年人的 $10\mu g/d$，增加到 $10\sim15\mu g/d$。但有些需口服维生素 D 制剂者，须当心因体内排泄较慢，容易发生蓄积中毒的问题，故需在医生指导下进行。

③ 维生素 E　维生素 E 是一种有效的抗氧化剂，能减少体内脂质过氧化物的产生，稳定生物膜结构，对机体具有保护作用。根据组织细胞学研究，人体细胞从发生到死亡，大部分细胞可分裂 50 次，体外细胞培养试验证明，维生素 E 可使细胞分裂次数增至 120 次以上，且使细胞保持比较年轻的状态，因此认为维生素 E 具有抗衰老、延年益寿的作用。随着年龄增长，细胞内脂褐质（老年色素）增多，其他组织也会发生脂褐质沉着，维生素 E 能消除脂褐质并改善皮肤弹性。维生素 E 还具有降低血胆固醇浓度、抑制动脉粥样硬化发展的作用，增强机体免疫功能。2023 年中国营养学会推荐老年人维生素 E 每日供给量为 14mg，

各种植物油、坚果、豆类是其良好的食物来源。

④ 维生素 C　维生素 C 对于老年人保持身体健康和预防疾病十分必要，特别是老年人由于消化吸收功能减退，体内血浆和白细胞内维生素 C 含量均明显下降，故给老年人补充足够的维生素 C 更显得重要。2023 年中国营养学会推荐老年人每日膳食维生素 C 供给量为 100mg，故应经常进食足量的新鲜蔬菜及水果。

(7) 矿物质

① 钙　老年人常因胃酸分泌减少、胃肠机能减退，使钙的吸收减少，加上体内代谢过程中对钙的储存及利用能力下降，常发生钙负平衡状况。老年人每日膳食应注意摄入一些含钙丰富的食品，如牛奶、大豆及豆制品、芝麻酱、木耳、海带等，并且经常晒太阳可使皮肤中 7-脱氢胆固醇转变为维生素 D_3，以促进钙的吸收利用，必要时还可口服钙制剂、骨粉和维生素 D 制剂。2023 年中国营养学会推荐老年人每日膳食钙供给量为 800mg。

② 铁　老年人对铁的吸收利用能力下降，容易发生缺铁性贫血。食物铁的吸收率较低且受许多因素影响，植物性食物中的铁属于非血红素铁，吸收率一般低于 10%，动物性食物中铁一般多为血红素铁，吸收率高于植物性食物且影响因素较少，一般吸收率可达 20% 左右。含铁较丰富的食物有大豆及其制品、黑豆、豌豆、芥菜、香菜、桂圆、猪肝、肾、乌鱼、虾子、淡菜、芝麻酱等。炒菜时宜选用铁锅，世界卫生组织出于预防缺铁性贫血的考虑，向世界建议推广应用铁锅。

③ 锌　老年人缺锌时可致味觉失灵，严重时可使心肌梗死、慢性肾炎、关节炎等疾病的发病率增高，故老年人应注意膳食锌的补充。含锌量相对比较丰富的食物有瘦肉、鱼类、豆类及小麦，尤其是麸皮中含量较高，所以膳食不宜过于精细。

④ 钠　老年人应控制食盐摄入，食盐摄入量控制在每天 6g 以下，尽量少食含盐较多的卤制品、咸腌食品。

12.4.2　老年人膳食指南

人体衰老是不可逆转的发展过程。随着年龄的增加，老年人器官功能逐渐衰退，容易发生代谢紊乱，导致营养缺乏病和慢性非传染性疾病的危险性增加。合理饮食是身体健康的物质保障，对改善老年人的营养状况、增强抵抗力、预防疾病、延年益寿、提高生活质量具有重要作用。针对我国老年人生理特点和营养需求，日常膳食和生活中应注意以下几个方面。

(1) 饮食多样化，且易于消化吸收

吃多种多样的食物才能利用食物营养素互补的作用，达到全面营养的目的。不要因为牙齿不好而减少或拒绝蔬菜或水果，可以把蔬菜和水果切细、煮软，食物的烹制宜松软便于消化吸收，以保证均衡营养，促进健康，预防慢性病。

(2) 主食中包括一定量的粗粮、杂粮

粗杂粮包括全麦面、玉米、小米、荞麦、燕麦等，比精粮含有更多的维生素、矿物质和膳食纤维。

(3) 每天饮用牛奶或食用奶制品

牛奶及其制品是钙的最好食物来源，摄入充足的奶类有利于预防骨质疏松症和骨折。虽然豆浆在植物中含钙量较多，但远不及牛奶，因此不能以豆浆代替牛奶。

(4) 多吃大豆或其制品

大豆不但蛋白质丰富，而且富含生物活性物质大豆异黄酮和大豆皂苷，可抑制体内脂质过氧化,增加冠状动脉和脑血流量,预防心脑血管疾病和骨质疏松症。

(5) 适量食用动物性食品

禽肉和鱼类脂肪含量较低,较易消化,适于老年人食用。

(6) 多吃蔬菜和水果

蔬菜和水果是维生素C等几种维生素的重要来源,而且大量的膳食纤维可预防老年便秘,番茄中的番茄红素对老年男性常见的前列腺疾病有一定的预防作用。

(7) 饮食清淡、少盐

选择用油少的烹调方式如蒸、煮、炖、焯,避免摄入过多的脂肪导致肥胖。少用各种含钠高的酱油料,避免过多的钠摄入引起高血压。

(8) 多做户外活动,维持健康体重

大量研究证实,身体活动不足、能量摄入过多引起的超重和肥胖是高血压、高血脂、糖尿病等慢性疾病的危险因素。适当多做户外活动,在增加身体活动量、维持健康体重的同时,还可接受充足紫外线照射,有利于体内维生素D的合成,预防或推迟骨质疏松症的发生。

12.5 儿童和青少年的营养与膳食

除婴幼儿阶段外,一个人成年还需经历学龄前阶段(3~6岁)、学龄阶段(7~11岁)以及青少年阶段(12~18岁)。随着发育的进行,各阶段的体格和智力发展均有其特征,针对这些不同阶段的特征应采取不同的营养与膳食对策。

12.5.1 儿童和青少年的营养需要

12.5.1.1 学龄前阶段

足够的能量和营养素是生长发育的物质基础。学龄前儿童随着年龄增长,食物的需求量也逐渐增加,此期还应逐步培养儿童良好的饮食习惯。

《中国居民膳食营养素参考摄入量》(2023版)中建议4~6岁学龄前儿童总能量的参考摄入量为5.23~6.69MJ/d,其中男童稍高于女童。

学龄前儿童每日必须从食物中摄取一定量的蛋白质,以提供其细胞、组织的增长,同时对蛋白质中必需氨基酸的种类和数量也有一定的要求。2023年中国营养学会4~6岁学龄前儿童蛋白质的推荐摄入量为30~35g/d,蛋白质供能为总能量的8%~20%。

脂肪主要作用是供给能量,必需脂肪酸是构成细胞膜的成分之一,它对维持膜的通透性、流动性和功能十分重要。必需脂肪酸对儿童免疫功能的维持以及大脑和神经髓鞘的发育和形成也具有重要作用。学龄儿童脂肪提供的能量占总能量的比例与幼儿期相同。

学龄前儿童各种矿物质的需要量较婴幼儿时期的需要量明显增加。中国营养学会(2023)推荐的4~6岁学龄前儿童钙的参考摄入量(RNI)600mg/d,铁的参考摄入量为10mg/d,碘的参考摄入量90μg/d,锌的推荐摄入量为5.5mg/d。

中国营养学会(2023)推荐的4~6岁学龄前儿童的维生素A的参考摄入量(RNI)为380~390μgRAE/d,维生素D的参考摄入量与幼儿期相同,为10μg/d,维生素D促进钙的吸收,有利于此期儿童恒牙及骨骼的生长,维生素B_1的参考摄入量为0.9mg/d,维生素B_2的参考摄入量为0.8~0.9mg/d,维生素C的参考摄入量为50mg/d。

12.5.1.2 学龄阶段（7~11岁）

学龄阶段儿童的营养问题依然存在，营养不足导致生长发育迟缓、学习行为改变等，营养过剩导致儿童超重率和肥胖率上升。

（1）能量需求

生长发育中儿童、青少年的能量处于正平衡状态。2023年中国营养学会能量推荐需要量为1550~2200kcal/d，三大营养物质占能量总供应量的比例分别为：碳水化合物55%~65%，脂肪25%~30%，蛋白质12%~14%。

（2）蛋白质需求

蛋白质提供的能量应占膳食总能量的12%~14%。动物性食物蛋白质含量丰富，氨基酸构成好，如肉类为17%~20%，蛋类为13%~15%，奶类约为3%；植物性食物中大豆是优质蛋白质的来源，含量高达35%~40%，谷类含5%~10%，但利用率较低。调查研究发现，中国居民蛋白质摄入不足的发生率较高，且蛋白质在三餐中的分配不均，其中午餐和晚餐占全天蛋白质摄入比例相似，而早餐最少，不利于学龄儿童上午的学习状态（表12.6）。因此，需要鼓励豆类及其制品的摄入，进一步优化蛋白质的膳食结构表12.9、表12.10。

表12.9 学龄儿童蛋白质摄入量调查表

年龄/岁	人数	蛋白质/(g/d)	低于EAR比例/%	高于RNI比例/%
7~	150	48.6±22.7	19.3	62.7
8~	95	44.7±19.9	26.3	53.7
9~	38	56.7±23.6	15.8	71.1
10~	133	54.0±34.8	31.6	50.4
11~12	123	50.4±26.1	48.0	34.1
总计	539	50.2±26.7	29.9	52.1

注：EAR（estimated average requirement）为平均需要量，RNI（recommended nutrient intake）为参考摄入量。
引自王欢、张雅蓉、王金子，等，2015。

表12.10 学龄儿童蛋白质食物来源贡献率

食物类别	占蛋白质摄入比例/%	贡献率排序	食物名称	贡献率/%
动物性食物	52.2	1	猪肉	42.7
		2	蛋类	19.3
		3	家禽类	15.7
		4	鱼/贝/虾类	8.1
		5	牛肉	5.2
植物性食物	47.8	1	大豆/豆腐/其他豆制品	22.3
		2	大米	17.6
		3	烙饼/煎饼/烧饼/油饼	15.4
		4	面条	8.7
		5	面包/饼干	7.5

注：引自王欢、张雅蓉、王金子，等，2015。

（3）脂肪需求

2023年中国营养学会学龄阶段儿童脂肪参考摄入量以占总能量的20%~30%为宜。青少年时期是生长发育的高峰期，能量的需要也达到了高峰，因此一般不过度限制儿童青少年膳食脂肪的摄入。但随着社会经济的发展，调查表明我国学龄儿童脂肪供能比例明显偏高，摄入胆固醇含量也较高，因此需要优化饮食结构以避免肥胖等问题的发生。此外，在脂肪种类的选择上要注意选择含必需脂肪酸的植物油。

（4）碳水化合物需求

长期以来，碳水化合物一直是人类膳食中提供能量的主要来源，与蛋白质和脂肪相比，碳水化合物更容易被机体利用。学龄阶段儿童与青少年膳食中碳水化合物适宜摄入量以占总能量的55%～65%为宜。保证适量碳水化合物的摄入，不仅可以避免脂肪的过度摄入，同时会增加膳食纤维及具有健康效用的低聚糖的摄入量，对预防肥胖及心血管疾病都有重要意义。

（5）矿物质需求

① 钙　学龄阶段是骨骼发育的关键时期，2023年中国营养学会此阶段儿童钙的推荐摄入量为800～1000mg/d。膳食中应注意奶和奶制品的补充。

② 铁　铁缺乏除引起贫血外，还可能降低学习能力、免疫和抗感染能力。7～11岁铁推荐摄入量为12～16mg/d。

③ 锌　儿童缺锌的临床表现是食欲差、味觉迟钝甚至丧失，严重时可引起生长迟缓、性发育不良及免疫功能受损。2023年中国营养学会7～11岁锌的推荐摄入量为7.0mg/d。

④ 碘　碘缺乏易导致学龄阶段儿童甲状腺肿。为预防缺碘，应坚持食用碘盐，并注意碘盐的保存和烹调方法。儿童每日摄入碘量若超过300μg，就有可能造成过量，从而引起高碘性甲状腺肿。2023年中国营养学会7～11岁学龄儿童碘的推荐摄入量为90μg/d。

（6）维生素需求

① 维生素A　儿童维生素A缺乏的发生率远高于成人。与动物性来源的维生素A比较，植物来源的胡萝卜素效价较低，因此需在日常膳食中注意补充肉类、动物内脏等食物。2023年中国营养学会7～11岁男孩维生素A的推荐摄入量为430～560μgRAE/d，7～11岁女孩维生素A的推荐摄入量为390～540μgRAE/d。

② 维生素D　由于学龄阶段骨骼生长迅速，为促进钙的吸收与沉积，维生素D的补充不可缺少，2023年中国营养学会7～11岁学龄儿童维生素D的推荐摄入量为10μg/d。

③ 维生素B_1　由于粮谷类食物中B族维生素多集中在植物种子的谷皮和糊粉层，而精加工谷类恰恰去掉了谷皮和绝大部分的糊粉层，因此儿童维生素B_1的缺乏成为目前较常见的营养问题。2023年中国营养学会7～11岁学龄儿童男孩维生素B_1推荐摄入量为1.0～1.1mg/d，女孩为0.9～1.0mg/d。日常饮食中应注意粗粮的补充。

④ 维生素B_2　学龄阶段儿童紧张的学习生活，使其易发生维生素B_2缺乏症。精加工谷类、蔬菜水果含维生素B_2量较少。2023年中国营养学会7～11岁学龄男孩维生素B_2的推荐摄入量为1.0～1.1mg/d，女孩为0.9～1.0mg/d。

⑤ 维生素C　新鲜的蔬菜和水果是维生素C丰富的食物来源，维生素C具有多种生理功能，包括胶原的形成、辅助钙的沉积、抗坏血病、机体组织细胞的更新以及抗氧化等。2023年中国营养学会7～11岁学龄儿童维生素C的推荐摄入量为60～75mg/d。

12.5.1.3　青少年阶段（12～18岁）

① 能量需求　青少年对能量的需要量与生长速度是呈正比的，生长发育需要的能量为总能量供给的25%～30%，一般来说12～14岁青少年期的能量需要量超过从事体力劳动的成人，参考的能量供给为2200～2600kcal/d（2023年中国营养学会）。

② 蛋白质需求　青少年期体重增加约30kg，其中16%是蛋白质，蛋白质是体重增加的

物质基础。青少年摄入蛋白质的目的是用于合成自身的蛋白质以满足迅速生长发育的需要。2023年中国营养学会推荐12～18岁蛋白质供能应占总能量供给的10%～20%，为60～75g/d，此外需要注意优质蛋白质的摄入。

③矿物质及维生素需求　为满足骨骼迅速生长发育的需要，12～18岁青少年需储备钙200mg/d左右，中国营养学会（2023）推荐的供给量为1000mg/d。女性青少年膳食铁的推荐量为18mg/d，男性12～16mg/d。锌的推荐供给量为男生8.5～12.0mg/d和女生7.5～8.5mg/d。同时也要常吃谷类、豆类、蔬菜、水果，其中富含充足的维生素及膳食纤维。谷类的推荐量为400～500g/d，豆类的推荐量为50g/d，蔬菜的推荐量为400～500g/d，水果类推荐量为100～200g/d。从上述营养素的推荐供给量中不难看出，在一些重要的营养素，如能量、蛋白质、钙、铁等的需要量上，12～18岁青少年的需要量均高于成年。有的营养素，如维生素A、胡萝卜素及维生素C的需要量和成年人一样。

12.5.2　儿童和青少年的膳食原则

12.5.2.1　学龄前儿童

（1）多样食物合理搭配

每日膳食应由适宜数量的谷类、乳类、肉类（或蛋或鱼类）、果蔬类四大类组成。在各类食物的数量相对恒定的前提下，同类中的各种食物可轮流选用，做到膳食多样化，从而发挥出各种食物在营养上的互补作用，使其营养全面平衡。

（2）专门烹调，易于消化

学龄前期儿童咀嚼和消化能力仍低于成人，此外，家庭膳食中的过多调味品，也不宜儿童食用。因此，食物要专门制作，尽量减少食盐和调味品的食用，烹调成质地细软、容易消化的膳食。随着年龄的增长逐渐增加食物的种类和数量，向成人膳食过渡。

（3）制定合理膳食制度

学龄前儿童胃的容量小，肝脏中糖原储存量少，又活泼好动，容易饥饿，适当增加餐次以适应学龄前期儿童的消化能力。以一日"三餐两点"制为宜。各餐营养素和能量适宜分配，早、中、晚正餐之间加适量点心。保证营养需要，又不增加胃肠道过多的负担。

（4）培养健康的饮食习惯

建立健康的膳食模式，包括养成不偏食、不挑食、少零食，细嚼慢咽，不暴饮暴食，口味清淡的健康饮食习惯，以保证足够的营养摄入，促进人体正常的生长发育。

12.5.2.2　学龄儿童

（1）食物多样，谷物为主，粗细搭配

学龄儿童一般食物品种需求每天达十多种，包括谷类、薯类、豆类、蔬菜类、水果类、畜禽类、蛋类、奶类等，这样才能保证对各种营养素的需求。可根据季节及供应情况按照以粮换粮、以豆换豆、以肉换肉的原则进行同类互换，并注意粗细搭配、荤素搭配、生熟搭配、动植物性食品搭配合理。建议每人每天食用谷类、薯类及杂豆250～400g。

（2）多吃蔬菜和水果，多吃富含铁和维生素C的食物

铁、叶酸和维生素B_{12}等营养素缺乏都会引起营养性贫血，其中最常见的是缺铁性贫血。为了预防贫血的发生，应注意饮食多样化，注意调换膳食品种，应经常吃含铁丰富的食

物，如动物血、肝肾等内脏、瘦肉类，而且尽量与维生素C丰富的食物一起吃，有利于铁的吸收；还可以增加铁强化食品的摄入，如铁强化酱油、铁强化面包，来改善铁营养状况。所以学龄儿童食用的蔬菜品种要多样化，深色蔬菜、叶菜类要占50%以上。建议每天还要食用一定量生的蔬菜、1~2个品种的水果、50g以上的菌类藻类食物和30g以上的坚果类食物。也可以通过摄取强化食品或营养素补充剂补充维生素C，诊断为缺铁性贫血的儿童应在医生指导下及时服用铁剂。

（3）每天吃奶类、大豆或其制品

建议每人每天饮奶300mL或相当量的奶制品。有些学龄儿童饮奶后有不同程度的胃肠道不适，可以用酸奶或其他乳制品替代。豆类和豆制品包括大豆及其他干豆类，有黄豆、黑豆、绿豆、豌豆、豆浆、豆腐干等，为防止学龄儿童过多消费肉类带来不利影响，应适当多吃大豆及其制品，建议每人每天摄入30~50g大豆或相当量的豆制品。

（4）常吃适量的鱼、禽、蛋和瘦肉

鱼类脂肪含量一般较低，且含有较多的不饱和脂肪酸，消化率可达95%左右；矿物质含量也很丰富，尤其是锌的含量极为丰富，海产鱼类富含碘；有些海产鱼类富含二十碳五烯酸（EPA）和二十二碳六烯酸（DHA），对神经系统的修复具有重要作用。禽类脂肪含量也比较低，且不饱和脂肪酸含量较高，其脂肪酸组成也优于畜类脂肪。鱼类和鱼肝油是维生素A和维生素D的重要来源。

12.5.2.3 青少年

（1）多吃谷类、供给充足的能量

青少年阶段生长发育速度快，活动量大，学习任务重，因而对能量的需要高于成人，且男生高于女生，每日需2400~2800kcal的热量。

（2）保证鱼、肉、蛋、奶、豆类、蔬菜、水果的摄入

青春发育期对蛋白质需要的增加尤为突出，每日达80~90g，其中优质蛋白质应占40%~50%，所以膳食中应有足够的动物性食物和大豆类食物。维生素A、维生素D、维生素C、B族维生素及钙、磷、锌、铁等矿物质对青少年的体力及脑力发育具有重要的作用。

（3）避免暴饮暴食、偏食挑食及盲目节食

少吃零食，养成良好的饮食卫生习惯。适量多吃一些有益健康的食品如牛奶、酸奶等奶制品，各种新鲜蔬菜、水果及花生、核桃等坚果类食品。

（4）养成吃早餐的良好习惯

营养充足的早餐不仅保证青少年身体的正常发育，对其学习效率的提高也起到不容忽视的作用，必要时课间加一杯牛奶或豆浆。

（5）参加体力活动，加强体育锻炼

适量运动、合理营养可促进青少年生长发育、改善心肺功能、提高人的耐力、减少身体脂肪和改善心理状态等。这种经济、实用、有效、非药物又无副作用的措施，对于提高青少年健康水平起着重要的作用。

（6）青春期学业繁重，应注意紧张学习期间的营养和饮食安排

人体处于紧张状态下，一些营养素如蛋白质、维生素A和维生素C的消耗会增加。要注意这些营养素的补充，像鱼、瘦肉、肝、牛奶、豆制品等食物中就含有丰富的蛋白质和维生素，新鲜的蔬菜和水果中含有丰富的维生素C和矿物质。

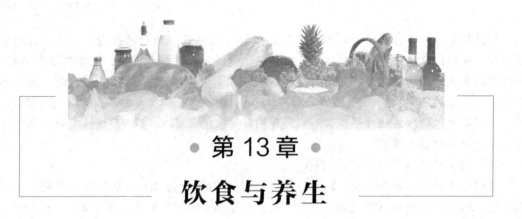

第 13 章
饮食与养生

> **本章导引**

通过本章学习，认识生命规律，养成尊生、贵生、乐生、主动养生的生命态度。

13.1 饮食养生概述

按照中医理论，饮食养生就是调整饮食，注意饮食禁忌，合理摄取食物，以增进健康，预防和缓解疾病，益寿延年。

每个人一生中都要吃掉大量的食物，统计表明，一个健康人在 60 年间新陈代谢的物质大约相当于成年时自身标准体重的 1000 倍。可以说从生命的孕育到死亡，寿命的长短，能否健康快乐生活，与饮食有着密切的关系。

（1）饮食是维持生命的物质基础

孙思邈在《千金要方》中提出"安生之本，必资于食""不知食宜者，不足以存生也"，饮食是人类赖以生存的基本条件之一，故有"民以食为天""饮食不可一日废之"之说。

日常饮食是人类赖以生存和维持健康的基本条件，是人体后天生命活动所需宏量物质和精微物质的重要来源。只有日常饮食能够恰如其分地提供身体系统所需的生命物质以保障人体生理活动正常进行，才能最大限度地保养身体，达到养生的目的。

（2）正确的饮食是养生的物质基础

中华民族传统膳食结构提倡食物来源多样化、广杂性、主从性和匹配性，形成了以谷物、豆类为主，以动物性食物为补益调养，进食足量蔬菜，兼食水果的传统膳食结构。现实中每个人年龄、性别、职业、居住环境、体质各不相同，因此只有个性化的饮食方案才是正确的饮食养生方案。

人类日常饮食涉及的食物有谷类、蔬菜类、果品类、肉蛋奶类、调料类等，这些食物有寒、热、温、凉四气，有辛、甘、酸、苦、咸五味。每种食物能够提供给人体的营养素不同。

（3）饮食可以预防和调理疾病

《千金要方·食治》指出："夫为医者，当须先洞晓病源，知其所犯，以食治之，食疗不愈，然后命药。"充分说明了食疗在治疗疾病中的地位和重要性。药食同源是中国养生文化的一个鲜明特色。自古以来，中国就有"药食同源，寓医于食""食用、食养、食疗、食忌"之说。中医学经典著作《黄帝内经》中提到"饮食有节"能够防病延寿，文中记述到"虚则补之""药以祛之、食以随之"；《素问·五常政大论》也讲到"谷肉果菜，食养尽之"。这些典籍都指出了患者在治疗过程中，饮食的配合是不可缺少的方面，把以药治病和以食调养紧密结合在一起。从现代医学来看，药食同源实际上就是将药物治疗与饮食调养紧密地结合起来，使药物与饮食共同为除病延年、养生健身服务。

事实也正如此，日常摄入的食物，多有养生和预防疾病的功效，如各种豆类、粮食、肉类、蔬菜和果品类等，其中一些食物也当药物使用，如大枣、黑扁豆、芝麻、薏仁、蜂蜜、山药、莲子、桂圆、百合、菌类、柑橘等。正因中医学的这种药食同源的观念，使中国形成了独有的食疗传统。

《金匮要略》指出"所食之味，有与病相宜，有与身为害，若得宜则益体，害则成疾"。调查研究也显示：饮食是某些疾病发生的重要影响因素。食物主要依赖脾胃的纳运作用进行消化吸收，故饮食所伤，首先是损伤脾胃，导致脾胃升降失常，因而称"饮食内伤"。在之后的病理过程中，还可聚湿、化热、生痰或变生他病。因此，我们需要学习正确的饮食方法。

作为人体后天生命活动物质的来源，饮食要有"节"。"富贵病"让我们明白了不仅饥饱无常、饮食偏嗜、饮食不洁等饮食问题会成为病因而影响人体的健康，营养不均衡更可导致脏腑功能失调或正气受损而引发疾病。特别是营养均衡不仅需要营养素的均衡，还需提供营养素的食物在气味及属性上与体质相合，这使得营养均衡的实现变得更加困难。

随着社会的发展，人们越来越讲究养生之道，饮食更加合理，养生更加科学，身体更加健康，寿命更加长久。

13.2 饮食养生的原则

"民以食为天"，人的生命活动、生活质量与饮食息息相关，然而病从口入，饮食不当又会引起许多疾病。所以，合理的饮食是养生的重要内容。历代中医学家对饮食养生都十分重视，其主要内容大体可归纳为以下几个方面。

13.2.1 食物多样性

人是杂食动物，功能复杂精细，所需营养物质也较为广泛。"五谷为养，五果为助，五畜为益，五菜为充"这四大类食物提供了人体所需要的碳水化合物、蛋白质、脂肪、维生素、矿物质、膳食纤维等营养物质，以满足人体各种功能活动的需要。所以，饮食的多样性是人类生活之必需，也是养生的重要内容。

13.2.2 饮食有规律

人与自然息息相关，人体脏腑器官的功能活动也随着昼夜时辰的阴阳消长，处于不断地调整变化之中，这就是生物钟。所以定时进餐对人类健康非常重要。许多消化系统疾病的发生均与不规律的饮食密切相关。特别强调早餐很重要，要养成吃早餐的生活习惯。

13.2.3 适量饮食

适量饮食是养生的重要内容，过少、过多或偏食对人都是有害的。饮食过少可导致营养不良、贫血等病症。贫困者食不果腹、厌食症者不思饮食、节食减肥方法不当等均可导致不良后果。饮食过多对人体的伤害更是显而易见，"饮食自倍，肠胃乃伤"。现代医学研究证实肝胆、胃肠、心脑血管等系统的许多疾病，以及糖尿病等都与饮食过多相关。偏食会导致营养物质的不均衡，出现某些营养物质过剩而另一些营养物质不足的状况，从而对人体健康不利。

13.2.4 气应适中

气即寒热温凉。药物有寒、热、温、凉四气之不同，分别调理人体错综复杂的诸多病症，大多数食物的寒热之性虽然较为平和，但或多或少都会略有所偏。人们可根据自身阴阳寒热的具体状况而选择适合自己的食物，过凉或过热均为不宜。例如，生活在潮湿环境中的人群适量地多吃一些辛辣食物对驱除寒湿有益，而这种方式却不适用于生活在干燥环境中的人群，所以说各地区的饮食习惯常与其所处的地理环境有关。一年四季不同时期的饮食也要与当时的气候条件相适应，如人们在冬季常喜欢吃红焖羊肉、肥牛火锅、涮羊肉等，有增强机体御寒能力的作用；而在夏季常饮用乌梅汤、绿豆稀粥等，有消暑解热的作用。

13.2.5 五味不可偏

五味即酸、苦、甘、辛、咸，分别入五脏。药入五脏以治病，食入五脏而补养。若五味不均则脏腑功能失衡，是引起疾病的一个重要因素。因此，过食辛辣、肥甘、厚味对人体是十分有害的。

13.2.6 因人施食、因人制宜

食物养生的目的在于调和气血。因此，必须根据个人的体质、年龄、性别等不同特点而选择适合的养生食物。小儿生长发育迅速，必须保证充足的营养供应，摄入富含蛋白质、维生素、卵磷脂的食物，以利于大脑及各器官的发育。老人脾胃纳运之力不及，宜服清淡、温热、熟软的食物。若蛮补呆补，则易损伤胃肠、生痰致病。阳虚之人不宜多食生冷寒凉之品，宜食腐熟温热食物；阴虚之人不宜多食温燥辛辣之品，宜食甘润生津食物。此外，还应结合不同地区的地理环境以及春夏秋冬四季的气候特点，选用适宜的食物。"一方水土养一方人"，许多蔬菜、水果在其生长的地域和正常成熟的季节对人体是最为有益的。

在性别方面，主要是女子以血为用，有经、带、胎、产的生理特点。如经期前后，饮食宜温，切忌寒凉酸冷，以适应血气喜温恶寒的特性。若恣意进食生冷瓜果或酸凉饮料，易发生痛经、闭经等病症。当然，若过食辛辣，亦能生热动血，导致经量增多，或经期延长。妊娠期间，由于胎儿生长发育的需要，应增加营养，但不可偏嗜，一般认为产前宜清补，有"产前一盆火，饮食不宜暖"之说。分娩后气血多虚，且血液上行化为乳汁，故当用血肉有情之品补益气血，并宜温补，因产后体质多属虚寒，所以又有"产后一块冰，寒物用当心"的说法。

生活中切忌补益过度和盲目进补。老年人大多消化力弱、脾胃虚弱，此时如食用了多量的龙眼肉、熟地、阿胶之类滋腻之品，易使脾胃消化能力减弱，饭量减少，出现腹胀、腹泻等症状。维生素是补品，但也不可过量食用。例如，维生素 A 盲目长期大量服用，可致中毒，出现头痛、恶心、呕吐、毛发脱落、皮肤瘙痒等症状；维生素 D 盲目长期大量服用，可致低热、烦躁、厌食、肝脏肿大、肾脏损害、骨骼硬化等；维生素 C 长期大量服用，可致肾、输尿管、膀胱结石等；维生素 B_1 大量盲目食用可致头痛、烦躁、心律失常、浮肿和神经衰弱等。

13.2.7　合理选择保健食品

保健食品是食品的一个种类，具有一般食品的共性，能调节人体的机能，适用于特定人群食用，但不以治疗疾病为目的。没有任何保健品能够适合所有的人群，寒热温凉、补泻通利、排毒调养各有所宜。应在专业医生建议下服用，切莫盲目服用，否则将耗费钱财、损害健康。

13.2.8　因时制宜

一年四季有寒、热、温、凉之别，食物性能也有清凉、甘淡、辛热、温补之异，故饮食摄养宜顺应四时而调整。四时调食，即顺应自然界四时之变化，适当调节自己的饮食。这种四时调食的观点是建立在中医养生学整体观念基础上的。饮食是人体与外界联系的一个方面，所以在饮食方面也应该适应自然界四时气候的变化，做相应的调整。

春三月，人体肝气当令，所以饮食宜减酸益甘，以免肝气生发太过，特别是素体肝阳偏亢者，春季最宜复发，因此除了注意饮食调节外，最好以药物预防，可用甘味食物养脾气。

夏三月，气候暑热，故宜吃清淡、易消化的食物，特别要注意多吃些营养丰富的蔬菜、水果等。夏天出汗较多，津液相对匮乏，故应适量饮用绿豆汤和绿茶，补充水分、清热解暑。

秋三月，是胃肠道疾病的多发季节，此时尤应注意饮食卫生，以防"病从口入"。立秋之后，不可贪吃冷饮凉食，以免损伤脾胃。

冬三月，阴盛阳衰，是身体虚弱者进补的较好时机。冬季进补的关键是食补，补益之品甚多，可因人而异。气虚者，表现乏力、气短、头晕、出虚汗等症时，可用人参炖鸡汤；血虚者，表现面色萎黄、头晕眼花、手足麻木时，可以多吃红枣、桂圆、动物的血和肝脏；阴虚者可吃团鱼、乌龟和淡菜等；阳虚者可进补牛、羊肉及狗肉等温中补虚、和血暖身的食品。

13.2.9　**食宜合理搭配**

在食物搭配和饮食调剂制备方面，中医亦注重调和阴阳，使食物无寒热升降之偏颇。烹调鱼、虾、蟹等寒性食物时须佐以葱、姜、酒、醋类温性调料，以防菜肴偏于寒凉，食后有损脾胃而引起脘腹不舒等症。食用韭菜等助阳之品，常配以蛋类以滋阴，以达到阴阳互补之目的。羊肝能明目宁心、温补肾阳，枸杞也有明目、益肾、滋阴之功效。二者同食，更可以明目、补肾益精。栗子烧鸡有补血养之功效，适于贫血之人。鸡肉为造血疗虚之品，栗子重在脾。栗子烧鸡不仅味道鲜美，而且两者能够相辅相成使造血功能更强，尤以老母鸡与栗子搭配效果更佳。鸭肉与山药同食，可补阴养肺，适于体质虚弱者，鸭肉补阴，并可消热止咳，山药的补阴作用更强，与鸭肉伴食，可消除油腻，同时可以很好地补肺。

13.2.10 食宜新鲜

新鲜、洁净的食物，既保持了其中的营养成分，又容易被人体消化吸收，同时还防止了病从口入。若进食了腐败变质或被细菌、毒素污染的食物，必定会损害机体，导致胃肠等疾病的发生。如《金匮要略》指出："秽饭、馁肉、臭鱼，食之皆伤人。"

13.2.11 食宜细软

"食不厌精，脍不厌细"。细软的食物，易于消化吸收，不会损伤脾胃。而坚硬之食，消化较难，特别是筋韧的肉食，不煮软烂，更易停滞伤胃。故《千金要方》明确指出，"一切肉惟须煮烂"。

13.2.12 食宜细嚼缓咽

进食时应从容缓和，细嚼慢咽，这对消化有很大帮助。因为在细嚼缓咽过程中，口中唾液大量分泌，能够帮助胃的消化。同时，细嚼使食物充分磨碎，减轻胃的负担，缓咽能避免急食暴食以及吞噎、呛逆现象的发生。

13.2.13 食宜专致愉悦

《千金翼方》中说"食勿大言""饥不得大语"，说明古人主张进食时要专心致志，集中注意力，不可一边吃饭一边思考其他事情，或边看书报边吃饭等，如此心不在"食"，既影响了食欲，纳谷不香，又不利于消化吸收，久之还会引起胃病。乐观愉快的心情可使人食欲大增，并促进胃液分泌，增强脾胃的消化吸收功能。相反，如果在忧愁、悲哀、愤怒等情况下勉强进食，会导致肝失疏泄，气机不畅而乘犯脾土，妨碍脾胃纳运功能，出现食欲减退或脘腹胀满疼痛等症。所以古有"怒后不可便食，食后不可便怒""人之当食，须去烦恼"之说。

13.2.14 食宜有节

饮食不可饥饱无度，进餐要有规律，养成定时定量的良好习惯。有规律地饮食，可以保证人体消化吸收过程有节奏地进行活动，使脾胃功能协调配合，有张有弛，维持平衡状态。老年人脾胃功能薄弱，也可少食多餐，不必拘泥于一日三餐，这样更有利于消化吸收。另外，也应注意一日三餐的合理分配。

13.3 现代饮食养生方法

现代饮食养生指保养、调养身体，通过良好的饮食和生活习惯促进人的身体健康，提高免疫力，预防疾病，延年益寿。随着生活水平的提高，越来越多的人关注到养生，寻找适合现代生活且对身体健康有益的养生方法。

(1) 进食前空腹喝水

每次吃饭前先空腹喝水，能清肠胃。研究表明，吃饭前空腹喝水还能减少饥饿感，从而控制食物摄入量，一天能少摄入近300cal热量，有效控制了因摄入食物量过大引起的肥胖，比节食减肥的效果还要好。与餐前空腹喝水达到同样效果的还有餐前吃水果、蔬菜,有助于减少饥饿感。

(2) 吃深色水果

深色水果所含有的营养元素比较多,如钙、铁、锌、硒、维生素等物质,多吃这类水果能给人体补充这些营养元素,有延缓衰老的功效,是纯天然无害的养生水果。

(3) 平衡膳食

根据平衡饮食论的观点,强调人体的衣、食、住、行及摄入饮食的质与量等都要保持相对平衡、协调,无太过,也无不及,这样才有利于健康。饮食过饱,损伤肠胃,容易造成消化不良甚至胃扩张等;饮食过少,营养不良,可引起机体功能减退,体力下降;饮食偏嗜,营养素摄入不平衡,可致某些营养素缺乏症。平衡养生法,要求膳食平衡,即膳食中应包括人体需要的多种食物及所有的营养素,而且各种营养素的数量和比例适当,与机体的需要保持基本平衡。首先要食物多样化,没有多样化就谈不上平衡;其次要求营养素的种类齐全,如品种单一,无法平衡;最后是营养素之间的比例,要与人体组织的需要相统一,不协调也就不平衡。只有坚持平衡膳食,才能维持人体健康,才是科学的膳食。

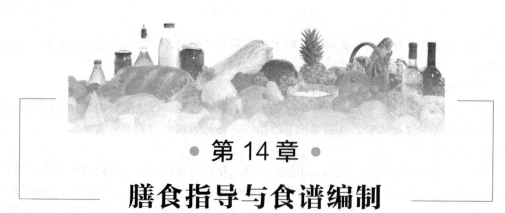

第 14 章
膳食指导与食谱编制

> **本章导引**
>
> 膳食指导与食谱编制需要专人管理，通过本章学习，应掌握食谱编制的原理和方法。

14.1 概述

14.1.1 膳食指南的概念

膳食指南（dietary guideline，DG）是根据营养科学原则和当地居民健康需要，结合当地食物生产供应情况及人群生活实践，由政府或权威机构研究并提出的食物选择和身体活动的指导意见。

14.1.2 我国的膳食指南

我国的膳食指南有着 30 多年的历史。1989 年，中国营养学会首次发布了《中国居民膳食指南》，受到大众的欢迎。随后在原卫生部的委托和指导下，分别于 1997 年和 2007 年进行修改和发布了第 2 版和第 3 版《中国居民膳食指南》，这对促进个人和全民健康有着不可估量的作用。膳食指南有针对性地提出了改善营养状况的平衡膳食和适量运动的建议，给出了可操作性的实践方法，不但宣传了食物、营养和健康的科学知识，而且有利于提高居民的基本营养水平和健康素养，是引导居民加强自我健康管理、提高生活质量和促进健康水平的宝典。

2016 年，中国营养学会发布了第 4 版《中国居民膳食指南（2016）》。该版是在社会发展进程中，针对人们的生活水平和条件所制订的健康营养饮食指南。由一般人群、特定人群和平衡膳食指南三部分构成。在一般人群膳食指南中，共包含 10 条内容，所有内容均适用于年龄在 6 岁以上的正常人群。特定人群膳食指南，则是根据不同人群的特点所制订的具有针对性的膳食营养需求。特定的人群包括婴幼儿、学龄前儿童、青少年、孕妇以及老年人等。针对上述不同人群，给予其符合年龄和身心特点的膳食，这能够有效提高此类人群的营养摄入水平。平衡膳食则是以直观形式向广大人民群众阐述每日应摄入的食物种类和合理含量等。

2022年，中国营养学会发布了第5版《中国居民膳食指南（2022）》。与2016版膳食指南相比，主要区别如下。

（1）6条"核心推荐"变为8条"膳食准则"

第一条"食物多样，谷类为主"更新为"食物多样，合理搭配"。"食物多样，合理搭配"是膳食指南的核心原则，因为除了喂养6月龄内婴儿的母乳外，没有任何一种天然食物可以满足人体所需的能量及全部营养素，只有通过合理搭配才能满足营养需求。谷类为主是平衡膳食模式的重要特征，也是合理搭配必须坚持的原则之一。2022版膳食指南更加强调膳食模式的整体性作用，突出合理搭配的重要性。

第三条在"多吃蔬果、奶类、大豆"的基础上加入"全谷"。此次加入"全谷"，提醒居民适量多吃全谷物，以弥补精制米面中缺乏的B族维生素、矿物质、膳食纤维等营养成分及有益健康的植物化学物。

第六条为新增内容，即"规律进餐，足量饮水"。近20年来的数据显示，我国居民每日三餐规律的人群比例有所下降，农村居民不吃早餐比例显著增加，且零食消费率呈大幅增加趋势。以上进餐不规律的行为可能增加超重肥胖、糖尿病的发生风险。此外，居民在外就餐比例明显增加，经常在外就餐易导致能量、油、盐等摄入量超标，增加超重肥胖发生的风险。除食物外，水也是膳食组成的重要部分，但往往容易被忽略。同时，我国饮水量不足的现象较普遍，约有2/3居民饮水不足。饮水过少会降低认知能力和体能、增加泌尿系统疾病风险。但含糖饮料消费量呈上升趋势，过多摄入会增加龋齿、超重肥胖、2型糖尿病、血脂异常的发生风险。此次增加上述两条内容就是提示我国居民应特别注意"规律进餐，足量饮水"。

第七条也是新增内容，即"会烹会选，会看标签"。烹调是膳食计划的重要组成部分。学习烹饪，做好一日三餐，既可最大程度上保留食物的营养价值、控制食品安全风险，又可尽享食物天然风味，实现膳食平衡。由于不同类别食物中含有的营养素及其有益成分的种类、数量不同，因此居民应了解各种食物的营养特点，学会看懂营养标签，比较和选择食物，学习传统烹饪技能，做到按需备餐、营养配餐，维护健康生活。

第八条是对2016版第六条的再提炼，尤其强调"公筷分餐"。各种疫情的暴发提示我们要重视公共卫生和个人卫生，推广健康文明的生活方式。坚持公筷公勺、分餐进食等卫生措施，可以避免食源性疾病的发生和传播，这对保障公共健康具有重要意义。

表14.1所示为2016版与2022版膳食指南中膳食准则对比。

表14.1 2016版与2022版膳食指南中膳食准则对比

2016版平衡膳食核心推荐	2022版平衡膳食准则
食物多样,谷类为主	食物多样,合理搭配
吃动平衡,健康体重	吃动平衡,健康体重
多吃蔬果、奶类、大豆	多吃蔬果、奶类、全谷、大豆
适量吃鱼、禽、蛋、瘦肉	适量吃鱼、禽、蛋、瘦肉
少盐少油,控糖限酒	少盐少油,控糖限酒
/	规律进餐,足量饮水
/	会烹会选,会看标签
杜绝浪费,兴新食尚	公筷分餐,杜绝浪费

（2）膳食宝塔推荐摄入量进行微调

中国居民平衡膳食宝塔（2022）较中国居民平衡膳食宝塔（2016），在推荐摄入量方面有以下几个变化(图 14.1)。

第一层 谷类与薯类分开。2016 版推荐：谷薯类 250～400g，其中包括全谷物和杂豆 50～150g、薯类 50～100g。2022 版修改为：谷类 200～300g，其中包括全谷物和杂豆 50～150g、薯类 50～100g。

第三层 强调每周至少 2 次水产品、每天一个鸡蛋。2016 版推荐：畜禽肉 40～75g、水产品 40～75g、蛋类 40～50g。2022 版修改为：动物性食物 120～200g，每周至少 2 次水产品，每天一个鸡蛋。

第四层 奶及奶制品摄入量提高。2016 版推荐：奶及奶制品 300g；2022 版修改为：奶及奶制品 300～500g。

第五层 "限盐"标准提高。2016 版推荐：盐<6g；2022 版修改为：盐<5g。

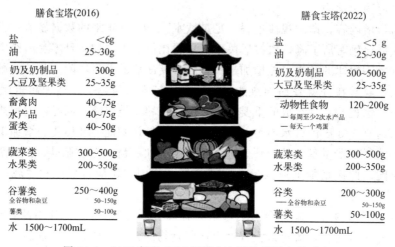

图 14.1　2016 版和 2022 版膳食宝塔推荐摄入量对比

(3) 细化特定人群膳食指南

2022 版膳食指南包含 2 岁以上大众膳食指南和 9 个特定人群膳食指南。这 9 个特定人群分别是：备孕和孕期妇女、哺乳期妇女、0～6 月龄婴儿、7～24 月龄婴幼儿、学龄前儿童、学龄儿童、一般老年人、高龄老年人和素食人群。

(4) 首次提出"东方健康膳食模式"

以多吃蔬菜水果、鱼虾等水产品、经常吃奶类和大豆制品、适量摄入谷类和肉禽类、烹调清淡少盐为主要特点的我国东南沿海一带（浙江、上海、江苏、福建、广东）的膳食模式，代表了东方健康膳食模式。该地区居民具有高血压及心血管疾病发生率和死亡率较低、预期寿命较高的特点。

14.2　人体营养健康水平评估与测定

人体营养健康状况的测定和评价，一般是通过膳食调查、人体体格测量、营养水平的生化检验以及营养不足或缺乏的临床检查来进行综合的评价。膳食调查是在一定时间内，了解被调查对象通过膳食所摄取的热能和各种营养素的数量和质量，以及满足正常营养需要的程度。人体体格测量是应用临床方法检测受检者的体格、功能和体征，以确定受检者的营养水平和健康水平。营养水平的生化检验是借助生化的实验手段，检查机体的营养储备水平，及早发现并掌握营养失调和发现亚临床营养缺乏症，以便及时采取预防措施。只有人体营养健康状况的测定和评价三个方面的检测结果互相联系、互相验证，才能客观、全面地反映一个地区或一组人群的总体营养健康水平。

14.2.1 膳食调查

14.2.1.1 调查方法

膳食调查是定量了解特定人群或个体在一段时间内的营养构成，然后计算出各种营养素摄入量及它们之间的比例关系，最后对照膳食营养素参考摄入量（DRIs）来评价被调查人群或个体的能量和营养素摄入量满足正常营养需要的程度。膳食调查常用的方法有称重法、24小时回顾法和记账法等。

（1）称重法

称重法是将被调查者每日每餐各种食物的消耗量都逐项称量记录，统计每餐的就餐人数，一日各餐的结果之和，即为每人每日总摄食量；再按《食物成分表》中每100g食物可食部分所含各种营养素折算加在一起即为每人每日营养素摄入量。这种方法能比较准确地反映出被调查者的膳食摄入情况，但费时费力，一般适合小规模调查。

（2）24小时回顾法

24小时回顾法是通过访谈的形式收集膳食信息的一种回顾性膳食调查方法。通过询问调查对象过去24小时实际的膳食情况，对其食物摄入量进行计算和评价。这是目前获得个人膳食摄入量信息最常用的一种调查方法。采用24小时回顾法对询问调查对象进行连续3天个人食物摄入量调查，记录消费的所有食物种类和数量，再分析调查对象的膳食与营养素的摄入量及其与营养状况的关系。该方法不仅所用时间短、对调查对象文化水平要求低，而且容易得到个体膳食营养素的摄入状况，便于与其他相关因素进行分析比较。这种膳食调查结果对于人群营养状况的分析是非常有价值的。但由于调查对象的回顾依赖于短期记忆，需对调查者进行严格培训，否则调查者之间的差异很难标准化。

（3）记账法

记账法是根据账目的记录得到调查对象的膳食情况来进行营养评价的一种膳食调查方法，它是最早、最常用的膳食调查方法，是其他膳食调查方法的发展基础，常和称重法一起应用。它是由调查对象或研究者称量记录一定时期内的食物消费总量，再按《食物成分表》计算出各种营养素的摄入量，研究者通过这些记录并根据同一时期进餐人数，就能计算出每人每天各种食物的平均摄入量。对于集体就餐的伙食单位（如幼儿园、学校和部队），如果不需要个人食物摄入量的数据，只要平均值，则可以不称量每人每天摄入的熟食量，只称取总熟食量，然后减去剩余量，再与进餐人数平均，即可得出平均每人每日食物摄入量。

记账法操作较简单，费用低，所需人力少，适用于大样本膳食调查，且易于为膳食管理人员掌握，使调查单位能定期地自行调查计算，并可作为改进膳食质量的参考。该法适合于家庭调查，也适合于幼儿园、中小学校或部队的调查。记账法可以调查较长时期的膳食，如1个月或更长。有些研究为了了解慢性病与饮食的关系，可采用长达一年的膳食记录方法，时间长短根据研究项目的需求而定。在记录精确和每餐用餐人数统计确定的情况下，能够得到较准确的结果。与其他方法相比，该法不但可以调查长时期的膳食，而且适合于全年不同季节的调查。但是其调查结果只能得到全家或集体中人均的膳食摄入量，难以分析个体膳食摄入情况。

14.2.1.2 膳食营养评价

利用营养膳食分析软件对膳食调查数据进行分析，在得知被调查者每人每日食物摄入量及计算出的每人每日各营养素的摄入量的基础上，进而进行下列各项比较。

（1）营养素摄入量分析

与推荐摄入量（RNI）和适宜摄入量（AI）比较分析各种营养素摄入量是充分、不足或过剩。一般认为能量摄入量达到RNI的90%以上可视为正常，低于80%为摄入不足，其他营养素摄取量如在RNI或AI值的80%以上，大多数人一般认为不会发生缺乏症状，长期低于此水平则可使部分人出现缺乏症状，低于60%一般认为严重不足。

（2）能量及蛋白质的来源分布

在能量摄入最佳的情况下，三大产能营养素的能量比应为碳水化合物55%~65%、脂肪20%~30%、蛋白质11%~14%，其中儿童膳食的蛋白质为13%~14%，蛋白质可由动、植物食品分别供给。在摄入量满足的情况下，动物性和豆类蛋白质占蛋白质总摄入量的50%，可判定蛋白质质量为良好。

（3）三餐能量分配

一般认为，一日中每餐所含热量占全日总热量符合下述比例为合理，即早餐30%、午餐40%、晚餐30%。

综合上述方面的评价提出膳食改进意见和建议。

14.2.2 体格检查

营养状况的体格检查，就是观察受检者因机体内长期缺乏、不足或过剩某种或数种营养素以及摄入不足而引起的生长发育不良等一系列临床症状和体征。体格检查通常包括人体体格测量和营养缺乏或过剩的体征检查。

14.2.2.1 人体体格测量指标

（1）身高

身高是反映儿童、青少年发育水平的重要指标，受检测者的骨骼发育情况可反映其钙、维生素D及蛋白质等重要营养素的摄入水平。若实测身高为同年龄组标准身高的80%以下为矮小，80%~93%为稍低，93%~100%为正常，高于105%为超高。

（2）皮脂厚度

测量一定部位的皮脂厚度可以表示或计算体内脂肪量，用皮脂计测量。如三头肌皮脂厚度标准值为成年男12.5mm、成年女16.5mm。测量值为标准值的90%以上为正常，80%~90%为轻度营养不良，60%~80%为中度营养不良，60%以下为重度营养不良。

除此之外，体重和体重指数的检查可参见本书第2章2.4.2节，体格检查中还可以测量顶-臀高及坐高、头围、上臂围等指标。

上述指标中身高和体脂量较为全面地反映了蛋白质、热能、维生素及矿物质的摄取、利用和储备情况，反映了机体、肌肉、内脏的发育和潜在能力。当热能和蛋白质供应不足或过量时，体脂量的变化比身高更为灵敏，因此常作为了解蛋白质和热能营养状况的重要观察指标。体内脂肪含量与热能供给关系十分密切，测定皮下脂肪厚度的方法简便易行，被 WHO 列为营养调查的必测项目。

14.2.2.2 营养缺乏体征检查

营养缺乏病的发生是一个循序渐进的过程，从营养素摄入量的不足或机体处于某种应激状态下促使需求量增加，再经过体内营养素储备量降低、组织中营养素缺乏，从而导致代谢紊乱、生理功能受损，最后引起严重病理状态。轻度营养缺乏症的临床特征不太典型，检查时应特别注意。目前在一部分人群中已出现营养过剩或营养失调而引起的肥胖、高血脂等问题。人体各部位出现的临床体征与营养素的关系见表14.2。

表 14.2 营养缺乏体征与营养素的关系

病名	体征	缺乏的营养素
眼干燥症	结膜出现皱纹，失去正常光泽，眼睛干燥、怕光、流泪、发炎、疼痛	维生素 A
夜盲症	暗光时看不清东西	
角膜软化症	初期：干燥角化无光泽；后期：软化溃疡穿孔	
维生素 A 缺乏症	皮肤角化过度的毛囊性丘疹，皮干起皱	
佝偻病	多汗，盗汗，夜惊，易惹激，颅骨软化，出牙迟；肋骨珠串，胸廓畸形，O 型或 X 型腿；成人骨软化症：骨痛、肌无力、骨折	Ca、维生素 D
脚气病	腹痛、呕吐、便秘、水肿、无食欲，肢体麻痹无力，肌肉酸痛抽搐	维生素 B_1
口腔生殖综合征	舌炎、唇炎、口角炎、阴囊炎，脂溢性皮炎，眼部怕光流泪，角膜血管增生	维生素 B_2
糙皮病	"三 D"症状（皮炎、腹泻、痴呆），头痛失眠、闭经	烟酸
坏血病	早期：减重、倦息、疲惫、食欲减退，儿童易激惹。贫血，皮肤瘀点瘀斑、牙龈出血、鼻出血等。骨骼：钙化不正常。伤口愈合缓慢，免疫力低下	维生素 C
缺铁性贫血	面色苍白、疲倦乏力、头晕耳鸣、记忆力减退、抑郁和认知功能下降、体能下降、食欲不振、恶心、腹胀、抗寒能力下降	Fe
克汀病	智力发育迟缓、聋哑、生长停滞、神经异常、甲状腺功能减退等；性器官的成熟推迟，克汀病通常不能生育	碘
甲状腺肿	脖子肿大，巨大甲状腺肿可压迫邻近器官引起相应症状	碘
异嗜癖	生长发育迟缓，性发育障碍与性功能低下，味觉及嗅觉障碍，喜食异物，伤口愈合不良，神经精神障碍，免疫功能低下	Zn
克山病	心脏扩大、心律失常、心功能异常，严重者心力衰竭或心源性休克	硒
婴儿神经管畸形	胎儿发育畸形，无脑以及脊柱裂	叶酸
巨幼红细胞贫血	头晕、乏力、精神萎靡、面色苍白、食欲下降、舌炎、腹泻	维生素 B_{12}
水肿型营养不良	水肿、褥疮、头发稀少易脱落、口唇炎、溃疡、稀便、肝大、贫血、情绪低落、低血压、低胆固醇、低血糖、低体温	蛋白质

14.2.3 实验室检查

常用的实验室检查方法是借助生化、生理实验手段，检测人体营养储备水平，从而较早掌握营养失调状况，以便随时采取必要的预防措施。评价营养状况的生化测定方法较多，基本上可以分为测定血液、尿液和粪便中营养素的含量、排出速率、相应的代谢产物以及测定与某些营养素有关的酶活力等。我国人体营养水平生化检验常用的诊断参考指标及临界值见表14.3。

表 14.3　人体营养素检验参考值

营养素	体格检查及正常指标
维生素 A	①血清视黄醇 1.05～3.15μmoL/L ②生理盲点 1.8cm²
维生素 D	碱性磷酸酶　成人 40～150U/L,1～12 岁儿童 30～100U/L,12 岁以后的青少年 50～150U/L
Ca	①血清总钙 2.11～2.52mmoL/L ②血清钙磷乘积[Ca]×[P]　30～40mg/dL
维生素 B₁	①尿维生素 B₁ 测定　口服 5mg,4h 后测尿维生素 B₁＞200μg ②红细胞转酮醇酶活性系数≤15%
维生素 B₂	①尿维生素 B₂ 测定＞120μg ②尿肌酐≥80μg/g
烟酸	①尿烟酸测定　服 50mg,4h 后测尿 N-甲基烟酰胺(N-MN):3.0～3.9mg ②尿 2-吡啶酮/烟酸比值 1.3～4.0
维生素 C	①尿维生素 C 测定　服 500mg,4h 后测维生素 C 水平＞10mg ②白细胞维生素 C 水平＞1.425mmoL/L
Fe	①血清铁　男性 10.6～36.7μmoL/L,女性 7.8～32.2μmoL/L ②血清运铁蛋白饱和度　男性 15～200μg/L,女性 12～150μg/L
碘	①尿碘浓度　100～200μg/L ②触诊及 B 超检查
Zn	①发中锌 125～250mg/g ②血浆中锌 800～1100mg/L
硒	①尿硒量 0～150mg/L ②血清硒 18.0～40.0mg/L
叶酸	①血清叶酸小于 6.8nmoL/L(3ng/mL)为缺乏 ②红细胞叶酸小于 318nmoL/L(140ng/mL)为缺乏
能量	①皮脂厚度男性 11.3～13.7mm,女性 14.9～18.1mm ②上臂围身高×0.542
蛋白质	①血清白蛋白＞30g/L ②血清总蛋白＞60g/L ③血清运铁蛋白 2.0～4.0g/L

14.3　食谱编制原则与方法

食谱通常有两重含义：一是泛指食物调配与烹调方法的汇总，如烹调书籍中介绍的食物调配与烹调方法、饭馆的菜单，都可称为食谱；另一种则专指膳食调配计划，即每日每餐主食和菜肴的名称与数量，在食谱编制中采用第二种含义。

14.3.1　食谱编制的原则

食谱是反映膳食的食物配制及烹调方法的一种简明的文字形式，内容包括食物的种类、数量、饭菜的口感以及要制成的菜肴名称和烹调方法。食谱可编制为一日或几日的形式。

编制食谱的目的是保证人体对能量和各种营养素的需要，并据此将食物原料配制成可口的饭菜，适当地分配在一天的各个餐次中。编制食谱是有计划地调配膳食、保证膳食多样化和平衡膳食制度的重要手段。从营养学角度来看，制定食谱能使食物的质和量方面符合营养原则，形成平衡膳食，从而防止营养素过剩或缺乏。

另外，对不宜采用普通膳食食谱者，还可分别编制调剂膳食食谱、要素膳食食谱、素膳食食谱、流质膳食食谱等，以满足他们特殊生理、饮食习俗、特殊职业的需要。

食谱编制需遵循以下原则。

① 膳食应满足人体所需要的能量、蛋白质、脂肪以及各种矿物质和维生素，不仅品种要多样，而且数量要充足。要求符合或基本符合《中国居民膳食营养素参考摄入量》标准。

② 膳食中所含的碳水化合物、蛋白质和脂肪是提供能量的营养物质，具有不同的营养功能。在供给能量方面它们可以在一定程度上相互代替，但在营养功能方面却不能相互取代。因此，膳食中所含的产能物质应有适当的比例，以符合人体营养生理的需要。

③ 我国膳食以植物性食物为主，为了保证蛋白质的质量，动物性食物和大豆蛋白质应占总量的40%以上，最低不少于30%，否则难以满足人体对蛋白质的生理需要。为了保证每日膳食能摄入足够的不饱和脂肪酸，必须保证一半的油脂来源于植物油。

④ 三餐食物分配的比例，一般应以午餐为主，早餐和晚餐的分配比例可以相当，或晚餐略高于早餐。通常午餐应占全天总能量的40%，早、晚餐各占30%，或者早餐占25%～30%，晚餐占30%～35%。

⑤ 按不同地区、季节及市场食物的变动情况、膳食者的消费水平、食堂设备和厨师的技术能力，应尽可能以分量少、品种多的方式进行食物调配。

⑥ 烹调方式应能使主、副食的感官性状良好，并符合多样化的要求，尽量适应进食者的饮食习惯、民族习惯和地方习惯以及其他特殊需求。

⑦ 根据进食者的体力活动强度、生理和生活规律安排进餐的次数和时间，应将全天的食物适当地分配到各餐中去。每餐要努力做到既有饱腹感，又有舒适感，营养物质各餐分配也要恰当，不可一餐过多，一餐过少。

14.3.2　食谱编制的方法

目前编制食谱的基本方法有计算法和食品交换法。

计算法是食谱编制最早采用的一种方法，也是其他食谱编制方法的基础。它主要是根据就餐者的营养素需要情况、膳食组成，计算蛋白质、脂肪和碳水化合物的摄入量，参考每日维生素、矿物质摄入量，查阅食物营养成分表，选定食物种类和数量的方法。

食品交换法简单易行，易于被非专业人员掌握。该法是将常用食物按其所含营养素量的近似值归类，计算出每类食物每份所含的营养素值和食物质量，然后将每类食物的内容列出表格供交换使用。最后，根据不同能量需要，按蛋白质、脂肪和碳水化合物的合理分配比例，计算出各类食物的交换数和实际质量，并按每份食物等值交换表选择食物。

以计算法为例，介绍编制食谱的步骤。

(1) 确定用餐对象全日能量供给量

就餐者一日三餐的能量供给量可参照膳食营养素参考摄入量（DRI）中能量的推荐摄入量（RNI），根据用餐对象的劳动强度、年龄、性别等确定。集体就餐对象的能量供给量标准可以就餐人群的基本情况或平均数值为依据，包括人员的平均年龄、平均体重，以及80%以上就餐人员的活动强度。

(2) 根据膳食组成，计算蛋白质、脂肪和碳水化合物的每日摄入量

我国目前建议每人每日的膳食组成普遍为蛋白质10%～15%、脂肪20%～30%、碳水化合物50%～65%。根据膳食组成及三大产热营养素的能量系数，计算蛋白质、脂肪和碳水化合物的每日摄入量。

(3) 计算三种能量营养素的每日需要量

知道三种产能营养素的能量供给量，还需将其折算为需要量，即具体的质量，这是确定食

物品种和数量的重要依据。食物中产能营养素产生能量的多少按如下关系换算：1g 碳水化合物产生能量为 16.7kJ，1g 脂肪产生能量为 37.6kJ，1g 蛋白质产生能量为 16.7kJ。根据三大产能营养素的能量供给量及其能量折算系数，可求出全日蛋白质、脂肪、碳水化合物的需要量。

(4) 选定一日食物的种类和数量

根据以上计算的各种生热营养素摄入量，参考每日维生素、矿物质摄入量，查阅食物营养成分表，大致选定一日食物的种类和数量。先确定以提供生热营养素为主的食物，如谷物、肉类、蛋、油脂等，再确定蔬菜、水果等以供给维生素、矿物质、膳食纤维为主的食物。一般成人一日食物的种类和数量为：谷类 200~300g，薯类 50~100g，畜禽肉类 120~200g，大豆及其制品 25~35g，蔬菜（绿叶蔬菜占 1/2）300~500g，水果 250~300g，植物油 25~30g，盐<5g。

(5) 计算三种能量营养素每餐需要量

知道了三种能量营养素全日需要量后，就可以根据三餐的能量分配比例计算出三大能量营养素的每餐需要量。按照 30%、40%、30% 的三餐供能比例，可保证早、中、晚三餐碳水化合物、蛋白质、脂肪的摄入量。

(6) 三餐中各种食物的分配

根据三餐的总能量，将分配比例确定为早餐 30%、午餐 50%、晚餐 20%（其中碳水化合物、蛋白质和脂肪占提供能量的比例依次为 65%、12% 和 23%），并根据该分配比例，将食物分配到各餐中，同时计算出各类主、副食摄入量，完成每日食谱编制。

(7) 每日膳食食谱的营养评价

根据以上步骤设计出营养食谱后，还应该对食谱进行评价，以确定编制的食谱是否科学合理。应参照《食物成分表》，初步核算该食谱提供的能量和各种营养素的含量，并与 DRI 进行比较，相差在 10% 上下，可认为合乎要求，否则要增减或更换食品的种类或数量。值得注意的是，制定食谱时，不必严格要求每份营养餐食谱的能量和各类营养素均与 DRI 保持一致。一般情况下，每天的能量、蛋白质、脂肪和碳水化合物的摄入量差别不会很大，其他营养素以一周为单位进行计算、评价即可。

14.4 食谱的计算与评价

掌握营养成分计算方法是科学选配食物、搞好平衡膳食的基本功之一，否则无法知道膳食是否科学合理，也不能有目的、有针对性地去评估和改进膳食。在进行营养成分计算时，需要查阅常见食物营养成分表和推荐的每日膳食中营养素供给量，以便于对照，并结合平均每人每日能量和各种营养素摄入量、三大营养素能量占总能量的百分比、蛋白质来源百分比、三餐能量比例和脂肪来源百分比来全面评价食谱。

14.4.1 食谱的计算

14.4.1.1 热能需要量的计算

热能需要量=基础能量消耗(BEE)+食物热效应(TEF)+体力活动能耗

基础能量消耗(BEE)计算：BEE＝基础代谢率(BMR)×体表面积(m^2)×24

体表面积(m^2)(Stevenson 算式)＝0.00659×身高(cm)＋0.0126×体重(kg)－0.1603

注意：睡眠时基础代谢率约低于非睡眠时基础代谢率的10%。

各种活动能耗的计算：先计算出每千克体重各种活动时间内所消耗的热能＝单位体重单位时间的能耗[kcal/(kg·h)]×活动时间(h)，接着合计出所有活动单位体重的能耗，最后计算各项活动能耗＝所有活动单位体重的能耗(kcal/kg)×体重(kg)。

TEF 的能耗计算：TEF 能耗相当于基础代谢的10%～15%，TEF 能耗＝BEE×10%（按中国居民混合膳食计算取10%）。

14.4.1.2 营养素需要量的计算

(1) 蛋白质、脂肪和碳水化合物的计算

计算出所需的热能之后，再按照合理的热能分配，分别计算出蛋白质、脂肪、碳水化合物的发热量，然后计算出所需的蛋白质、脂肪、碳水化合物质量(g)。我国目前建议每人每日的膳食组成为蛋白质10%～15%、脂肪20%～30%、碳水化合物50%～65%。计算出各种产热营养素总能量，再按三种产热营养素的生理卡价计算出蛋白质、脂肪、碳水化合物的质量(g)。

(2) 主要维生素的计算

维生素 A（RE 视黄醇当量），男 800mg、女 700mg；维生素 B_1 与维生素 B_2，按 0.5mg/1000kcal 计算，维生素 B_1 男 1.4mg、女 1.3mg，维生素 B_2 男 1.4mg、女 1.2mg；烟酸，按 5mg/1000kcal 计算，男 14mg、女 13mg；维生素 C 按每日 100mg 计算。

(3) 主要矿物质需要量的计算

钙元素按每日 800mg 计算；铁元素按每日男 15mg、女 20mg；其他，如碘、锌等。

14.4.2 个人食谱评价示例

某 6.5 岁女孩，食欲差，消瘦，要求进行膳食指导。膳食调查资料显示：①小孩食谱见表 14.4；②按膳食构成的食物分类及质量见表 14.5；③依据食谱计算的能量及三大营养素供给量为能量 1100kcal，蛋白质 31g（其中瘦肉蛋白质 12g）、脂肪 46g、碳水化合物 141g；三餐能量摄入量分别为早餐 270kcal、午餐 420kcal、晚餐 410kcal。请根据提供的数据评价该女孩的食谱及膳食营养状况。

表 14.4 某 6.5 岁女孩一日食谱

早餐	食物量/g	午餐	食物量/g	晚餐	食物量/g
大米粥	100	米饭	150	米饭	150
馒头	100	猪肉(瘦)	30	猪肉(瘦)	30
		油菜(小)	100	小白菜	100
				全日烹调用油	40

表 14.5 某 6.5 岁女孩膳食构成表

食物种类	食物质量(折合生食品原料质量)/g
小麦粉(富强粉,特级粉)	60
稻米(平均值)	115
猪肉(瘦)	60
蔬菜	200
烹调用油	40

(1) 食物多样化

标准：参照《中国居民平衡膳食宝塔》《中国居民膳食指南》和《中国居民膳食营养素

参考摄入量》进行评价。

计算：该女孩的膳食种类比较单一，种类少，仅为 5 种食物。

评价：午、晚餐的食物品种重复，缺乏水果类、奶类和豆类制品等食品，不符合要求。

建议：午、晚餐的食物品种多样化，增加牛奶、水果类和豆类制品等食品供给。

（2）评价食物量

标准：参照《中国居民平衡膳食宝塔》《中国居民膳食营养素参考摄入量》得知。

计算：食物量，谷类 115＋60＝175g，肉 60g，蔬菜 200g、油 40g。

评价：五谷量少，肉量少，油量过多。

建议：增加五谷、肉、水果蔬菜摄入量，减少油量。

（3）评价膳食摄入总能量

标准：查表可知 6.5 岁女孩的能量 RNI 为 1600kcal。

计算：一天总能量＝早餐能量＋中餐能量＋晚餐能量＝270＋420＋410＝1100kcal。

评价：1100kcal÷1600kcal＝69%，少 31%，能量不够。

建议：增加能量。

（4）能量来源评价

标准：参照三大能量来源：碳水化合物 50%～60%，蛋白质 10%～15%，脂肪 20%～30%。

计算：实际摄入比例为

碳水化合物：（141×4）÷1100×100%＝51%，

蛋白质：（31×4）÷1100×100%＝11%

脂肪：（46×9）÷1100×100%＝38%

评价：单纯从能量来源分析，蛋白质供给低、脂肪供给高。在总能量摄入不足的前提下来分析，意义不大。

建议：增加各类食物供给量，尤其是增加奶类、豆制品和鱼肉蛋类供给量以增加能量和蛋白质的摄入量。

（5）评价能量的餐次分布

标准：全天能量的合理餐次比例分别为早餐 20%、午餐 40%、晚餐 40%。

计算：实际为早餐 270÷1100×100%＝25%；午餐 420÷1100×100%＝38%；晚餐 410÷1100×100%＝37%。

评价：按标准，单纯从能量的餐次分配上看，餐次比例基本合理，但在总能量摄入不足前提下分析，意义不大。

建议：在满足能量和各种营养素要求的前提下增加总量，调整三餐比例。

（6）评价膳食蛋白质的数量和质量

标准：查表可知 6 岁女孩蛋白质的 RNI 为 55g/d，优质蛋白质应该为总蛋白质的 50%（55×50%＝27.5g/d）以上。

计算：实际摄入蛋白质为 31g，优质蛋白质为 12g。

评价：蛋白质摄入 31g，相当于 RNI 的 56%（31÷55×100%＝56%），蛋白质摄入不足。优质蛋白质（肉类）摄入 12g 明显低于 27.5g/d，所以总量不够，评价无意义。

建议：增加各类食物供给量，尤其是增加奶类、豆制品和鱼肉蛋类供给量以增加能量和优质蛋白质的摄入量。

总评价：多增加摄入量，食物尽量多样化，蛋白质尤其优质蛋白质摄入量要增加。

附录 《中国居民膳食营养素参考摄入量（2023版）》相关内容摘录

附表 1 膳食能量需要量（EER）

年龄/阶段	男性 PAL I^a MJ/d	PAL I^a kcal/d	PAL II^b MJ/d	PAL II^b kcal/d	PAL III^c MJ/d	PAL III^c kcal/d	女性 PAL I^a MJ/d	PAL I^a kcal/d	PAL II^b MJ/d	PAL II^b kcal/d	PAL III^c MJ/d	PAL III^c kcal/d
0岁~	—	—	0.38MJ/(kg·d)	90kcal/(kg·d)	—	—	—	—	0.38MJ/(kg·d)	90kcal/(kg·d)	—	—
0.5岁~	—	—	0.31MJ/(kg·d)	75kcal/(kg·d)	—	—	—	—	0.31MJ/(kg·d)	75kcal/(kg·d)	—	—
1岁~	—	—	3.77	900	—	—	—	—	3.35	800	—	—
2岁~	—	—	4.60	1100	—	—	—	—	4.18	1000	—	—
3岁~	—	—	5.23	1250	—	—	—	—	4.81	1150	—	—
4岁~	—	—	5.44	1300	—	—	—	—	5.23	1250	—	—
5岁~	—	—	5.86	1400	—	—	—	—	5.44	1300	—	—
6岁~	5.86	1400	6.69	1600	7.53	1800	5.44	1300	6.07	1450	6.90	1650
7岁~	6.28	1500	7.11	1700	7.95	1900	5.65	1350	6.49	1550	7.32	1750
8岁~	6.69	1600	7.74	1850	8.79	2100	6.07	1450	7.11	1700	7.95	1900
9岁~	7.11	1700	8.16	1950	9.20	2200	6.49	1550	7.53	1800	8.37	2000
10岁~	7.53	1800	8.58	2050	9.62	2300	6.90	1650	7.95	1900	8.79	2100
11岁~	7.95	1900	9.20	2200	10.25	2450	7.32	1750	8.37	2000	9.41	2250
12岁~	9.62	2300	10.88	2600	12.13	2900	8.16	1950	9.20	2200	10.25	2450
15岁~	10.88	2600	12.34	2950	13.81	3300	8.79	2100	9.83	2350	11.09	2650
18岁~	9.00	2150	10.67	2550	12.55	3000	7.11	1700	8.79	2100	10.25	2450
30岁~	8.58	2050	10.46	2500	12.34	2950	7.11	1700	8.58	2050	10.04	2400
50岁~	8.16	1950	10.04	2400	11.72	2800	6.69	1600	8.16	1950	9.62	2300
65岁~	7.95	1900	9.62	2300	—	—	6.49	1550	7.74	1850	—	—
75岁~	7.53	1800	9.20	2200	—	—	6.28	1500	7.32	1750	—	—
孕早期							+0	+0	+0	+0	+0	+0
孕中期							+1.05	+250	+1.05	+250	+1.05	+250
孕晚期							+1.67	+400	+1.67	+400	+1.67	+400
乳母							+1.67	+400	+1.67	+400	+1.67	+400

注：PAL I^a、PAL II^b 和 PAL III^c 分别代表最低强度身体活动水平、中等强度身体活动水平和高强度身体活动水平。

"—"表示未制定或未涉及；"+"表示在相应年龄阶段的成年女性需要量基础上增加的需要量。

附表 2 膳食蛋白质参考摄入量

年龄/阶段	EAR/(g/d) 男性	EAR/(g/d) 女性	RNI/(g/d) 男性	RNI/(g/d) 女性	AMDR/%E
0 岁~	—	—	9(AI)	9(AI)	—
0.5 岁~	—	—	17(AI)	17(AI)	—
1 岁~	20	20	25	25	—
2 岁~	20	20	25	25	—
3 岁~	25	25	30	30	8~20
4 岁~	25	25	30	30	8~20
5 岁~	30	30	35	35	10~20
6 岁~	30	30	40	40	10~20
7 岁~	35	35	40	40	10~20
8 岁~	40	40	45	45	10~20
9 岁~	40	40	50	50	10~20
10 岁~	45	45	55	55	10~20
11 岁~	55	50	70	60	10~20
12 岁~	60	50	75	60	10~20
15 岁~	60	50	65	55	10~20
18 岁~	60	50	65	55	10~20
30 岁~	60	50	72	62	15~20
50 岁~	60	50	72	62	15~20
65 岁~	—	—	—	—	10~20
75 岁~	—	—	—	—	10~20
孕早期	—	+0	—	+0	10~20
孕中期	—	+10	—	+15	10~20
孕晚期	—	+25	—	+30	10~20
乳母	—	+20	—	+25	10~20

注:"—"表示未制定或未涉及;"+"表示在相应年龄阶段的成年女性需要量基础上增加的需要量。

附表 3　膳食脂肪及脂肪酸参考摄入量

年龄/阶段	总脂肪 AMDR/%E	饱和脂肪酸 AMDR/%E	n-6多不饱和脂肪酸 AMDR/%E	n-3多不饱和脂肪酸 AMDR/%E	亚油酸 AI/%E	α-亚麻酸 AI/%E	EPA+DHA AMDR/AI/(g/d)
0岁~	48(AI)	—	—	—	8.0(0.15g[a])	0.90	0.1[b]
0.5岁~	40(AI)	—	—	—	6.0	0.67	0.1[b]
1岁~	35(AI)	<8	—	—	4.0	0.60	0.1[b]
3岁~	35(AI)	<8	—	—	4.0	0.60	0.2
4岁~	20~30	<8	—	—	4.0	0.60	0.2
6岁~	20~30	<8	—	—	4.0	0.60	0.2
7岁~	20~30	<8	—	—	4.0	0.60	0.2
9岁~	20~30	<10	—	—	4.0	0.60	0.25
11岁~	20~30	<10	—	—	4.0	0.60	0.25
12岁~	20~30	<10	—	—	4.0	0.60	0.25
15岁~	20~30	<10	—	—	4.0	0.60	0.25
18岁~	20~30	<10	2.5~9.0	0.5~2.0	4.0	0.60	0.25~2.00(AMDR)
30岁~	20~30	<10	2.5~9.0	0.5~2.0	4.0	0.60	0.25~2.00(AMDR)
50岁~	20~30	<10	2.5~9.0	0.5~2.0	4.0	0.60	0.25~2.00(AMDR)
65岁~	20~30	<10	2.5~9.0	0.5~2.0	4.0	0.60	0.25~2.00(AMDR)
75岁~	20~30	<10	2.5~9.0	0.5~2.0	4.0	0.60	0.25~2.00(AMDR)
孕早期	20~30	<10	0.5~2.0	—	+0	+0	0.25(0.2[b])
孕中期	20~30	<10	0.5~2.0	—	+0	+0	0.25(0.2[b])
孕晚期	20~30	<10	0.5~2.0	—	+0	+0	0.25(0.2[b])
乳母	20~30	<10	0.5~2.0	—	+0	+0	0.25(0.2[b])

注：a 花生四烯酸；b DHA。
"—"表示未制定；"+"表示在相应年龄阶段的成年女性需要量基础上增加的需要量。

附表 4　膳食碳水化合物参考摄入量

年龄/阶段	总碳水化合物 EAR/(g/d)	总碳水化合物 AMDR/%E	膳食纤维 AI/(g/d)	添加糖[a] AMDR/%E
0岁~	60(AI)	—	—	—
0.5岁~	80(AI)	—	—	—
1岁~	120	50~65	5~10	—
4岁~	120	50~65	10~15	<10
7岁~	120	50~65	15~20	<10

续表

年龄/阶段	总碳水化合物 EAR/(g/d)	总碳水化合物 AMDR/%E	膳食纤维 AI/(g/d)	添加糖ᵃ AMDR/%E
9岁~	120	50~65	15~20	<10
12岁~	150	50~65	20~25	<10
15岁~	150	50~65	25~30	<10
18岁~	120	50~65	25~30	<10
30岁~	120	50~65	25~30	<10
50岁~	120	50~65	25~30	<10
65岁~	120	50~65	25~30	<10
75岁~	120	50~65	25~30	<10
孕早期	+10	50~65	+0	
孕中期	+20	50~65	+4	
孕晚期	+35	50~65	+4	
乳母	+50	50~65	+4	

注：a 添加糖不超过50g/d，最好低于25g/d。
"—"表示未制定；"+"表示在相应年龄阶段的成年女性需要量基础上增加的需要量。

附表5 膳食宏量营养素可接受范围（AMDR） (单位：%E)

年龄/阶段	碳水化合物	总脂肪	蛋白质
0岁~	—	48(AI)	—
0.5岁~	—	40(AI)	—
1岁~	—	35(AI)	—
4岁~	50~65	20~30	8~20
6岁~	50~65	20~30	10~20
7岁~	50~65	20~30	10~20
11岁~	50~65	20~30	10~20
12岁~	50~65	20~30	10~20
15岁~	50~65	20~30	10~20
18岁~	50~65	20~30	10~20
30岁~	50~65	20~30	10~20
50岁~	50~65	20~30	10~20

附录 《中国居民膳食营养素参考摄入量（2023版）》相关内容摘录

续表

年龄/阶段	碳水化合物	总脂肪	蛋白质
65岁~	50~65	20~30	15~20
75岁~	50~65	20~30	15~20
孕早期	50~65	20~30	10~20
孕中期	50~65	20~30	10~20
孕晚期	50~65	20~30	10~20
乳母	50~65	20~30	10~20

注："—"表示未制定。

附表6 膳食微量营养素平均需要量（EAR）

年龄/阶段	钙/(mg/d)	磷/(mg/d)	镁/(mg/d)	铁/(mg/d) 男	铁/(mg/d) 女	碘/(μg/d)	锌/(mg/d) 男	锌/(mg/d) 女	硒/(μg/d)	铜/(mg/d)	钼/(μg/d)	维生素A/(μgRAE/d) 男	维生素A/(μgRAE/d) 女	维生素D/(μg/d)	维生素B₁/(mg/d) 男	维生素B₁/(mg/d) 女	维生素B₂/(mg/d) 男	维生素B₂/(mg/d) 女	烟酸 NE/(mg/d) 男	烟酸 NE/(mg/d) 女	维生素B₆/(mg/d)	叶酸/(μgDFE/d)	维生素B₁₂/(μg/d)	维生素C/(mg/d)
0岁~	—	—	—	—	—	—	—	—	—	—	—	—	—	—	—	—	—	—	—	—	—	—	—	—
0.5岁~	—	—	—	7	7	—	—	—	—	—	—	—	—	—	—	—	—	—	—	—	—	—	—	—
1岁~	400	250	110	7	7	65	3.2	—	20	0.26	8	250	240	8	—	0.5	0.6	0.5	5	4	0.5	130	0.8	35
4岁~	500	290	130	7	7	65	4.6	—	25	0.30	10	280	270	8	—	0.7	0.7	0.6	6	5	0.6	160	1.0	40
7岁~	650	370	170	9	9	65	5.9	—	30	0.38	12	300	280	8	0.8	—	0.8	0.7	7	6	0.7	200	1.2	50
9岁~	800	460	210	12	12	80	5.9	—	40	0.47	15	400	380	8	0.9	0.8	0.9	0.8	9	8	0.8	240	1.5	65
12岁~	850	580	260	12	14	85	7	—	50	0.56	20	560	520	8	1.2	1.0	1.2	1.0	11	10	1.1	310	1.7	80
15岁~	800	600	270	12	14	85	9.7	—	50	0.59	20	580	480	8	1.4	1.1	1.3	1.0	13	10	1.2	320	2.1	85
18岁~	650	600	270	9	12	85	10.1	—	50	0.62	20	550	470	8	1.2	1.0	1.2	1.0	12	10	1.2	320	2.0	85
30岁~	650	590	270	9	12	85	10.1	—	50	0.60	20	550	470	8	1.2	1.0	1.2	1.0	12	10	1.2	320	2.0	85
50岁~	650	590	270	9	9	85	10.1	—	50	0.60	20	540	460	8	1.2	1.0	1.2	1.0	12	10	1.3	320	2.0	85
65岁~	650	570	260	9	8ᵃ / 12ᵇ	85	10.1	—	50	0.58	20	520	460	8	1.2	1.0	1.2	1.0	12	10	1.3	320	2.0	85
75岁~	650	570	250	9	8	85	10.1	—	50	0.57	20	500	430	8	1.2	1.0	1.2	1.0	12	10	1.3	320	2.0	85
孕早期	+0	+0	+30	—	+0	+75	—	+4.1	+4	+0.10	+0	—	+0	+0	—	+0.1	—	+0.1	—	+0	+0.7	+200	+0.4	+10
孕中期	+0	+0	+30	—	+7	+75	—	+4.1	+4	+0.10	+0	—	+50	+0	—	+0.2	—	+0.2	—	+0	+0.7	+200	+0.4	+10
孕晚期	+0	+0	+30	—	+10	+75	—	+4.1	+4	+0.10	+0	—	+50	+0	—	+0.2	—	+0.2	—	+0	+0.7	+200	+0.4	+10
乳母	+0	+0	+0	—	+6	+85	—	+4.1	+15	+0.50	+4	—	+400	+0	—	+0.4	—	+0.4	—	+3	+0.2	+130	+0.6	+40

注：ᵃ 无月经；ᵇ 有月经。

"—"表示未制定或未涉及；"+"表示在相应年龄阶段的成年女性需要量基础上增加的需要量。

附表 7　膳食矿物质推荐摄入量 (RNI) 或适宜摄入量 (AI)

年龄/阶段	钙/(mg/d) RNI	磷/(mg/d) RNI	钾/(mg/d) AI	钠/(mg/d) AI	镁/(mg/d) RNI	氯/(mg/d) AI	铁/(mg/d) RNI 男	铁/(mg/d) RNI 女	碘/(μg/d) RNI	锌/(mg/d) RNI 男	锌/(mg/d) RNI 女	硒/(μg/d) RNI	铜/(mg/d) RNI	氟/(mg/d) AI	铬/(μg/d) AI 男	铬/(μg/d) AI 女	锰/(mg/d) AI 男	锰/(mg/d) AI 女	钼/(μg/d) RNI
0 岁~	200(AI)	105(AI)	400	80	20(AI)	120	0.3(AI)	0.3(AI)	85(AI)	1.5(AI)	1.5(AI)	15(AI)	0.3(AI)	0.01	0.2	0.2	0.01	0.01	3(AI)
0.5 岁~	350(AI)	180(AI)	600	180	65(AI)	450	10	10	115(AI)	3.2(AI)	3.2(AI)	20(AI)	0.3(AI)	0.23	5	5	0.7	0.7	6(AI)
1 岁~	500	300	900	500~700[a]	140	800~1100[b]	10	10	90	4.0	4.0	25	0.3	0.6	15	15	2.0	1.5	10
4 岁~	600	350	1100	800	160	1200	10	10	90	5.5	5.5	30	0.4	0.7	15	15	2.0	2.0	12
7 岁~	800	440	1300	900	200	1400	12	12	90	7.0	7.0	40	0.5	0.9	20	20	2.5	2.5	15
9 岁~	1000	550	1600	1100	250	1700	16	16	90	7.0	7.0	45	0.6	1.1	25	25	3.5	3.0	20
12 岁~	1000	700	1800	1400	320	2200	16	18	110	8.5	7.5	60	0.7	1.4	33	30	4.5	4.0	25
15 岁~	1000	720	2000	1600	330	2500	16	18	120	11.5	8.0	60	0.8	1.5	35	30	5.0	4.0	25
18 岁~	800	720	2000	1500	330	2300	12	18	120	12.0	8.5	60	0.8	1.5	35	30	4.5	4.0	25
30 岁~	800	710	2000	1500	320	2300	12	18	120	12.0	8.5	60	0.8	1.5	35	30	4.5	4.0	25
50 岁~	800	710	2000	1500	320	2300	12	10[c] / 18[d]	120	12.0	8.5	60	0.8	1.5	30	25	4.5	4.0	25
65 岁~	800	680	2000	1400	310	2200	12	10	120	12.0	8.5	60	0.8	1.5	30	25	4.5	4.0	25
75 岁~	800	680	2000	1400	300	2200	12	10	120	12.0	8.5	60	0.7	1.5	30	25	4.5	4.0	25
孕早期	+0	+0	+0	+0	+40	+0	—	+0	+110	—	+2.0	+5	+0.1	+0	—	+0	—	+0	+0
孕中期	+0	+0	+0	+0	+40	+0	—	+7	+110	—	+2.0	+5	+0.1	+0	—	+3	—	+0	+0
孕晚期	+0	+0	+0	+0	+40	+0	—	+11	+110	—	+2.0	+5	+0.1	+0	—	+5	—	+0	+0
乳母	+0	+0	+400	+0	+0	+0	—	+6	+120	—	+4.5	+18	+0.7	+4	—	+5	—	+0.2	+5

注：[a] 1 岁~为 500mg/d，2 岁~为 600mg/d，3 岁~为 700mg/d；
[b] 1 岁~为 800mg/d，2 岁~为 900mg/d，3 岁~为 1100mg/d；
[c] 无月经；[d] 有月经。
"—" 表示未涉及；"+" 表示在相应年龄阶段的成年女性需要量基础上增加的需要量。

附表 8 膳食维生素推荐摄入量（RNI）或适宜摄入量（AI）

年龄/阶段	维生素A/(μg RAE/d) RNI 男	维生素A 女	维生素D/(μg/d) RNI	维生素E/(mgα-TEg/d) AI	维生素K/(μg/d) AI	维生素B_1/(mg/d) RNI 男	B_1 女	维生素B_2/(mg/d) RNI 男	B_2 女	烟酸/(mgNE/d) RNI 男	烟酸 女	维生素B_6/(mg/d) RNI	叶酸/(μg DFE/d) RNI	维生素B_{12}/(μg/d) RNI	泛酸/(mg/d) AI	生物素/(μg/d) AI	胆碱/(mg/d) AI 男	胆碱 女	维生素C/(mg/d) RNI
0岁~	300(AI)	—	10(AI)	3	2	0.1(AI)	—	0.4(AI)	—	1(AI)	—	0.1(AI)	65(AI)	0.3(AI)	1.7	5	120	—	40(AI)
0.5岁~	350(AI)	—	10(AI)	4	10	0.3(AI)	—	0.6(AI)	—	2(AI)	—	0.3(AI)	100(AI)	0.6(AI)	1.9	10	140	—	40(AI)
1岁~	340	330	10	6	30	0.6	0.6	0.7	0.6	6	5	0.6	160	1.0	2.1	17	170	—	40
4岁~	390	380	10	7	40	0.9	0.9	0.9	0.8	7	6	0.7	190	1.2	2.5	20	200	—	50
7岁~	430	390	10	9	50	1.0	1.0	1.0	1.0	9	8	0.8	240	1.4	3.1	25	250	—	60
9岁~	560	540	10	11	60	1.2	1.2	1.1	1.0	10	10	1.0	290	1.8	3.8	30	300	—	75
12岁~	780	730	10	13	70	1.4	1.3	1.4	1.2	13	12	1.3	370	2.0	4.9	35	380	—	95
15岁~	810	670	10	14	75	1.6	1.2	1.6	1.2	15	12	1.4	400	2.5	5.0	40	450	380	100
18岁~	770	660	10	14	80	1.4	1.2	1.4	1.2	15	12	1.4	400	2.4	5.0	40	450	380	100
30岁~	770	660	10	14	80	1.4	1.2	1.4	1.2	15	12	1.4	400	2.4	5.0	40	450	380	100
50岁~	750	660	10	14	80	1.4	1.2	1.4	1.2	15	12	1.6	400	2.4	5.0	40	450	380	100
65岁~	730	640	15	14	80	1.4	1.2	1.4	1.2	14	12	1.6	400	2.4	5.0	40	450	380	100
75岁~	710	600	15	14	80	1.4	1.2	1.4	1.2	14	12	1.6	400	2.4	5.0	40	450	380	100
孕早期	—	+0	+0	+0	+0	—	+0	—	+0	—	+0	+0.8	+200	+0.5	+1.0	+10	—	+80	+0
孕中期	—	+70	+0	+0	+0	—	+0.1	—	+0.1	—	+0	+0.8	+200	+0.5	+1.0	+10	—	+80	+15
孕晚期	—	+70	+0	+0	+0	—	+0.2	—	+0.2	—	+0	+0.8	+200	+0.5	+1.0	+10	—	+80	+15
乳母	—	+600	+0	+3	+5	—	+0.3	—	+0.5	—	+4	+0.3	+150	+0.8	+2.0	+10	—	+120	+50

注：" — " 表示未涉及；"+"表示在相应年龄阶段的成年女性需要量基础上增加的需要量。

附表 9 膳食营养素降低膳食相关非传染性疾病风险的建议摄入量（PI-NCD）

（单位：mg/d）

年龄/阶段	钾	钠	维生素C
0岁~	—	—	—
0.5岁~	—	—	—
1岁~	—	—	—
4岁~	1800	≤1000	—
7岁~	2200	≤1200	—
9岁~	2800	≤1500	—

续表

年龄/阶段	钾	钠	维生素C
12岁~	3200	≤1900	—
15岁~	3600	≤2100	—
18岁~	3600	≤2000	—
30岁~	3600	≤2000	200
50岁~	3600	≤2000	200
65岁~	3600	≤1900	200
75岁~	3600	≤1800	200
孕早期	+0	+0	+0
孕中期	+0	+0	+0
孕晚期	+0	+0	+0
乳母	+0	+0	+0

注：孕期、哺乳期女性的 PI-NCD 与同年龄女性相同。
"—"表示未制定；"+"表示在相应年龄阶段的成年女性需要量基础上增加的需要量。

附表10　膳食微量营养素可耐受最高摄入量（UL）

年龄/阶段	钙/(mg/d)	磷/(mg/d)	铁/(mg/d)	碘/(μg/d)	锌/(mg/d)	硒/(μg/d)	铜/(mg/d)	氟/(mg/d)	锰/(mg/d)	钼/(μg/d)	维生素A/(μg RAE/d)	维生素D/(μg/d)	维生素E/(mg α-TE/d)	烟酸/(mg NE/d)	烟酰胺/(mg/d)	维生素B$_6$/(mg/d)	叶酸/(μg DFE/d)	胆碱/(mg/d)	维生素C/(mg/d)
0岁~	1000	—	—	—	—	55	—	—	—	—	600	20	—	—	—	—	—	—	—
0.5岁~	1500	—	—	—	—	80	—	—	—	—	600	20	—	—	—	—	—	—	—
1岁~	1500	—	25	—	9	80	2.0	0.8	—	200	700	20	150	11	100	20	300	1000	400
4岁~	2000	—	30	200	13	120	3.0	1.1	3.5	300	1000	30	200	15	130	25	400	1000	600
7岁~	2000	—	35	250	21	150	3.0	1.5	5.0	400	1300	45	300	19	160	32	500	2000	800
9岁~	2000	—	35	250	24	200	5.0	2.0	6.5	500	1800	45	400	23	200	40	650	2000	1100
12岁~	2000	—	40	300	32	300	6.0	2.4	9.0	700	2400	50	500	30	260	50	800	2000	1600
15岁~	2000	—	40	500	37	350	7.0	3.5	10	800	2800	50	600	33	290	55	900	2500	1800
18岁~	2000	3500	42	600	40	400	8.0	3.5	11	900	3000	50	700	35	310	60	1000	3000	2000
30岁~	2000	3500	42	600	40	400	8.0	3.5	11	900	3000	50	700	35	310	60	1000	3000	2000

续表

年龄/阶段	钙/(mg/d)	磷/(mg/d)	铁/(mg/d)	碘/(μg/d)	锌/(mg/d)	硒/(μg/d)	铜/(mg/d)	氟/(mg/d)	锰/(mg/d)	钼/(μg/d)	维生素A/(μg RAE/d)	维生素D/(μg/d)	维生素E/(mgα-TE/d)	烟酸/(mg NE/d)	烟酰胺/(mg/d)	维生素B$_6$/(mg/d)	叶酸/(μg DFE/d)	胆碱/(mg/d)	维生素C/(mg/d)
50岁~	2000	3500	42	600	40	400	8.0	3.5	11	900	3000	50	700	35	310	55	1000	3000	2000
65岁~	2000	3000	42	600	40	400	8.0	3.5	11	900	3000	50	700	35	300	55	1000	3000	2000
75岁~	2000	3000	42	600	40	400	8.0	3.5	11	900	3000	50	700	35	290	55	1000	3000	2000
孕早期	2000	3500	42	500	40	400	8.0	3.5	11	900	3000	50	700	35	310	60	1000	3000	2000
孕中期	2000	3000	42	500	40	400	8.0	3.5	11	900	3000	50	700	35	310	60	1000	3000	2000
孕晚期	2000	3500	42	500	40	400	8.0	3.5	11	900	3000	50	700	35	310	60	1000	3000	2000
乳母	2000	3500	42	500	40	400	8.0	3.5	11	900	3000	50	700	35	310	60	1000	3000	2000

注："—"表示未制定。

附表11 水的适宜摄入量[a]

（单位：mL/d）

年龄/阶段	饮水量		总摄入量[b]	
	男性	女性	男性	女性
0岁~	—	—	—	70[c]
0.5岁~	—	—	—	900
1岁~	800	800	—	1300
4岁~	1000	1000	—	1600
7岁~	—	—	—	1800
12岁~	1300	1100	2300	2000
15岁~	1400	1200	2500	2200
18岁~	1700	1500	3000	2700
65岁~	1700	1500	3000	2700
孕早期	—	+0	—	+0
孕中期	—	+200	—	+300
孕晚期	—	+200	—	+300
乳母	—	+600	—	+1100

注：[a] 温和气候条件下，低强度身体活动水平时的摄入量。在不同温湿度和/或不同强度身体活动水平时，应进行相应调整。
[b] 包括食物中的水和饮水中的水。
[c] 纯母乳喂养婴儿无需额外补充水分。
"—"表示未涉及；"+"表示在相应年龄阶段的成年女性需要量基础上增加的需要量。

附表12 其他膳食成分成年人特定建议值（SPL）和可耐受最高摄入量（UL）

其他膳食成分	SPL	UL
原花青素/(mg/d)	200	—
花色苷/(mg/d)	50	—
大豆异黄酮/(mg/d)	55[a] 75[b]	120[c]
绿原酸/(mg/d)	200	—
番茄红素/(mg/d)	15	70
叶黄素/(mg/d)	10	60
植物甾醇/(g/d)	0.8	2.4
植物甾醇酯/(g/d)	1.3	3.9
异硫氰酸酯/(mg/d)	30	—
辅酶Q₁₀/(mg/d)	100	—
甜菜碱/(g/d)	1.5	4.0
菊粉或低聚果糖/(g/d)	10	—
β-葡萄糖（谷物来源）/(g/d)	3.0	—
硫酸/盐酸氨基葡萄糖/(mg/d)	1500	—
氨基葡萄糖/(mg/d)	1000	—

注：[a] 绝经前女性的SPL；[b] 围绝经期和绝经后女性的SPL；[c] 绝经后女性的SPL。

"—"表示未制定。

参考文献

GB 15193.3—2014, 食品安全国家标准 急性经口毒性试验.

GB/T 19001—2016, 中华人民共和国国家标准 质量管理体系要求.

Innis S M. 2007. Fatty acids and early human development [J]. Early Human Development, 83 (12): 761-766.

Mansoor N, Vinknes K J, Veierød M B, et al. 2016. Effects of low-carbohydrate diets vs low-fat diets on body weight and cardiovascular risk factors: a meta-analysis of randomized controlled trials [J]. British Journal of Nutrition, 115: 466-479.

Muskiet F A J. 2010. Pathophysiology and evolutionary aspects of dietary fats and long-chain polyunsaturated fatty acids across the life cycle [M]. PubMed.

WS/T 423—2022, 中华人民共和国卫生行业标准 7岁以下儿童生长标准.

鲍曼, 拉塞尔, 荫士安, 等. 2008. 现代营养学 [M]. 北京: 人民卫生出版社.

蔡东联. 1996. 现代饮食治疗学 [M]. 北京: 人民军医出版社.

蔡美琴. 2001. 医学营养学 [M]. 上海: 上海科学技术文献出版社.

陈弘. 2013. 浅谈古代饮食保健观 [J]. 卫生职业教育, 31 (12): 156-158.

陈锦治. 2013. 营养与膳食指导 [M]. 上海: 第二军医大学出版社.

陈月英, 王林山. 2015. 饮料生产技术 [M]. 2版. 北京: 科学出版社.

程文. 2004. 蛋白质与营养平衡 [J]. 祝您健康, 8: 54.

崔香淑, 冯玉荣. 2011. 营养与膳食指导 [M]. 北京: 人民卫生出版社.

崔钟雷. 2008. 饮食养生大全 [M]. 沈阳: 万卷出版公司.

单黎然, 龚月桦, 贾建光, 等. 2006. 4种重要功能性低聚糖的研究进展 [J]. 西北农林科技大学学报 (自然科学版), 34 (7): 96-100.

邓梦雅, 朱丽, 吴东慧, 等. 2018. 蔬菜中矿物质含量测定、营养评价及风险评估 [J]. 食品研究与开发, 39 (9): 105-110.

邓泽元, 乐国伟. 2007. 食品营养学 [M]. 南京: 东南大学出版社.

丁文平. 2008. 小麦加工过程中的营养损失与面粉的营养强化 [J]. 粮油加工, 5: 87-89.

董桂花, 严凤珍. 2013. 癌症与饮食营养探讨 [J]. 实用医学杂志, 20 (1): 99-100.

董吉林, 杨媚, 申瑞玲. 2017. 不同热处理下燕麦膳食纤维的结构变化及其对胃肠道健康的影响 [J]. 食品研究与开发, 38 (14): 192-195.

范华. 2014. 膳食纤维功能、应用及生产技术 [J]. 粮食问题研究, 2: 45-48.

高兴岗, 李霞, 王文亮, 等. 2009. 人类膳食结构的变迁及其影响因素 [J]. 农产品加工 (学刊), 2: 64-66.

高永清, 吴小南, 蔡美琴. 2008. 营养与食品卫生学 [M]. 北京: 科学出版社.

葛可佑. 2004. 中国营养科学全书: 食品营养卷 [M]. 北京: 人民卫生出版社.

郭红卫. 2005. 营养与食品安全 [M]. 上海: 复旦大学出版社.

郭俊生, 李敏, 戴震. 2002. 饮食营养卫生 [M]. 上海: 上海第二军医大学出版社.

郭振英, 邱服斌. 2017. 运用膳食模式方法研究营养相关慢性病的进展 [J]. 中国卫生产业, 2: 197-198.

郝丽萍, 何燕, 姜泽春, 等. 2000. 面食烹调对维生素B族的影响 [J]. 华中医学杂志, 24 (3): 119-120.

贺娟. 2010. 饮食与养生 [M]. 北京: 中国轻工业出版社.

扈晓杰, 韩东, 李泽. 2011. 膳食纤维的定义、分析方法和摄入现状 [J]. 中国食品学报, 11 (3): 133-137.

黄凯信, 陈树喜, 陈秀丽, 等. 2015. 我国功能性食品发展状况分析 [J]. 农产品加工, 13: 53-55.

黄强, 舒婷, 刘小龙, 等. 2018. 马铃薯的营养价值概述 [J]. 现代食品, 16: 58-59.

蒋泽先, 王共先. 2008. 饮食与健康 [M]. 西安: 世界图书出版公司.

金宗濂. 1995. 功能食品评价原理及方法 [M]. 北京: 北京大学出版社.

库姆斯, 张丹参, 杜冠华. 2009. 维生素: 营养与健康基础 [M]. 北京: 科学出版社.

李凤林, 夏宇. 2007. 食品营养与卫生学 [M]. 北京: 中国轻工业出版社.

李欢欢, 肖志刚. 2018. 薏米营养及活性成分研究现状 [J]. 农产品加工, 10: 54-56.

李建文, 杨月欣. 2007. 膳食纤维定义及分析方法研究进展 [J]. 食品科学, 28 (2): 350-355.

李林溪, 宋攀. 2015. 维生素和矿物质健康食典 [M]. 北京: 化学工业出版社.

李鹏辉, 吴啟南, 严辉, 等. 2018. 基于多元功效成分的干姜干燥方法研究 [J]. 中草药, 49 (18): 4293-4301.
李云. 2012. 社区食品营养与安全 [M]. 成都: 四川大学出版社.
李志勇, 凌莉, 王菊芳. 2005. 功能食品中的功能因子 [J]. 食品科学, 26 (9): 622-625.
刘明, 张泗鹏. 2013. 中老年人营养指南 [M]. 北京: 中国医药科技出版社.
刘树萍, 刘楠楠, 吕铭守, 等. 2016. 食品营养与健康 [M]. 北京: 化学工业出版社.
刘艳, 薛正莲, 胡刘秀. 2006. 不同来源蛋白质营养价值的研究 [J]. 食品工程, 3: 27-32.
刘燕萍. 2012. 孕产妇营养保健 婴幼儿营养保健大全集 [M]. 北京: 科学技术文献出版社.
刘长伟, 李梅. 2013. 高膳食纤维摄入防治糖尿病的研究进展 [J]. 医学综述, 19 (23): 4326-4328.
刘志皋. 2008. 食品营养学 [M]. 北京: 中国轻工业出版社.
孟宪军, 迟玉杰. 2010. 功能食品 [M]. 北京: 中国农业大学出版社.
南开. 2006. 中国人的膳食结构 [J]. 中国食物与营养, 6: 55-57.
曲鹏宇, 李丹, 李志江, 等. 2018. 膳食纤维功能、提取工艺及应用研究进展 [J]. 食品研究与开发, 39 (19): 218-224.
史仍飞, 孙鹏, 冯钰, 等. 2018. 人体代谢与运动营养 [M]. 北京: 人民体育出版社.
宋永宏, 杨晓华, 李静江, 等. 2018. 杏在常见水果中营养价值评价的排序分析 [J]. 山西果树, 2: 17-19.
隋继学, 李淑荣. 2014. 速冻食品加工技术 [M]. 2版. 北京: 中国农业大学出版社.
孙远明, 余群力. 2004. 食品营养学 [M]. 北京: 中国农业大学出版社.
孙远明. 2010. 食品营养学 [M]. 北京: 中国农业大学出版社.
田克勤. 2007. 食品营养与卫生 [M]. 3版. 大连: 东北财经大学出版社.
王光慈. 2001. 食品营养学 [M]. 北京: 中国农业大学出版社.
王欢, 张雅蓉, 王金子, 等. 2015. 中国七城市学龄儿童蛋白质摄入情况研究 [J]. 中国食物与营养, 21 (6): 76-79.
王三根. 1998. 维生素与健康 [M]. 上海: 上海科学普及出版社.
王珊珊. 2010. 蛋白质粉摄入过多危害健康 [J]. 食品与健康, 4: 40.
王兴国. 2011. 食用油与健康 [M]. 北京: 人民军医出版社.
吴广辉, 毕韬韬. 2015. 红薯营养价值及综合开发利用研究进展 [J]. 食品研究与开发, 36 (20): 189-192.
吴建平. 1996. 生理活性低聚糖的研究进展 [J]. 山西食品工业, 2: 6-9.
吴坤. 2006. 营养与食品卫生学 [M]. 北京: 人民卫生出版社.
谢笔钧. 2011. 食品化学 [M]. 北京: 科学出版社.
谢明勇, 聂少平. 2010. 天然产物活性多糖结构与功能研究进展 [J]. 中国食品学报, 2: 1-11.
信春鹰. 2009. 中华人民共和国食品安全法解读 [M]. 北京: 中国法制出版社.
徐红华. 1996. 膳食营养与癌症关系的探讨 [J]. 食品科学, 17 (6): 57-59.
徐兴海. 2008. 食品文化概论 [M]. 南京: 东南大学出版社.
薛建平, 盛玮. 2009. 食物营养与健康 [M]. 合肥: 中国科学技术大学出版社.
阎通. 2005. 不可缺少的矿物质 [M]. 北京: 中国林业出版社.
杨斌. 2009. 膳食模式对健康影响研究 [J]. 中国热带医学, 9 (1): 172-174.
杨红霞. 2015. 饮料加工技术 [M]. 重庆: 重庆大学出版社.
杨柳. 2004. 维生素全书 [M]. 北京: 北京出版社.
杨玉红, 孙秀青. 2019. 食品营养与卫生 [M]. 武汉: 武汉理工大学出版社.
杨月欣, 李宁. 2011. 营养功能成分应用指南 [M]. 北京: 北京大学医学出版社.
杨月欣, 王光亚, 潘兴昌. 2002. 中国食物成分表 2002 [M]. 北京: 北京大学医学出版社.
杨月欣. 2013. 中国功能食品原料基本成分数据表 [M]. 北京: 中国轻工业出版社.
杨月欣. 2018. 中国食物成分表标准版 [M] 第1册. 6版. 北京: 北京大学医学出版社.
杨月欣. 2019. 中国食物成分表标准版 [M] 第2册. 6版. 北京: 北京大学医学出版社.
伊安·史密斯, 安东尼·弗内斯. 2010. 食品加工和流通领域的可追溯性 [M]. 钱和, 等译. 北京: 中国轻工业出版社.
於丽华, 刘慧, 吴玉梅. 2014. 甜菜膳食纤维的研究进展 [J]. 中国甜菜糖业, 4: 33-36.
源可, 长征. 1998. 人体的润滑油 复合维生素和矿物质 [M]. 成都: 四川科学技术出版社.
约瑟夫·M·朱兰, A·布兰顿·戈弗雷. 2003. 朱兰质量手册 [M]. 焦叔斌, 等译. 北京: 中国人民大学出版社.
张汉武. 2016. 第七营养素 膳食纤维 [J]. 食物营养, 4: 45-47.
张薇, 焦俊, 秦立强, 等. 2016. 燕麦膳食纤维对肠道胆固醇吸收的影响及机制研究 [J]. 营养学报, 38 (4): 345-350.
张学杰, 郭科, 苏艳玲. 2010. 果胶研究新进展 [J]. 中国食品学报, 10 (1): 167-174.

张忠，李凤林，余蕾．2017．食品营养学［M］．北京：中国纺织出版社．

赵霖，鲍善芬．2004．中华民族传统膳食结构的特点和优势［J］．中国食品学报，4（5）：3-4．

赵荣光．2008．中国饮食文化概论［M］．北京：高等教育出版社．

赵文华，张坚，黄李春，等．2008．膳食碳水化合物和生糖负荷与成人血脂异常危险关系的研究［J］．营养学报，30（4）：350-353．

赵文华．2004．新石器时代的饮食［J］．南宁职业技术学院学报，9（2）：11-16．

《中国成人超重和肥胖预防控制指南》修订委员会．2021．中国成人超重和肥胖预防控制指南（2021）［M］．北京：人民卫生出版社．

中国就业培训技术指导中心组织．2012．公共营养师［M］．北京：中国劳动社会保障出版社．

中国营养学会．2000．平衡膳食宝塔及其应用［M］．北京：中国轻工业出版社．

中国营养学会．2000．中国居民膳食营养素参考摄入量［J］．饭店现代化，23（3）：193-196．

中国营养学会，2023．中国居民膳食营养素参考摄入量［M］．北京：人民卫生出版社．

中国营养学会．2022．中国居民膳食指南2022［M］．北京：人民卫生出版社．

中国预防医学科学院营养与食品卫生研究所．2004．食物成分表［M］．北京：人民出版社．

周才琼．2019．食品营养学［M］．北京：高等教育出版社．